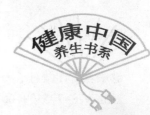

健康中国
养生书系

健康养生
你做对了吗？

曾庆明 主编

广东科技出版社

SPM 南方出版传媒

全国优秀出版社

· 广州 ·

图书在版编目（CIP）数据

健康养生你做对了吗？/ 曾庆明主编. —广州：广东科技出版社，2017.3
ISBN 978-7-5359-6697-1

Ⅰ.①健… Ⅱ.①曾… Ⅲ.①养生(中医)—基本知识 Ⅳ.①R212

中国版本图书馆CIP数据核字（2017）第054980号

健康养生你做对了吗？
Jiankang Yangsheng Ni Zuoduilema?

责任编辑：刘　耕
装帧设计：林少娟
排　　版：创溢文化
责任校对：蒋鸣亚　梁小帆
责任印制：何小红　吴华莲
出版发行：广东科技出版社
　　　　　（广州市环市东路水荫路 11 号　邮政编码：510075）

http：//www.gdstp.com.cn
E-mail：gdkjyxb@gdstp.com.cn（营销中心）
E-mail：gdkjzbb@gdstp.com.cn（编务室）
经　　销：广东新华发行集团股份有限公司
印　　刷：广东新华印刷有限公司
　　　　　（广东省佛山市南海区盐步河东中心路 23 号　邮政编码：528247）
规　　格：787mm×1 092mm　1/16　印张 16.75　插页 2　字数 350 千
版　　次：2017 年 3 月第 1 版
　　　　　2017 年 3 月第 1 次印刷
定　　价：48.00 元

如发现因印装质量问题影响阅读，请与承印厂联系调换。

前言

养生是一种世界观，它的基本原则就是道法自然，无须过多的清规戒律。养生是一种生活方式，必须谨记并践行心理平衡、合理膳食、适量运动和戒烟限酒。养生也是一种修为，在学习和知晓的基础上，关键是能努力去践行。养生是一种付出，春耕秋收、多耕多收、不耕不收，只靠钱是买不到健康的。

真正善养生者，不只是那些善于去积累知识、努力去完善道德的人，更重要的是愿意付出的人。这里讲的付出不仅指经济上的，更重要的是指时间和精力上的亲力亲为，从生活和工作的方方面面去重视养生、遵循养生规律，让生命在养生过程中得到滋养，让人生感悟在践行中得到升华，让品行在修为中得到完善。

如何能自觉地、正确地、持之以恒地践行养生？我们认为：在"知、信、行"三个环节中，首先要解决的是对养生的认知，这是本书的着力点。因为知道了才有相信的基础。在"知"的基础上，我们通过说理与举例，力图使人们相信养生的重要性和可行性，只有相信了才有可能去践行。最后在"知"和"信"的基础上，举例介绍养生保健的一些具体方法，使"行"能落到实处，而不仅仅是理论上泛泛而谈，实施起来不着边际。为什么叫"举例"？因为具体的方法太多太多，还众说纷纭，让人莫衷一是。我们的观点是：实践因人而异，方法无须刻板，关键要择善，贵在能坚持。比如运动，不论哪一种，习惯了、喜欢上了，坚持下去，变运动为乐趣，由量变到质变，久必有益，而且是终身得惠，全身受益。

为此，笔者以2012年11月至2014年3月期间在新浪微博"深圳曾庆明"，以及2014年4月至2015年12月期间微信公众号"罗湖区中医院中医工作室"（由我本人主办，微信搜索号：zqm82311599）上发布的中医科普微博和微信为蓝本，历时一年，归纳整理，条分缕析，得成此书。全书分为上、中、下三篇。其中，上篇立足《黄帝内经》"生病起于过用"观点，阐述现代生活方式中常见的太过与不及；中篇着眼人的体质，介绍不同体质的中医养生知识和方法；下篇则侧重《黄帝内经》四季养生理论，介绍四季养生、因人养生和睡眠养生的一些具体保健方法。全书虽未能精雕细琢，也因才疏学浅，提不出独特的养生观点或保健"绝招"，但都含一己之得，随笔写出，与大家分享，希冀能对读者有所裨益，即使是毫厘，也感欣慰。

本书的出版得到了深圳市罗湖区卫生和计划生育局及深圳市罗湖区医院集团的支持，得到了深圳市罗湖区中医院的帮助，得到了广东科技出版社的指导，在具体编著过程中，曾庆明名中医传承工作室所有门人都直接或间接地参与了点校工作，在此并致衷心谢忱。

本书编写时引用了一些中外公开发表的书刊资料，在此谨向这些作者致以真诚的谢意。

曾庆明

2016年12月30日 于深圳

上 篇

第一章　病起于过用

第一节　饮食失衡 003
一、吃得过多 003
二、吃得过少 012
三、均衡饮食，调摄五味 016

第二节　运动失衡 031
一、运动太过 032
二、运动过少 033
三、适量运动 035

第三节　七情罪与罚 041
一、七情过用的致病机理 041
二、为什么要做到七情平衡 048
三、如何做到七情平衡 049

第四节　淫欲罪与罚 057
一、房事不节 057
二、房事过少 060
三、房事适度 062

第五节　进补罪与罚 065
一、无虚进补 065
二、补得过多 068
三、补之过急 072
四、进补不分体质 075
五、单一进补 076
六、以药代食 077
七、进补不分男女老幼 078
八、进补不分剂型 079

中 篇

第二章　体质养生

第一节　体质的形成与养生 087
一、体质与疾病 087
二、体质偏颇 088
三、体质特点 088
四、体质与养生 089

第二节　体质的分类特点和调养 090
一、平和体质 090
二、阳虚体质 093
三、阴虚体质 098
四、血虚体质 102
五、气虚体质 105
六、痰湿体质 111
七、湿热体质 118
八、气郁体质 123
九、瘀血体质 128
结语 134

目录

健康养生你做对了吗？

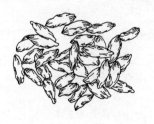

下 篇

第三章 四季养生

第一节 解读《黄帝内经》中的四季养
　　　生之道 136
一、春"生" 136
二、夏"长" 136
三、秋"收" 137
四、冬"藏" 137
第二节 春季养肝 139
一、顺从肝"喜条达"和"主疏泄"
　　特性 139
二、活动筋骨，适度用眼 141
三、春捂不冻 141
四、春季食疗养肝 142
五、春季经络保养肝 144

第三节 夏季养心 145
一、养心神 146
二、养血脉 147
三、清暑即是养心 147
四、正确使用空调 149
第四节 秋季养肺 168
一、顺着肺之特性养肺 168
二、秋季进补重在养肺 172
三、秋季运动养肺 179
四、中医养肺四法宝 181
五、秋冻养肺 181
第五节 冬季养肾 183
一、肾的生理功能 183
二、养肾之道——藏精气 185

第四章 因人养生

第一节 男性养生——养护前列腺 207
一、少饮酒 207
二、不吸烟 209
三、日常生活中的男性养生 210
第二节 女性养生 213
一、关注月经和白带 213
二、女性一生要贵养 214
三、养护胞宫 215
四、预防不孕症 220
五、防治痛经 226

第三节 中年养生 228
一、中年人生理特点 228
二、中年人养生方法 228
第四节 老年养生 233
一、少食养脾胃 233
二、静养补五脏 235
三、减负益肝肾——调整目标做
　　减法 237
四、严防感冒 238
五、谨防养生误区 239

第五章 睡眠养生

第一节 认识睡眠 243
一、睡眠生理差异 243
二、睡眠的作用 244
第二节 认识失眠 247
一、失眠的原因 247
二、失眠的后果 249

第三节 失眠怎么办？ 251
一、学会减压 251
二、讲究睡眠技巧 251
三、寻医问药 252
四、食疗调养 254
五、穴位按摩与中药泡足 258

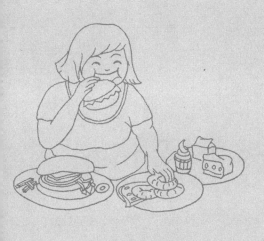

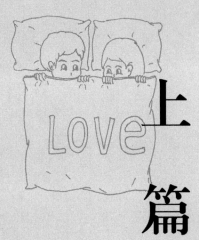

上

篇

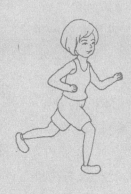

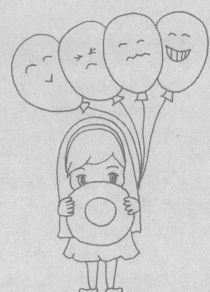

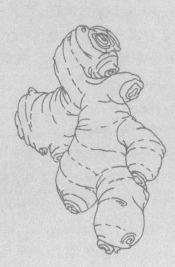

第一章　病起于过用

《论语·先进》最早提出凡事不能太过也不能不及。在追求健康和长寿的漫长过程中，中国人始终把"平衡""平和"作为健康标准。《黄帝内经》提出了"阴平阳秘，精神乃治"，以及"阴阳均平……命曰平人"（《素问·调经论》）的平衡的健康观。也提出"生病起于过用"的观点。因此，自古中医的养生原则是"以平为期"（《素问·至真要大论》），过用或不及均会招致疾病，平衡才能养生，平和即能却病。

进入了21世纪，《黄帝内经》所提出的"生病起于过用"这一疾病观和养生观，是否仍有现实意义呢？回答是肯定的。

《黄帝内经》开宗明义地提出人能年度百岁的原因是"法于阴阳，和于术数，食饮有节，起居有常，不妄作劳，故能形与神俱，而尽终其天年，度百年乃去"，而人所以半百而衰的原因是"以酒为浆，以妄为常，醉以入房，以欲竭其精，以耗散其真，不知持满，不时御神，务快其心，逆于生乐，起居无节"。寥寥百余字，囊括了数千年后世界卫生组织（WHO）提出的"心理平衡，合理膳食，适量运动，戒烟（烟草明代传入我国）限酒"健康四大基石的全部内容。时间虽隔几千年，但古人今人说的是一回事——养生保健要把握好度，过和不及皆损健康。

随着国人的生活步入小康，生活方式以及因之而产生的养生观念都发生了改变，但《黄帝内经》提出的不"过用"和无"不及"的平衡观，仍然指导着我们今天的养生保健，它似乎已经料到数千年之后的今天"过用"或"不及"仍然是健康的主要杀手，子孙们仍然有违"平衡"这一养生原则。

概括起来，现代生活方式下的"生病起于过用"包括以下5个方面，即饮食失衡、运动失衡、七情罪与罚、淫欲罪与罚、进补罪与罚等。

第一节　饮食失衡

饮食失衡包括吃得过多与吃得过少两大方面。吃得过少的危害人所易知，吃得过多则未必尽晓。

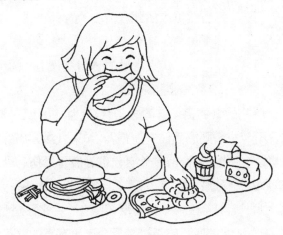

一、吃得过多

现在物质条件充裕了，多食不足以加罪于身，但从健康角度讲，却是健康的杀手、养生的天敌和疾病的祸首。不论是总量上吃太多，抑或是五味吃得太偏，还是某类食物吃得太偏，都属吃得太多。

吃得过多必定导致营养过剩或偏颇。古人早就认识到其害，提出"饥则寿，饱则夭"的养生保健观点。但多数人仍然忍不住嘴馋而难以自制，结果常常吃得过多。因此，仍有必要重申这个老生常谈的问题。

现代人吃得过多包括绝对过多和相对过多，主要表现在肉食（以蛋白质为主）过多、五味过偏、嗜酒失节、零食太多和喜吃夜宵等方面。

（一）吃得过多的危害机理和主要表现

1.绝对过多

所谓绝对过多，就是食欲旺盛，餐餐饱食，尽享口福；或者出于应酬，腹中不饥，甚至仍有饱感时，下一顿山珍海味又呈上来，结果所食入大于出，供需严重失衡。现在这种情况，尤其是没有饥饿感进食的现象十分普遍。

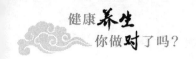

有胃口吃得才香，饥饿时才会有胃口。唐朝大医王焘《外台秘要》直言"善养性者，皆先候腹空，积饥乃食"。"积饥乃食"和"未饱先止"才是养生之道。

即便是孩童，古人说"若要小儿而安，三分饥与寒"。正在发育阶段的小儿尚且要稍带三分饥意才能茁壮成长，那么那些消化能力日趋下降、所需能量日益减少的中老年人，当然更应如此。清朝《寿世秘典·调摄》提出"宁少毋多，宁饥毋饱"的"饥则寿"的观点十分中肯，现代人常说的"七八分饱"的观点正是"饥则寿"的通俗表达。

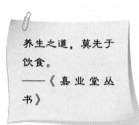

养生之道，莫先于饮食。
——《嘉业堂丛书》

道理很简单，所吃的食物需要脾胃去消化。《管子》说"饮食节……则身利而寿命益；饮食不节……则形累而寿命损"。如果食量超出脾胃的消化能力，就会如《素问·痹论》所说的那样，"饮食自倍，肠胃乃伤"。后世称之为"谷气胜元气"。宋朝朱佐解释道："谷气胜元气，其人肥而不寿；元气胜谷气，其人瘦而寿。养生之术，常使谷气少，则病不生矣。"看来，适量进食才能产生有用的"元气"，使人清瘦健康；吃得过多反会产生有害的"谷气"，使人肥胖折寿。由此，多吃过的是嘴瘾，苦的是脾胃，最后买单的是身体。

现实生活中会发现，90 岁以上的人，多半偏瘦。难怪清代《寿世传真》说"食气胜元气者多肥，故人肥甚者多不寿"，肥胖与短寿近乎画等号，不无道理。

罗天益《卫生宝鉴》提到"能节满意之食，省爽口之味，常不至饱甚者，即顿顿必无伤，物物皆为益。糟粕变化，早晚溲便，按时精化，和凝上下，津液含蓄，神气安守，荣卫外固，邪毒不能犯，疾病无由作，故圣人立言垂教，为养生之在经也"。现在看来，真是至理名言。

【案例】某男性老总，体硕肚肥，身体素健，精力过人。然大便日 4~5 行，不成形，嗳气，打饱嗝，常觉不雅。处健脾消导祛湿的香砂六君子汤、保和丸、胃苓汤等无效。细问之，原来此君餐餐海味山珍，饱之有余；夜夜酒过其量，不醉不休；外

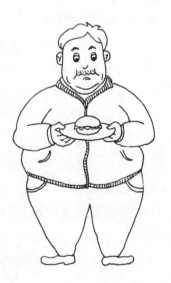

加常吃夜宵，运动太少，此过食之害，所需营养入大于出也！告知其所以然，晓之以所以病。嘱三餐节食、少饮酒、不吃夜宵。未服任何药，1个月大便正常、嗳气和饱嗝自止。

虚弱的身体更不能过食，尤其是大病之后，百废待举，吃东西要循序渐进，视脾胃消化能力和个体所需食量的大小，"无使过之"，谨防"伤其正也"，否则过食反伤脾胃使身体更加羸弱。这就是金代大医李东垣的"若胃气之本弱，饮食自倍，则脾胃之气既伤，而元气亦不能充，而诸病之所由生也"的脾胃养生观。明代龙遵叙在《饮食坤言》中更是历数过食之害，"多食之人有五苦：一是大便数，二是小便多，三是扰睡眠，四是身重不堪修业，五是多患食不消化"，实是经验之谈，符合实际。

2. 相对过多

吃得相对过多的现象也很普遍。如今体力活动越来越少，四肢不勤、肩脚不用、夏凉冬暖，能量消耗少之又少，加之年龄增加等原因，貌似吃得不多，实际上总量仍然超过了人体所需。尤其是肥胖之人，体重居高不下，如果没有一个能量负平衡（即食量减少、运动增多，使体重降至正常水平）过程，纵使少吃仍然是胖墩墩的。

【案例】某女，36岁，身高160厘米。小学五年级时，食量大增，学习压力大，运动量很少，14岁时体重蹿升至72千克，行动笨拙，稍劳气短，学习成绩锐降，父母甚忧。不料女大十八变，18岁赴海外求学，发奋减肥，天天瑜伽，日日健身，同时减少食量，尤其是蛋白质摄入量，半年后体重降到60千克。25岁回国工作，坚持节食和多动的生活方式不变，体重10年保持在60千克，而且精力充沛，成家立业生子。问及减肥之道，称减肥初期是最关键时期，也最需要决心，后来的体重维护最需要毅力和坚持，而一旦运动成为生活的一部分、节食成为常态后，就是易事和乐事了。

3. 肉食（蛋白质）过多

从饮食平衡角度看，主食、副食不能角色颠倒。在谷肉果蔬中，谷物（淀粉类食物）为主食，其余皆是辅食。但不少国人至今仍误把肉食当上品，米面是从属，常说的"吃饭"变成了"吃菜"，而"吃菜"又变成了"吃肉"，认为只有这样才算吃得好，待客档次才高，过食肉食现象十分普遍。

体欲常逸，食须常少，劳无至极，食无过饱。
——《修真秘要》

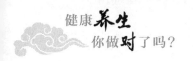

但过食的结果不是强健的体魄，而是羸弱和多病的身躯。

其实，早在缺吃挨饿的春秋战国时期，《韩非子》一书就指出"香美脆味，厚酒肥肉，甘口而疾形"，《吕氏春秋》则说"凡食，无强厚味……是以谓之疾首""肥肉厚酒，务以自强，命曰烂肠之食"。所说的"厚味"即肉食油腻之类。

《黄帝内经》所举例的"膏粱之变，足生大疔"，与现在人所熟知的因过食肉食导致的糖尿病并发糖尿病足，不谋而似。

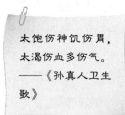
太饱伤神饥伤胃，
太渴伤血多伤气。
——《孙真人卫生歌》

清代《寿世保元》更是一针见血地指出："养外者，恣口腹之欲，极滋味之美，穷饮食之乐，虽肌体充腴，容色悦泽，而酷烈之气，内蚀脏腑，精神虚矣，安能保合太和，以臻遐龄？"而古人所谓的"饱食过多，则结积聚"，则是现代人肿瘤越来越多的重要原因之一。尤其是对于消化道的肿瘤来说，肉食过多是其元凶。宋朝张杲告诫的"常须少食肉，多食饭"，可谓要言不烦。

事实也是如此。人类过多地占用了生物圈中食物链的资源和能量，以致成批地出现被称之为"死亡四重奏"（包括高血压病、糖尿病、高脂血症、肥胖症）的代谢综合征，这实在是为嘴伤身，咎由自取。

还要摒弃一个误解，认为科学技术越发达，生命与健康越有保障。固然医学技术的发达，能使危重患者的救治水平得到提高，能治病，但未必能防病，能治病，但未必能使生命过程感受良好。医学水平的进步与养生保健水平的提高未必完全成正比。想健康长寿，还是要与嘴巴"商量"，少吃一点。

【案例】张某，女，不惑之年，体形中等，面黄，毛孔粗大，口臭，旁人避而远之，十分痛苦。问之大便干结，视之舌苔厚腻，查之有脂肪肝、高血脂，追问其饮食，乃知素嗜肉食、不吃果蔬。嘱其少吃肉食，多吃果蔬，餐后淡盐水漱口，再加适量运动。结果未吃任何药物，一个月大便正常，二个月舌苔变薄，三个月口臭消失。

4. 五味过偏

正常饮食，应当酸、苦、甘、辛、咸五味平衡摄入，口味不能太重，以味平、味和为要。用《黄帝内经》的话来说，要"谨和五味"。因为五味的平衡摄入，才能化生阴精阳气，滋养五脏气血；反之则阳虚阴亏，气血衰少。

中医认为，五味进入体内之后，各有所偏。《黄帝内经》指出"酸先入肝，苦先入心，甘先入脾，辛先入肺，咸先入肾"，说明对五脏，五味各有所主；对五味，五脏各有所需。五味入内，据所需而供之所主，则五味调和，起到生气养血、补偏救弊、滋养五脏的效果。唯其如此，才能如《黄帝内经》所说的"骨正筋柔，气血以流，腠理以密，如是则谷气以精，谨道如法，长有天命"。

　　然而，现实生活中，五味偏嗜者不少，其对健康带来的损害比比皆是。用《黄帝内经》的话来说就是"阴（五脏）之所生，本在五味；阴之五宫（五脏），伤在五味"，其间道理，仍可用《黄帝内经》来解释，即"久而增气，物化之常；气增而久，夭之由也"。现在所熟知的过食甘甜易得糖尿病，过食酸辛易患胃肠病，过食咸味易患高血压病、肾脏病等，皆是例证。

　　过咸最易伤血管（血脉）、损心脏，它能留水成瘀血，形成瘀血体质。伤血管者，伤血脉而生瘀血也，对心血管系统尤其不利；留水者，水液代谢不好，血液流动缓慢不畅，也对心血管不好。留水与瘀血均会伤及心脏，加重心脏负担，从而使血管内形成更多的瘀血。

　　细心观察发现，五味过偏还容易引起或加重体质的偏颇。如过食辛辣易成阴虚或湿热体质，两湖、川、渝、赣人都偏好辛辣，不仅伤阴而且生火，容易形成阴虚或湿热体质；江浙人偏爱甜食，不仅滋湿气，而且伤阳气，容易催生或加重痰湿、气虚或阳虚体质；过食偏咸容易口渴，水喝多了，超出了消化的限度，容易变生痰湿或湿热体质。唐朝大医孙思邈的一段精辟论述解释了这个现象，称"不欲极饥而食，食不可过饱；不欲极渴而饮，饮不可过多。饱食过多，则结积聚；渴饮过多，则成痰癖"。所谓"痰癖"，乃痰湿、痰浊之类也。

　　看来，诸如饮水之类的细节问题，古代养生家们都十分讲究，难怪孙思邈活过百岁还能著书立说。

　　现在提倡多喝水，本无可厚非。但有人把经给念歪了，一是不渴而强饮之。听说喝水有好处，虽然不口渴，也成天在喝着，还辩称是喝水解毒、消脂、降血糖，其误解之深，可见一斑。二是一次喝得太多、太急，不论渴之与否，一大杯水一饮而尽，堪称"牛饮"。这种情况很容易变生"水邪"，损伤脾胃，产生痰饮痰浊。所以，南宋张杲《医说》提出，虽盛夏冒暑，也要刻意少饮；明朝龚廷贤则换另一种说法，叫"口渴不大饮"，总归水一次不能多饮，而应徐徐呷饮，让所喝之水润物无声，滋生气血。否则水液穿肠入

食气胜元气者多肥，故人肥甚者多不寿。
——《寿世传真》

血，不仅直接损伤肠胃，而且水液未能及时化生气血，反而变成了痰饮、痰湿、湿热、瘀血，从而引起种种病状。

此外，五味太过，还有以下3个害处。

（1）过食辛辣损元神：清朝尤乘《寿世青编》说"养体须当节五辛，五辛不节损元神"。辛辣开胃，但多吃会伤人元气。孙思邈解释道："若要无诸病，常常节五辛。"五辛即五种辛味的菜，《梵纲》云"言五辛者，一葱，二薤，三韭，四蒜，五兴渠"。

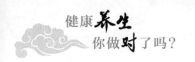

节谨饮食，为却病
之良方。
——《古今医统大
全》

（2）过食煎炸长热毒：宋朝严用和《济生方》说："多食炙煿，过饮热酒，致胸壅滞，热毒之气，不得宣泄，咽喉为之病焉。"卫生部曾于2005年发布慎食含淀粉类的油炸食品的公告，建议大家改变以油炸和高脂肪食品为主的饮食习惯，从而减少因含丙烯酰胺可能导致的健康危害。

（3）味太重伤脏腑：明朝万全《养生四要》认为"五味稍薄，则能养人，令人气爽；五味过重，多随其脏腑各有所伤，初伤不觉，久则成患也"。这应该是粤菜清淡而"三高"症少，北菜味重而"三高"症多的原因之一。

因此，元朝朱丹溪的"因纵口味，五味之过，疾病蜂起"的观点，不是没有根据。张仲景说饮食要"节其冷热苦酸辛甘"，一个"节"字表达了《黄帝内经》清淡饮食的营养观。清朝高士宗《黄帝内经·素问·直解生气通天论》的"五味贵得其平，不可太过，是故谨和五味，得其平矣"，则从一个"平"字解读了《黄帝内经》的五味平衡观。

五味平衡、清淡有利于养生；反之，五味太过，或过食烟熏火烤、腌制食品、口味过重，则不利于保健。

5.嗜酒失节

据载，我国大小名酒多达200余种，不喝酒难办事、难交友、难显豪情。于是喜喝酒者成酒仙，不会者也要学饮；富者喝名酒，穷人饮自酿，无酒不成席，堪称中国餐饮文化一道独特的风景线，只可惜这道特色风景并不太养生。

古人是如何看待过度饮酒伤身的呢？过饮伤身的机理概括起来有以下观点：

（1）酒生热生毒：隋朝《诸病源候论》说"酒性有毒，而复大热，饮之过多，故毒热气渗溢经络，浸溢腑脏，而生诸病也"。

（2）酒伤气血损精神：宋朝温革撰《琐碎录》说"酒多气血乱"；元朝罗天益著有《卫生宝鉴》一书、明朝龚延贤则有"嗜酒丧身"专论，皆历陈饮酒致病之机理，其中有酒伤荣卫（气血）论，如酒"伤冲和，损精神，涸荣卫，竭天癸，夭人寿"。

（3）酒助湿生热：《医学入门》说："饮酒厚味乃湿热内郁，故遗精而滑泄也。"清代裴庆元《珍本医书集成》直接解释道："饮（酒）不可过，过则湿而不健。"

饮酒伤人，道理非常直白。酒在性为热，在体属湿，多喝久饮，最易在体内滋生湿热，亏耗气血。而酒所生湿热又最易深入血脉，形成所谓的"血中秽浊"，即中医的痰湿、瘀血、湿热等致病邪气，相当于今天所熟知的多余血糖、血脂、血尿酸等浊物、污物、废物和毒物。

自古都有醉酒者，从来更有节饮人。少饮、适度饮酒才是中华餐饮文化中饮酒的主流，关键是对过饮之害，要知之、信之、避之。

【案例】某兄，生性好酒，顿顿二锅头，不及半醉难罢休。年方40岁，脸色污垢、晦暗老貌；50岁患酒精性肝硬化，此时仍不敌酒瘾，餐餐还要喝；55岁手足颤抖、精力锐减、神情呆滞、健忘多梦、工作效率锐减，诊断为帕金森综合征、酒精性肝硬化和早期老年痴呆，被迫戒酒，辞职回乡养病。

现实中，嗜酒者肝必坏、老得快、痴呆早、寿命短。现代研究发现，酒精并不是人体必不可少的物质，不饮酒更能延年。相反，长期过量饮酒易患酒精肝，且多发展为肝硬化。

过饮也易伤肾脏。正常情况下，少量饮酒后酒精很快会被胃肠道吸收，大部分酒精在体内进行氧化，只有少部分的酒精不经氧化而由肾脏排出体外。但是大量饮酒时，不经氧化而排出的酒精可提高到10%，这对老年人的肾脏来说可是麻烦事。老年人各种机体功能衰退，代谢过程减慢，对酒精的分解、排泄功能降低。即便是偶尔喝上几盅，都会加重肾脏负担，从而损害肾脏，表现为排尿困难、浮肿等症状。

过饮会损害人体的防御机能，使人体的维生素缺乏，呼吸道的防御功能降低，从而使细菌、病毒，以及其他微生物长驱直入，促使感冒增多、感染易发，或旧病容易复发。

> 饮食有节，养其气也。
> ——《黄帝内经素问集注》

过饮会使血脂、血糖、尿酸升高，从而诱发或

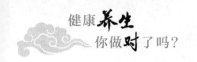

加重糖尿病、高脂血症、脂肪肝、高尿酸血症、痛风、高血压病、冠心病及肥胖症等所谓的"富贵病"。

另外酒对男性的精子更具危害。

今人与古人的理论与实践的研究均表明,过饮必定有害处。

6. 零食过多

脾胃消化有个节律,一日三餐,昼吃夜歇,这是顺应脾胃消化规律而做出的正确餐次。世界上有一日二餐,也有一日四餐,或少量多餐,但除老年人或消化吸收差的人需要少吃多餐外,以一日三餐为佳。

如今不少人零食不断,甚至正餐是次,零食为主,过尽嘴瘾,24 小时计算下来总数吃得不少。坚果类零食如葵花子、核桃仁、杏仁、松子仁、腰果、板栗等,所含油脂甚高,几十粒吃下去,几乎能顶上大半顿正餐主食。难怪贪吃零食者,多是少饭人。

食用过多零食不利于健康的原因包括:一是单位时间内摄入的热量过高,有些零食如同喝油,稍吃即饱。二是营养摄入不平衡,如煎炸香脆类食物含

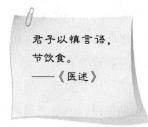
君子以慎言语,
节饮食。
——《医述》

脂肪多,而人体所需的淀粉和维生素少。脾胃里缺乏淀粉类主食垫底,也没有必要的纤维素、微量元素作支撑,所吃零食不仅难消化,而且并不生气血。所以过食零食的人,脸色一般都是青黄失泽的。《韩非子》说"香美脆味,厚酒肥肉,甘口而疾形",明代冯梦龙《古今小说》则道"爽口物多终作疾,快心事,过必为殃",不无道理。三是打乱脾胃消化与吸收的规律,最终伤害脾胃。《尚书》"食哉唯时",《吕氏春秋》"食能以时,必能无灾。"若进餐不能按时,打乱了脾胃的作息规律,最后必会损害脾胃。可见,喜吃零食尤其是以零食代正餐的人,在花钱爽口的同时,伤害的是身体,结果是患病,如胃肠炎、肥胖症、糖尿病、贫血、月经不调等。现实中还真难看到哪位"零食家"能容光焕发、精神抖擞的,没有病态就不错了。

7. 喜吃夜宵

随着夜生活的兴起,夜宵已名正言顺地进入生活之中。这实质是额外给脾胃加了一份"活",最容易导致营养过剩,损伤脾胃。脾胃之劳作也有节律,白天工作夜间休息。长期夜宵,额外地在脾胃休息时塞入一堆食物,这无异于天天让脾胃加班加点,不堪重负,最终气血未必随之旺盛,反而添生更多的痰

湿、瘀血和污毒，形成阳虚和气虚等虚性体质，从而使血糖、血脂、尿酸升高，脑秃肚肥，体重飙升。

或问，六点钟前就把晚饭吃了，折腾到凌晨以后，肠胃已空，添加一餐，似属应该。此实属误解。须知：二三十年的夜生活，赶不上人类几千万年进化所形成的昼夜消化节律。尤其是中老年人，夜间即便饥肠辘辘，脾胃仍须歇息，此时蛮加一餐，勉脾胃之所能，日久必受伤害。

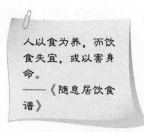

人以食为养，而饮食失宜，或以害身命。
——《随息居饮食谱》

其实，夜宵之害，初伤脾胃，久伤五脏。唐代大医孙思邈《千金翼方》"夜饱一次损一日之寿"，天天夜宵晚晚饱，能不折寿？尤其是生活在深圳这座"不夜城"，人们白天忙于生计无暇放松，仅有夜间忙里偷闲，将最需要睡眠的时间挤压出来释放压力，这已属不妥；再恣食夜宵，就更雪上加霜了，非但难以减压，反累脾胃。周而复始，因压力、因夜宵而使体质下降、疾病发生，甚至猝死，这类现象逐渐增多，不得不引起高度重视。

（二）吃得过多的危害

长期食量过大、营养过剩，不论上述哪个情形，其危害之机理都可以表述为以下3个方面：

1.损伤脾胃

多吃势必导致脾胃虚弱，最终累及五脏，导致气血不足、阴阳亏损。现实生活中，营养过剩反易产生气虚、阳虚、血虚和阴虚等虚性体质，更易产生高血压病、糖尿病、高脂血症、肥胖症、脂肪肝、痛风等所谓的现代生活方式病。民间通俗的理解是"吃了不吸收，穿肠而过"，其实，并非穿肠而过，而是留痰瘀、积热毒。

中医认为"水谷与元气不两立"。饮食入胃，得通过脾胃的消化吸收，并转化为人体有用的气血和津液，再将这些气血津液输散到人体五脏六腑、四肢百骸，发挥其营养作用。然而，营养的产生，都要消耗人体的阳气（能量），如同煮熟一锅饭需要烧柴火和煤气一样。

明代张景岳说"天之大宝，只此一丸红日"，红日高挂天空；"人之大宝，只此一息真阳"，吃得太多，势必要加大马力消耗更多的这一息"真阳"，食物才能被消化、吸收和利用，并最终形成糟粕排出体外。食量过大，"真阳"只能透支，透支的结果是初伤脾胃，终损五脏。脾胃为后天之本，气血生化之源，脾胃损伤，则五脏俱虚，健康必将打折。

2.产生痰浊瘀血"半成品"

吃得过多超过了脾胃阳气的消化能力，脾胃只能加工出"半成品"。这些"半成品"并不是有用的气血精微，而是有害的痰浊瘀血，有点类似于现代医学过高的血糖、血脂、尿酸等物质。

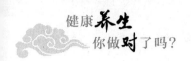

寝处不时，饮食不节，逸劳过度者，疾共杀之。

——《孔子家语》

"半成品"在体内淤积会产生或加重许多疾病，如塞到皮下为肥胖，堆积在肝脏为脂肪肝，沉积在血管为动脉硬化，流溢在血液中为血脂、血糖、尿酸等，形成的是肥胖症、高脂血症、高尿酸血症、脂肪肝、心脑血管疾病、糖尿病等"富贵病"。

3.形成虚性或实性体质

长期食量过大，容易导致六种体质。一是痰湿体质，二是湿热体质，三是瘀血体质，四是气虚体质，五是阳虚体质，六是血虚体质。其中，气虚、阳虚、血虚体质为虚性体质，而痰湿和湿热则为实性体质。因为过食而脾胃受损，消化功能减弱，导致无用的痰瘀糖脂有余，而有用的气血阴阳不足。

笔者一直在思考：为什么现代人食物丰富了，身体素质不及其忍饥挨饿的父辈、祖辈们？为什么大鱼大肉的背后，是男性精子质量下降，女性乳液不足，动则汗出，稍劳则乏，容易感冒，各种过敏性疾病和免疫性疾病有增无减，三高、四高、五高节节攀升，各种肿瘤癌症花样繁多？其实吃得过多是其重要原因之一。因此，少食就是养生保健妙招，就看我们能否战胜贪婪的食欲，减少食物摄入。

二、吃得过少

与吃得过多一样，吃得过少同样有损健康，而且道理浅显易懂。

人是铁，饭是钢。吃饱、吃好、吃得平衡是健康的基础。古人说"民以食为天"，说的就是这个道理。宋朝养生家陈直说"食者，生民之天，活人之本也"。元朝邹铉《寿亲养老新书》说"饮食进则谷气充，谷气充则气血盛，气血盛则筋力（骨）强"，而且若有疾患，且先详食医之法，审其疾状以食疗之，贵不伤其脏腑。可见，人的生命不可能离开饮食而生存。饮食能使谷气充盛，身强体健，还能弥补先天不足，补虚却疾。因此，即便是人之所欲，吃、喝、玩、乐、游，"吃"摆在第一，处五欲之首。

改革开放前，缺吃困扰着世世代代的中国人，影响着国人的健康与长寿。然而，在物质丰富的今天，还有缺吃与少吃就有些匪夷所思了。除了因病食少或不能进食外，吃得过少主要表现为有意吃得太少，其结果之一就是不经意中形成虚弱体质如气虚、阳虚、血虚、阴虚及其所诱发和加重的相关疾病。

（一）吃得过少的危害机理和主要表现

1. 主食（五谷）过少

对于饮食结构，《黄帝内经》有明确要求，其"五谷为养，五果为助，五菜为充，五畜为益"，明确地把五谷摆在第一。在中医看来，五谷甘平补脾益胃，脾胃为气血生化之源，人体的后天之本。五谷进，则气血盈、身体健，这是维持生命的底线。五谷少吃，则气血化生不足，元气因之匮乏，免疫力因之下降，维持生命的基石为之动摇，轻则气虚血弱，重则脾肾两虚、阴阳衰微、百病丛生。

主食主要指含淀粉类的食物，所以国人将进餐简称为"吃饭"。主食吃得过少，顾名思义，就是三餐中淀粉类食物吃得过少。食物匮乏年代待客之词是"没菜，饭要吃饱"，话虽朴素直白，但富含养生哲理。今天食物丰富了，"饭"这个主食依然是餐中之主、食中之王，这是健康的需要，也是人类基因进化做出的选择。

但是，现实中确实有些人只顾吃辅食，米面等主食反倒成了点缀。无论是请人待客，还是自家下厨，有几个还是大口大口地吃着饭夹着下饭的菜呢！

纵恣口味，变主为次，只吃肉食或只吃蔬菜，视五谷为摆设，最后的代价是损伤五谷筑起的"钢铁长城"——身体。

2. 不吃早餐

这种现象在当代的中青年人中较为常见。原因有三：一是熬夜过头，次晨起来无暇吃早餐；二是靠不吃早餐来减肥；三是变相不吃早餐，如喝几口冰镇饮料，或再咬几口水果，或再喝一盒牛乳就算吃了。物质丰富的小康年代突然冒出不吃早餐，有点不可思议，这实质是漠视早餐的重要性，结果也将严重地伤害身体。

常言道"一日之计在于晨"。计在何？从身体的新陈代谢角度来看，在舒展肢体，清清脑子，吃好早餐。晨之当令继大肠经（5~7 点）之后就是胃经（7~9 点）。经过一夜睡眠，人体得到了充分休

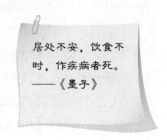

居处不安，饮食不时，作疾病者死。
——《墨子》

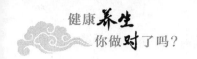
息,精神振奋,但胃肠已是空虚,此时吃早餐,则阴阳气血可得到及时补充,精力体力可充沛一上午。

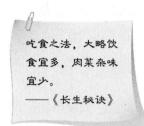
吃食之法,大略饮食宜多,肉菜杂味宜少。
——《长生秘诀》

现代医学则认为,不吃早餐会影响胆囊功能。晨起时胆囊储满胆汁,为进早餐做足了准备。人不吃早餐,胆汁会淤积于胆囊,难以消耗,易生痰浊、瘀血、结石、肿块等,进而影响肝胆的疏泄功能,使人体气机失于疏泄伸展,结果是气机不畅,七情不调,或形成气郁体质,或夹杂瘀血。

此外,肝胆不能疏泄会影响脾胃的消化功能,其后果有二:一是使脾胃无力消化,产生痰湿瘀血,并进而形成痰湿或瘀血体质。二是使脾胃难以化生气血,形成气虚、阴虚、阳虚、血虚等虚性体质。

生活中发现,长期不吃早餐的人常有三大问题。

一是容易得胆结石,而且是虚中带有痰湿或瘀血的特征,其结石坚硬,比泌尿系统的结石更难化解排出。

二是容易发胖,而且一旦发胖,减肥更困难。因为早餐虽然没吃,但人的食欲和食量会变着法子从中餐、晚餐、零食中吃回去,加上打乱了正常肠胃消化的饥饱规律,消化不及,变生为痰浊、瘀血留于皮下,成为割之难去、减之难消的肥肉,这便是不吃早餐后的肥胖。

三是病更难治。不吃早餐后一旦得病,治疗起来比较棘手。因为肝胆之气不伸展,脾胃消化功能被削弱,整个体内的气机运行不畅、生机郁遏,阴阳气血必定虚弱不堪,是典型的外强中干"尊荣人",空长一身多余的膘,根本没有战斗力。靠他们去干点力气活肯定是气喘吁吁,治疗起来尤其吃力。

明朝李梴《医学入门·保养说》主张不仅要吃早餐,而且早餐最好喝粥。认为"晨起食粥,推陈致新,利膈养胃,生津液,令人一日清爽,所补不小"。所以明代蔡传《修真秘要·饮食禁忌》直言"凡朝起,食粥甚益人"。

老祖宗留下的以粥为主食的早餐,至今仍然普惠其子子孙孙,怎能说不吃就不吃呢?西汉董仲舒《春秋繁露行天之道》言"冬朝勿空心,夏夜勿饱食";清朝丁其誉《寿世秘典·养生要论》则说:"朝不可虚,暮不可实。"所以,早餐一定要吃,而且要吃好。现代人总结的"早餐要吃好,中餐要吃饱,晚餐要吃少",可谓得饮食养生之真谛。

【案例】某女,初中生,诉近一个月来疲倦乏力,成绩下降,因之情绪低落、饮食量少、脸黄肌瘦。深究原因，乃因学校晨起太早，又忙于梳妆，结果无暇早餐，养成了不吃早餐的习惯。近于午餐时分，胃内辘辘难耐，精力不继，成绩下降。嘱调整作息，坚持吃早餐。不及两个月，面色红润，精力充沛，成绩回升。

（二）吃得过少的危害

谁都知道，不吃主食能减肥，各种减肥措施都是建立在节食尤其是节制主食的基础上。此减肥之道虽然有理，却是损招。

饭都不吃，当然能减肥，但脂肪减到一定程度，恐怕肌肉筋骨、气血阴阳也减得差不多了。经常遇上追求排骨体形的女青年，节食之后，体形是好了，远远望去，似乎"窈窕淑女"，但走近一看，实在不敢恭维：面黄肌瘦、目光呆滞、神情匮乏、弱不禁风。如若细问，十有八女不是月经过少就是月经不来，或一次月经拖个十天半个月。若是娶她为妻，指望她生一个健壮的后代，恐怕"皮之不存，毛将焉附"！再者，通过不吃主食来减肥，即便成功了也是暂时的。嘴巴一放松就要承担肥胖的反弹，而且往往是变本加厉。

胖与瘦本来就是各有长短，没有好坏之分，如同身材的高矮一样。何必胖者非瘦身呢？更有甚者，本来就不胖还偏要去减，现在追求"骨感美"与唐代"以胖为美"一样不可取。有些人天生就是吃不胖，有些人禀赋就是瘦不了身，有些人吃破了天也高不起来，有些人饿坏了胃也往上长。天生如此，非要后天去改变，付出的将是健康代价。

主食吃得过少的直接后果是气血生化无源，气血不足会引起或加重几乎所有疾病，影响着疾病的预后和转归。如血虚使女性月经色淡如水、量少如滴、闭经不来、乳汁不足甚至根本就无乳；男性精子质量下降（精血同源），产生死精症或弱精症、薄精症、精冷症等。气虚则固摄无力，导致汗多、尿多、尿频甚至尿失禁、尿余沥不尽、大便溏泄，甚至大便失禁等。女性则月经崩漏不止、经期过长、经量过多，男性则阳痿、早泄、遗精、滑精等。

气虚日久，多致阳虚。"阳气者，精则养神"，阳气充才精力沛。阳气不足不仅身体上怕冷畏寒、不敢吹空调、气短乏力、面色苍白等，而且精神上萎靡不振、神疲乏力、思维迟钝、记忆力下降、失眠多梦等。阳虚日久还会导致阴虚、血虚，任其发展，后果是生育能力下降、早衰短寿、病痛缠身等

勿困中饮食，晷饥渴先当卧，至不困乃饮食，食后少动作。
——《医学纲目》

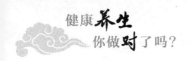

无穷无尽的"秋后算账"。

即便是大病急救之时，往往最能救命的还是那一碗稀饭或面条，不是鸡鸭猪羊肉。小小的一碗米面，构筑起血肉之躯，能小视乎？

【案例】某女，26岁，怀孕50天药流后发胖，到某知名减肥连锁店减肥，其中一条就是要求不吃主食。一年后又孕，三个月胎死腹中。店家仍坚持让其

> 饮食太冷热，皆伤阴阳之和。
> ——《寿亲养老书》

不吃主食，接力减肥，遂月经渐少，体质渐弱，结果两年来身孕难再。体检除贫血外并无其他异常，一晃年近30岁，仍未有孕，甚忧。告之其所以，晓之以利弊，劝其吃回主食，并辅以运动，半年后体重不升反见减轻。又2年，31岁怀孕得子。结论是：会吃饭不仅能减肥，而且会生娃。

深圳有一家减肥健康营养餐网店生意不错，购买者多能在两个月内减重3~5千克。但除要求每天运动1小时以上外，强调早晚只吃该门市配给的所谓"减肥营养餐"，而且价格不菲，每人每月人民币上万元。对于不运动的人来说，每天运动1小时就能减肥，还需要额外吃其营养餐？营养餐真的有什么稀有的营养吗？现实中这类营养餐还真有它的市场，不过蒙的多数是无知者。

同样例子，近年来，风行"辟谷"。对于某些疾病适时短期地辟谷，或许稍益。但凡病皆辟，不吃饭只喝开水，而且一辟就是经年累月，这就过头了。某男，42岁，患高血压病、糖尿病和高脂血症，辟谷2个月后，"三高"确实下来了。但辟谷后3个多月的某一天突然倒地、神志不清，经抢救苏醒过来了，但留下了难以治愈的痴呆和不语，其教训不可谓不深。

三、均衡饮食，调摄五味

先贤们提出的"节食增寿"是何等的睿智和富于先见。现在国人所吃已不亚于古代的帝王，旧时多由"尊荣人"所得的富贵病正在向普通百姓无情地袭来。而早在《黄帝内经》开篇就有"饮食不节……半百而衰"的谆谆告诫。

直到19世纪中叶，西方人才普遍认识到，如果人类适当少吃，限制过多热量的摄入，能使寿命增加20%~30%，换句话说，处于稍饥微饿状态的人，其寿命要比终日饱食者长20%~30%。但是，"食色，性也"，吃惯了大鱼大肉再去节食确实需要拥有巨大的毅力。传统中医的节食养生理论和方法，对于当代人的健康长寿来说，确实具有重要的现实意义。

那么，节食要节到什么程度呢？明朝龚延贤《寿世保元》中提到"食宜半饱无兼味，可寿也"，《千金要方》则认为要"饥中饱，饱中饥"，这大概正是"半饱者寿"这一养生名言的来由所在。近年来食物丰富了，放宽到"七八分饱"，即略有饱感，还能吃，不撑着。人们拗不过嘴瘾，再放宽一点，说"每餐减一口，活到九十九"。虽说每餐仅减一口，长年累月坚持下来，其对健康的贡献，不可低估。

（一）饮食平衡

饮食平衡，并不是说谷肉果菜不分主次、不讲轻重地等量并吃，而是根据《黄帝内经》饮食养生原则，针对目前不健康的饮食习惯，提出食物种类上要有主有次、有多有少，在酸苦甘辛咸"五味"上，要不偏不嗜、清淡膳食。

1. 主食为主

五谷杂粮，主食则昌。《黄帝内经》提出的"五谷为养，五果为助，五畜为益，五菜为充，气味合而服之，以补精益气"的饮食原则，提示了两点，一是膳食要平衡，二是要以主食为主，不能变主为次。五谷既然是主食，那就得三餐都吃，而不是吃一大堆的肉食后象征性的吃点主食。那种靠不吃主食而减肥者，即便苗条，也是气血不足，精力、体力不及粗茶淡饭之辈。

现在人们普遍都吃得好，也吃得多，但身体素质并未相应见强，相反各种代谢性疾病如高血压病、糖尿病、高脂血症"三高"症等反日见增多，尤其是男子精液质量每况愈下，女性雌激素水平持续走低，不孕、不育症发生率居高不下，其中原因，不能说与少吃主食无关。中医认为，五谷甘平，补脾益胃，脾胃是气血生化之源泉，是人赖以生存和繁衍的"后天之本"。五谷少吃，气血生化无源，免疫力下降，必然影响到人的健康，轻则气虚血弱，重则脾肾两虚。即便肉食和水果蔬菜也不能取代，人不是肉食的老虎，也不是素食的牛羊；因地域差异和种族的不同，中国人与西方人也不一样，必须以粮为纲，五谷为主。

必须指出的是，《黄帝内经》所说的五谷是现代所说的五谷杂粮，并未包括外观包装精美、入口香脆的精制米面及其制品。因此，谈到五谷主食的重要性，必须强调多吃五谷杂粮。古代五谷包括稻、黍、稷、麦、菽，而杂粮则是指五谷之外的粮食。现在所说的五谷杂粮包括了多种谷类和豆类食

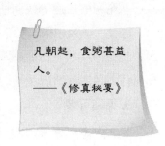

凡朝起，食粥甚益人。
——《修真秘要》

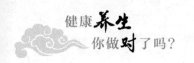

物,如稻米、小米、黑米、薏苡仁、玉米、高粱米、大麦、小麦、燕麦、荞麦、黑豆、黄豆、赤豆、蚕豆、绿豆、豌豆及甘薯等。

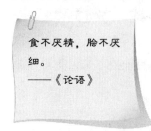

食不厌精,脍不厌细。
——《论语》

五谷杂粮不仅能提供每日所需的碳水化合物热量,而且含有许多人体所需的营养物质,不仅养生保健,而且治疗疾病。儿时家乡的杂粮饭就是由大米、红小豆、大豆、麦子、红薯和玉米等混合煮成的饭;糙米饭是由只脱去稻谷外保护皮层——稻壳,而未脱去稻谷内保护皮层(果皮、种皮、珠心层)的糙米做的饭,这些都是当年一日三餐的主粮,肉食虽少,但就是因为吃着这些五谷杂粮长大,至今笔者年近花甲身子骨仍还硬朗。

生活中所谓的植物类垃圾食品指的是仅能提供热量、没有多少营养的食物。这些垃圾食品的基础食材就是精制后的五谷杂粮及其制品,如白面包、精制馒头、白面条、各种小吃糕点等,口感虽好,但就是缺损了营养。

令人高兴的是,现在人们又开始注重吃五谷杂粮了,而且其价格比精制者更贵。原因除某些杂粮富含人体所需的营养成分外,还含有具辅助抗癌作用的成分,如大豆含的晶状物质黄酮,是恶性肿瘤的克星。美国癌症研究人员在动物试验中证实,黄酮有遏制结肠癌、肺癌、食道癌等癌细胞增殖和繁衍的作用。

2. 肉类宜少

肉食肥腻,少吃则寿。《黄帝内经》说"五畜为益",乃其能补益精气,不可不吃,又不可多吃,过与不及都对人体不利。相比而言,在物质丰富的今天,肉食过多比过少危害更大。过去食物匮乏,饱吃几顿没问题。现在食物富足,一日三餐都大鱼大肉,不仅浪费,而且易生痰瘀。吃得太多,过的是一时的嘴瘾,遗的是百日的危害,更何况许多情况下是出于应酬打着饱嗝去硬撑,连嘴瘾都没过,纯粹是花钱买罪受。这应该是近年来糖尿病、高血压病、高脂血症、高尿酸血症等代谢性疾病逐年升高的原因之一。

因此,肉类少吃为宜。比如正常成年人,早上一个鸡蛋、中午50克瘦肉,晚餐一块豆腐,如感不够,外加一条小鱼足矣。在此基础上,儿童、妇女及体壮力足者视情况酌增,年老者、体力活动较少者略减。

3. 果蔬可多

蔬菜瓜果,常食则健。《黄帝内经》又说"五果为益,五菜为充",说明果蔬也是必须之食。多吃并无大益，但少吃必有大害。

一般一人一天吃两三个水果，以甜酸略淡者佳，一人一天吃250克蔬菜，以色深带茎者好。水果不要太甜，甜即糖，太甜意味着吃糖。甘甜生湿热，糖之过也。过去选水果以甜度为标准，越甜越好，那是物质匮乏年代的标准，现在还唯甜是选，就有点无知了。聪明人选水果总以甜中带几分酸意、酸中带几分香气者好。此外，对于痰湿与湿热体质者，可以吃以下能降脂祛瘀，或降压利小便的果蔬，坚持适量食用，可一定程度改善痰湿和湿热，尤其是痰湿夹湿热的体质。这些食物有一定的防治高血压、高血脂和高尿酸的作用，具体可以根据自己的喜好和身体情况择善而选：

（1）香菇、木耳：不寒不热，是高蛋白、低脂肪食物，能补气祛脂，降脂效果明显，又因其能防癌治癌，为大众喜爱。男女老幼，皆得其宜。

（2）番薯：甘平无毒，口感香甜，补虚益气，健脾养阴，益气减肥，能预防心血管系统脂质沉淀而有抗动脉硬化的作用，人称"长寿果"，有一定的道理。

（3）茄子：甘凉滋养、质润通便，能祛血中之污，除血中之浊，加上含有大量维生素B，能降血中胆固醇，被认作是抗血管硬化、降血脂血糖之佳蔬。由于性味寒凉，阳虚体质和平素脾虚肠滑、大便容易稀溏者，不可多食。

（4）山楂：性味酸甘，亦食亦果，开胃增食，活血降脂。可用单味生山楂50克煎汤代茶，久服必效。

（5）豆类食物（油炸除外）：清凉甘平补脾胃、消暑益气降脂浊，是防治高脂血症、肥胖症或糖尿病的上等佳肴。其中豆腐含雌激素较多，可作为女性更年期雌激素代用食品也因之备受中老年妇女的青睐。

（6）利尿解毒类蔬菜：包括白菜、芹菜、木耳、海带、黄瓜、冬瓜、丝瓜、菜瓜、苦瓜、苋菜、莴笋、空心菜等。性凉味淡、清热利水、解毒泻火，有一定的利小便、解烦渴、降血压、降血脂、降血糖和降尿酸作用，并能治疗小便短少或频数，或尿痛尿血等泌尿系统病症。

（7）祛浊活血类果蔬：包括芹菜、荠菜、茼蒿、胡萝卜、木耳、洋葱、紫菜、蘑菇、西红柿、海参、大蒜、海带、柑橘、苹果、荸荠等，有养阴活血，祛血中痰湿腻浊瘀血的作用，对阴虚火旺引起的高血压病、糖尿病、高脂血症，食之有益。

谷肉果菜，食养尽之，无使过之，伤其正也。
——《素问》

（8）含纤维素类蔬菜：包括芹菜、蕨菜、大头菜、白菜、苋菜、藤类蔬菜等。中医认为"六腑以通为用"，肠胃通畅是健康的标志，即吃得下排得出，而且是吃得有味，排得顺畅，如此则多余的糖脂才不易生成，生成了也容易排出，纤维类食物具有这一作用。此外，含纤维多的蔬菜还有另外三大作用：一是产生饱感，有助于减少食量；二是细嚼慢咽，减慢进餐和食物吸收速度，使血糖不会骤升；三是促进肠道蠕动、减少便秘以及消化道肿瘤的发生。

4. 五味平衡

五味是指食物中酸、苦、甘、辛、咸的五种属性。五味可以补益脏腑，是人体生命活动的物质基础。生理上，五味对脏腑的作用各有侧重，因而五味对五脏的影响也有主有次。《黄帝内经》"阴之所生，本在五味；阴之五官（五脏），伤在五味"，说明五味平衡，能养五脏；五味失衡，又能伤及五脏。又说"五味入胃，各归所喜，故酸先入肝，苦先入心，甘先入脾，辛先入肺，咸先入肾"，说明不同的五味对五脏的亲和力不同。正是根据这一理论，如中医治肝虚可用酸枣仁之酸、心火可用黄连之苦、脾病可用人参之甘、肺咳可用麻黄之辛、肾亏可用鹿茸之咸等。

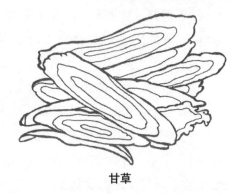

甘草

但是，五味失衡会伤及相应的脏腑。因为过偏的五味或过偏的嗜好，会偏助某个脏腑，而导致该脏腑功能的偏盛，进而通过五行的相生相克关系，破坏五脏之间平衡，导致疾病的产生。《黄帝内经》记载的"多食咸，则脉凝泣而变色；多食苦，则皮槁而毛拔；多食辛，则筋急而爪枯；多食酸，则肉胝而唇揭；多食甘，则骨痛而发落"等，就是例证。

临床也是如此。五味过偏除可能直接伤害肠胃，还可通过五味与五脏的关系，引起相关脏腑发生病理变化，进一步影响到其他脏腑。如酸味入肝补肝，酸味太过，致使肝气偏盛，导致脾气的运化功能受损，而出现食少便溏等。咸味入肾补肾，但咸味太过则使肾气偏盛，使肾水反侮脾土，脾失健运，肌肉因脾所运化的水谷精微减少而出现消瘦无力等。

《黄帝内经》五味平衡入脏养脏和五味过偏伤脏损脏的理论，揭示了饮食养生必须依照"谨和五味"这一基本原则，以保证食物的五味调和、营养不偏。生活中，酸苦辛甘咸五味搭配着吃，五味俱全，不偏不嗜，谨遵必益。

（二）食饮有节

《黄帝内经》提出"食饮有节"。节指有节律、有节制。食饮有节包括食有规律、饥饱有度、寒温适宜和老人宜少四个方面。

1. 一日三餐，食有规律

定时饮食是养生的基本原则。它可以保证脾胃的消化、吸收有规律地进行，使消化器官有张有弛、有劳有逸。我国传统的进食方法是一日三餐，实践证明这是科学的。不少长寿老人一生坚持一日三餐，按时进食。倘若不分时间，随意进食，必然会打破正常的消化规律，久而久之，影响脾胃，损及五脏。《吕氏春秋》"食能以时，身必无灾"，《尚书》则更是明确指出"食哉，惟时"，孙思邈则具体强调"到时不吃，必遭其殃"。

2. 饥饱有度，七八分饱

定量饮食是健康的重要条件。饮食并非多多益善，也非忍饥挨饿，合理而有节制的饮食乃是健康保证。《遵生八笺》认为"不饥强食则脾劳，不渴强饮则胃胀""过饥则气血虚，过饱则肠胃伤"，说得是饥饱无度会伤脾胃、损气血；《生气通天论》提到"因而饱食，筋脉横懈，肠澼为痔"，说的是长期饱吃容易导致便秘，大便久秘又会产生痔疮。如此看来，在缺吃少食的古代，都强调不能饱食，那么对于生活小康的现代人来说，当然更应如此。

事实上，过饱不只伤肠胃，更重要的是它会使瘀浊糖脂堆积在体内，从而引起"三高"等"富贵病"。常说的"早餐吃好，午餐吃饱，晚餐吃少"，实则是对《黄帝内经》饥饱有度和本书所定义的"七八分饱"的通俗表述。这里还要强调：早餐不可少，更不可无；晚餐不可多，更不可过。

3. 寒温适中，略偏其温

《黄帝内经》提出"食饮者，热无灼灼，寒无沧沧，寒温中适，故气将持，乃不致邪僻也。"指出吃饭喝水应寒温适中。一方面食物属性的阴阳寒热应互相调和，另一方面饮食入腹时的生熟冷热要相互适宜。过食温热，易伤脾胃之阴液；过食寒凉，易伤脾胃之阳气，尤其脾胃阳气的损伤，是不少疾病产生的基础。

现代医学认为，人体中各种消化酶要充分发挥作用，其中的一个重要条件就是温度。只有当消化

食饮者，热无灼灼，寒无沧沧，寒温中适。
——《灵枢》

道内食物的温度和人体的温度大致相同时，各种消化酶的作用才发挥得最充分。而温度过高或过低，均不利于食物营养成分的消化和吸收。

然而，从中医"阳主阴从"和人体衰老是阳衰为早、为主的生理特征来说，饮食略偏其温，或者说食物带暖是饮食养生的一条基本原则，中老年人尤其如此。

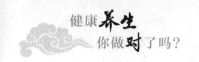

食饮者，充虚之滋味；起居者，动止之纲纪。
——《疡医大全》

4. 老人宜少

人到老年，脾胃消化和吸收功能逐渐减弱，加上牙齿脱落，咀嚼困难，所以总体食量要立足于少，真正做到七八分饱。

（1）不吃太饱：老年人活动量少，消化功能差，吃得过饱不仅会加重胃肠道的负担，引起消化不良，还会造成身体发胖，易引发高血压、动脉硬化、糖尿病等疾病。因此，适当节食对于老年人尤为重要。

（2）不吃太咸：食盐过多会加重肾脏负担，引起浮肿；水钠潴留还会引起血压升高，增加高血压病、冠心病、脑出血的发病率。因此，一般人食盐量每日6~8克，老年人以每日不超过4~6克为宜，而肾脏疾患和高血压病的患者还要更少。

（3）不吃过甜（糖）与过腻（脂肪）：老年人运动量少，甜食过多不仅会引起血糖和血脂升高、引起或加重糖尿病，而且糖在体内会转化成为脂肪使人发胖，尤其是动物内脏中胆固醇含量较高，容易造成动脉硬化，不仅容易患糖尿病、肥胖症和动脉硬化，而且会影响脾胃的消化功能，使老年人食欲锐降。

（4）少食多餐：老年人特别是对低血糖耐受性差的老年人，稍饱则撑，稍饥则晕，故宜少食多餐。早餐中餐七八成饱，晚餐五六成饱即可。如有饥饿感，可在睡前或两餐之间酌情加餐，少量吃些牛奶、糕点、水果等，实行"少量多餐"制。

（三）食补好过药补

如何做到一日三餐顿顿养生，餐餐进补？食补可望实现这一目的。

食物与药物一样，都有寒热温凉属性，都有温清补泻作用。两者的区别有二：一是性味有偏差。偏差大的多数是药物，因为药物作用比较峻猛，多在治病时用，所谓"是药三分毒"；偏差小的多数是食物，因为食物作用比较平和，一日三餐都吃，所谓"积精累气"。二是口感。口感欠佳的一般是药物，口感好的一般是食物。但又不是绝对，有些食物，亦食亦药，无病时食用作预防，有病时药用作治疗，真可谓治病养生，两擅其长。

因此，食物与药物都能纠正人体的偏差，对人体起到补益作用。正是根据食物性质的偏差，阳虚者多食热性补阳食物，阴虚者多食凉性补阴食物，而阴阳两虚，则可食平补阴阳食物。而且可以选择亦食亦药的食物，实现食药一体，优势互补。

常说的"药食同源"，是指寓食补于一日三餐之中，从而起到补益气血阴阳、维持人体生长发育和维持各种生理机能的作用。因其平和、渐补，因而对于慢性虚弱性疾病和防衰抗老来说，有"药补不如食补"的道理。

食补适用范围和优势：

（1）亚健康和虚弱性体质：正如唐代名医孙思邈所说"以食治之，食疗不愈，然后命药"。一些亚健康或虚弱性体质呈现的是一种慢性而症状较轻的状态时，食疗是首选，不得已才酌情用药。一般阳虚吃些补阳类食物，如牛肉、狗肉、鹿肉等；气虚吃些补气类食物，如山药、芡实等；阴虚吃些补阴类食物，如甲鱼、百合、猪肾等；血虚吃些补血类食物，如大枣、桂圆肉、猪肝等。老弱病幼多是体质相对虚弱，食补所用食品性味多较平和，久用无明显毒副作用，通过健脾益气唤醒人的"精、气、神"，对补益和延衰都有好处。

（2）需长期调治的慢性病：药补一般作用强，价格贵，且"是药三分毒"，所以当取得治疗效果之后，长期用药善后并非所宜。食补作用缓，价格便宜，可长期服用，即《黄帝内经》所说的"谷肉果菜，气味合而食之，以补精益气"，因此病至慢性恢复阶段，正是发挥食补慢调细补作用的时候。

（3）适用范围广：药补作用较单一，针对性强，一般由医生决定。而食补具有多种成分的综合作用，广摄博取，补阴助阳，益气养血，常可由自己决定。因此食补强调食不厌杂、平衡饮食、合理配伍。

（4）亦食亦药，优势互补：食补时常选择一些亦食亦药的食物，如山药、莲子、小麦、扁豆、薏苡仁、大枣、桂圆肉等。当它们配合其他食物时就是食物；当它们配伍其他中药治病为主时，就是药物。一物两擅药食，正是食补起效的重要因素。

（5）良药不苦口：食物烹饪成美味佳肴，香甜可口，融美食于保健和治疗之中，不仅没有药物之苦，相反是一种享受。而且有些食物外形赏心悦目，一看就大开胃口，如红色的西红柿、白色的白

夫食能排邪而安脏腑，清神爽志，以资血气。
——《养老奉亲书》

萝卜、绿色的芹菜、黑色的木耳、紫色的茄子和形态各异的辣椒等，可谓五彩缤纷，未及入口就有美的享受，令人垂涎。因此，人们在饱享口福和眼福的同时，防病治病，真可谓良药不苦，食疗可补。

（四）药食同源，煲汤进补

如何才能实现药补不如食补？煲汤是有效途径之一。

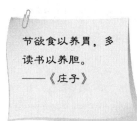

节欲食以养胃，多读书以养胆。
——《庄子》

不仅岭南，近年来即便是北方，无论中餐西餐，也无论便餐盛肴，汤都是餐中"宠物"。嗜汤、喜汤、品汤已成时尚，可谓无汤不成席。特别在广东一年四季都要煲汤进补。忙碌之余喝上1~2碗寓清补滋润、温补强壮、味香营养于一体的药膳汤，有病可补，无病可防，诚可喝出健康。但靓汤不是随便能煲出，如同泡饮工夫茶，"功夫"深，汤才"靓"，如何制作，实有讲究；选什么食材和药材，也需斟酌。

1.汤底食材选料得当

药食同源，滋补尤其如此。根据寒热温凉特性，选择相应的食物，是煲汤的基础。一般将煲汤食物分为凉补、温补和平补三大类，具体可从肉食和素食两类食物中选择。

（1）凉补食物：适用于阴虚、上火、耐寒之人。如平时容易咽干咽痛、怕热耐寒，晨起眵多、口渴喜凉、便干尿黄、舌红苔黄等。常用凉补汤料有母鸡肉、甲鱼、牡蛎肉、海蜇肉、鲍鱼肉、田螺、鸭肉、鹅肉、蛇肉、银耳、绿豆、菠菜、黄瓜、菜瓜、茄子、苦瓜、莴笋、紫菜、冰糖、蜂蜜等。

（2）温补食物：适用于阳虚、怕冷、耐热之人。如平时容易感冒，怕冷耐热，口不易渴或渴喜热饮，大便溏薄，小便清白，舌淡苔白等。常用温补汤料有牛肉、羊肉、狗肉、鹌鹑肉、公鸡肉、鹿肉、雀肉、胡萝卜、胡椒、南瓜、生姜、大枣、辣椒、葱、蒜等。

（3）平补食物：适用于不寒不热之人。常用的平补汤料有猪瘦肉、鱼肉、兔肉、虾肉、蛋、薏苡仁、山药、香菇、木耳、黄豆、玉米、粳米、糯米等。

2.汤底补药选择合适

根据补药的寒热温凉补性和所补五脏的不同，选择相应的药材。一般将煲汤药物分为补阳气药、补阴血药、补肾药等。

（1）补阳气药：适用于阳气虚之人，如阳虚体质、气虚体质，体虚易感冒，怕冷喜暖、渴喜饮温、喜食热食、自汗乏力、便稀尿清、舌淡脉弱等。常用药有人参（红参、白参、太子参、党参、西洋参等）、黄芪、山药、莲子、芡实、白果、冬虫夏草、鹿茸片、动物鞭、海狗肾、海马、海龙等。

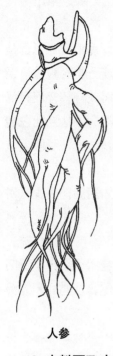

人参

（2）补阴血药：适用于阴血亏虚之人，如怕热喜凉、咽干咽痛、口苦口臭、口舌糜点、大便干结、小便黄赤、眼生目眵、舌体瘦质红苔少等。常用药有当归、生地黄、熟地黄、枸杞、龟肉、甲鱼、牡蛎肉、首乌、黄精、麦冬、天冬、玉竹、石斛、百合等。

（3）补肾药：适用于肾虚之人，如腰膝酸软，目花头眩，耳鸣耳聋，齿松齿落，头发枯脱，眼圈发黑，性欲减退，男子遗精、早泄、阳痿，女子带下量多清稀，月经紊乱，月经量少或明显推迟。常用药有熟地黄、山药、枸杞、冬虫夏草、鹿茸、动物鞭、海狗肾、龟肉、甲鱼肉、海龙、海马、巴戟天、肉苁蓉、蛤蚧、山萸肉、杜仲、菟丝子等。

（4）其他补脏药：如补脾有山药、莲子、芡实等，补心有猪心，补肺有猪肺、黄芪、百合等，补肝有猪肝、阿胶、当归、熟地黄。

3. 肉料要飞水

飞水又叫出水，即将肉出水。做法是用肉类煲汤时，先将肉在开水中氽一下，这个过程就叫出水或飞水。这样做既可以除去血水，还可去除部分脂肪，避免汤腻。但用鱼煲汤时又不能用出水方法，正确方法是先用油把鱼两面煎一下，既不致鱼肉碎烂，又可去腥。

4. 煲汤炊具选择陈年瓦罐或砂锅

因为瓦罐通气性、吸附性好，还具有传热均匀、散热缓慢等特点。煨制鲜汤时，瓦罐能均衡而持久地把外界热能传递给内部汤料。相对平衡的环境温度，有利于水分子与汤料的相互渗透，这种相互渗透的时间维持得越长，鲜香有益的成分溢出得越多，煨出的汤的滋味就越鲜醇，汤料的质地就越酥烂。

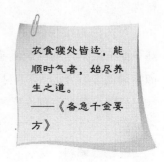

衣食寝处皆适，能顺时气者，始尽养生之道。
——《备急千金要方》

必须说明的是，电饭煲或高压锅煲汤虽然省事，但并不可取，主要在于不能灵敏地控制火候，特别是高压锅煲汤无异于猛火煮食、大火乱炖。

5. 火候适当

煲汤的要诀是旺火烧沸，小火慢煨。首先用大火煮沸，接着改用小火慢煲。慢虽费时，却能使汤香四溢，这正是靓汤的底蕴所在。道理上说，长时

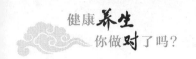
食毕即须行步，令
稍畅而坐卧。
——《外台秘要》

间让汤汁大滚大沸，不仅会使汤汁浑浊，而且会使汤料中肉类蛋白质和药物的有益成分将会被破坏；相反，文火慢炖，能使汤料中有益成分缓慢而且尽可能多地溶解出，汤既清澈，又浓醇，达到汤色清澈、味道醇鲜，营养丰富的效果。

6. 配水合理

水既是汤料的溶剂，又是汤料传热的介质。水温的变化、用量的多少，对汤的风味及其取效与否有着直接的影响。用水时应注意三点，一是水量是汤料的 3 倍；二是必须用冷水，因为沸水会使蛋白质迅速凝固，不易煲出鲜味；三是水量一次放足，不宜中途加水，尤其不宜加冷水，中途补水就会汤"泄"，味道与营养就会打折。道理很简单，正在加热的肉类遇冷收缩，氨基酸不易分解，汤便失去了原有的鲜香滋味。

7. 把握时间

首先要明确，煲汤不是时间越久越好。汤中的营养物质如氨基酸类，加热时间过长，会产生新的物质，营养反被破坏；药物如人参久煲之后，其起效的人参皂苷将随煲煮时间延长而逐渐损失。其次要明确，费时耗工谓之"煲"，文火慢煮谓之"炖"，煲汤并不需要复杂的烹饪制作，而是需要较长时间的烹调。因此，煲汤最忌心躁，耐心才能煲出好汤。煲汤绝不可图快省事，更不可料熟即可。

有两种方法可做参考：一是根据肉料定时间，如一般鱼汤需 1~2 小时，鸡鸭鹅肉或猪羊狗肉或骨头汤，则需 3~5 小时。二是根据煲汤的方法定时间，即常说的"三煲四炖"。具体说，煲汤大约需花 3 小时，而炖汤则需要 4 小时或更长些。只有达到这样的时间，才能让汤的鲜味完全煲出，汤料营养最大限度炖出。

8. 酌放调料

调料投放也要讲究：一是起锅时放调料，特别不宜先放盐和酱油，因为盐

具有渗透作用，会使汤料中的水分排出，使蛋白质凝固，鲜味不足；早放酱油不仅会使汤味变酸，而且还使汤色变暗发黑，有违"清淡"之汤"魂"。二是适量投放，点到为止，包括酒、醋、味精、香油、胡椒、姜、葱、蒜等，多放则喧宾夺主，影响汤汁、汤色和原味。如姜1~2片、酒3~5滴足矣。但对温补之汤或冬天煲汤，则又可适当放宽，意在祛寒温阳，辅助汤料补力。

9. 其他注意事项

（1）祛除汤腻：滋补汤多肥腻，宜待汤成熄火冷却后，将浮在汤面的腻物，用勺羹除去，再把汤煲滚始食。

（2）既喝汤又吃料：一般认为营养都集中在汤里，所以只喝煲好的汤，对汤中之料多弃之不食。但事实上，煲过之后的汤料味虽已减，但弃之可惜，无论煲汤时间有多长，汤料有效成分都不可能完全溶解在汤里，所以提倡既喝汤又吃料。具体食法是喝汤之后再吃汤料，药材细嚼吞食，而肉菜则以生抽、葱姜丝、辣椒丝调成蘸料配食，口味依然纯美，营养则可毕尽其功。

（3）汤料要新鲜："肉吃鲜杀鱼吃跳"的时鲜固然好，而从营养学角度看，3~5小时内杀死的鱼、畜、禽肉的蛋白质等营养物质更易被人体所吸收，此时煲炖，不但营养最丰富，而且味道仍鲜嫩。

（4）饭前喝汤：饭前喝汤，苗条健康；饭后喝汤，越喝越胖。这有一定道理。吃饭前先喝汤，可促进胃液分泌，帮助消化吸收，等于给上消化道加点"润滑剂"，使食物顺利下咽，吃饭中途不时少许喝汤有助食物的稀释和搅拌，有益于胃肠道对食物的吸收和消化。同时，吃饭前先喝汤，让胃部分充盈，可减少主食和肉食的摄入，从而避免热量摄入过多。

而饭后喝汤，往往是额外加餐，容易使营养过剩，造成肥胖。这让我想起一句让人发胖"四字诀"，即"汤、糖、躺、烫"，即饭后喝汤，额外的"营养"；甜品过多，增加脂肪；吃饱不动，没有消耗；吃得太烫，吸收"穿堂"。

但有浅表性胃炎的人应饭后喝汤，以免加重症状。

10. 靓汤推介

（1）首乌天麻汤：

适应：血压升高所致头晕目眩、头重头痛、既怕冷又不耐热、舌质淡红、苔薄黄。

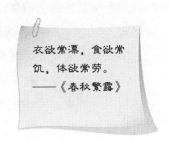

衣欲常漂，食欲常饥，体欲常劳。
——《春秋繁露》

功效：补气阴，熄风眩。

汤料：首乌、天麻、黄芪各10克，党参20

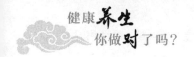

克，猪瘦肉 50 克。

制作：

①首乌、天麻、党参、黄芪与猪瘦肉洗净，放入砂锅，加清水 4 小碗，猛火煮沸，慢火煮 2 小时成汤。

②起锅前加适量食盐、味精即可食用。

（2）圆肉乌鸡虫草汤：

适应：头晕目眩，失眠心悸，记忆力减退，面色苍白无华，尤宜病后体虚者、产妇或年老者。

功效：补心血养颜，滋肝肾安神。

汤料：桂圆肉 10 克，冬虫夏草 3 克，大枣 20 克，生姜 10 克，乌鸡约 500 克，盐 6 克。

制作：

①将乌鸡杀死，洗干净，去毛，

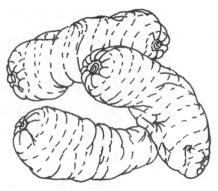
天麻

去内脏，切块。桂圆肉、冬虫夏草、大枣、生姜洗净。大枣去核；生姜去皮，切两片。

②将汤料放入炖盅内，加冷开水，盖上炖盅盖，放入锅内，隔水旺火炖沸后，文火再炖 4 小时，加盐调味即可。

（3）人参煲乌鸡汤：

适应：气血虚弱、容易感冒、神经衰弱、发枯发白者。

功效：平补气血，养颜黑发。

汤料：乌鸡 500 克，人参 15 克（偏寒体质用红参、偏热体质用白参），黄芪 15 克，当归 10 克，大枣 20 克，生姜 6 克。

制作：

①人参、当归、黄芪、大枣（去核）洗净。乌鸡杀死洗净，去肠杂。全部用料放入炖盅内，加清水适量。

②加盖大火煮沸后改文火慢炖 3 小时，调味供饮。

（4）人参虫草土茯苓鲤鱼煲：

适应：气虚、肾虚所致血糖、血脂、尿酸偏高者，也适用于轻度脂肪肝、轻度肥胖者。

功效：补气阴安五脏，降糖脂降尿酸。

汤料：人参15克，冬虫夏草3克，土茯苓30克，活鲤鱼500克，大枣20克，生姜15克，食盐6克。

制作：

①鲤鱼杀死去鱼鳞，剖腹去除内脏。

②将鲤鱼入滚烫之油内两面稍炸到皮结，入瓦煲内。

③瓦煲内加入适量清水，先用猛火煲至水滚，然后加入其余材料，改文火继续煲3小时，用盐调味即可。

（5）山药枸杞甲鱼汤：

适应：各种癌症、肿瘤手术后阴血亏虚，放疗、化疗后血虚发热者，症见面色萎黄、头晕目眩、口渴咽干、食欲不振等。

功效：健脾养血，滋阴补肾。

汤料：甲鱼500克，山药30克，枸杞15克，大枣15克，生姜6克。

制作：

①药洗净，浸半小时；枸杞、大枣（去核）洗净。

②甲鱼用开水烫，使其排尿，剖开去肠脏，洗净，切成小块。

③把全部用料一齐放入炖盅内，加开水适量，文火隔水炖2小时，调味即可，随量饮汤食肉。

（6）姜葱海参生蚝汤：

适应：脸长暗疮，早生皱纹和雀斑，或伴腰膝酸软无力、耳鸣、失眠、心跳、夜尿频密、盗汗、男子遗精、女子白带多者。

功效：滋阴补肾，护肤养颜，强身益精。

汤料：生姜、葱各15克，海参（已发）100克，生蚝500克，盐6克。

制作：

①生姜、葱各50克，海参、生蚝洗干净。生姜去皮，切块，拍烂；葱去须根，切段；海参切块；生蚝用盐略腌，去黏液。

②瓦煲放入清水，用猛火煲至水滚，加生姜、海参、生蚝，改用中火煲2小时，放葱段和盐少许调味，即可食用。

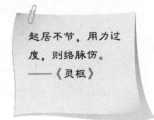

起居不节，用力过度，则络脉伤。

——《灵枢》

（7）川贝雪梨炖猪肺：

适应：急、慢性支气管炎而致咳嗽、咳痰迁延不愈属气阴两虚者。

功效：益气补肺，止咳化痰。

汤料：猪肺 250 克，川贝母 10 克，雪梨 1 个，陈橘子皮 10 克，冰糖 5 克，油、盐、味精少许。

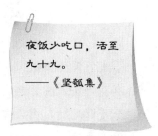

夜饭少吃口，活至九十九。

——《坚瓠集》

制作：

①猪肺反复漂洗干净，切成块。雪梨去皮去核，切成 4 块。川贝母淘洗干净。

②将所用之料置于炖盅，加入适量沸水，炖盅加盖，隔水炖之。

③待锅内水开后，先用中火炖 1 小时，然后再用小火炖 2 小时即可。

④炖好后，隔除药渣，用盐、味精调味，喝汤吃肉。

第二节 运 动 失 衡

我们常把辛劳称"劳作"。劳作包括劳力、劳心与房劳，它的对立面是安逸，包括体力过逸、脑力过逸、房事过逸。过为害，逸也有损，适度方有益。

运动是现代都市人体力劳作（劳力）的主要形式。本节主要讲述运动过多与过少的危害。

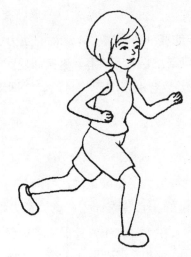

早在《吕氏春秋》就提出"流水不腐，户枢不蠹"的著名生命运动观，华佗解释为"动摇则谷气得消，血脉流通，病不得生，譬犹户枢不朽是也"（《三国华佗传》）。但运动又不可太过，"人体欲得劳动，但不当使极耳（《三国华佗传》）"。古人的劳逸不过的观点，与20世纪80年代 WHO（世界卫生组织）所提出的健康"四大基石"中"适量运动"原则不谋而合。不过，我们的祖先对这一观点的认识比 WHO 至少早了 2 000 年，并且一直践行着。从华佗的五禽戏，到风行明清的太极拳，甚至连步行运动都做了时间规定，如隋朝元方《诸病源候论》提出要"先行一百二十步，多者一千步，然后食"，现代研究也表明，先运动后进食较其他时间运动效果更好。

百余年前法国人提出的"生命在于运动"的观

动胜寒，静胜热，
能动能静，可以长
生。
——《养性延命录》

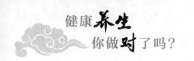

点，应该是有条件的，条件就是《黄帝内经》所说的"形劳而倦"。古人看来，劳作要适度，小劳才有益。宋代蒲虔贯具体解释道"养生者，形要小劳，无

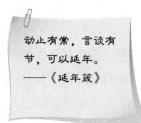

动止有常，言谈有节，可以延年。
——《延年箴》

至大疲。如流水则清，滞则污。养生之人，欲血脉常行如水之流。坐不欲致倦，行不欲至劳。步行不已，然亦稍缓，即小劳之术也"（《保生要录》）；运动劳作太过就会伤形，超出了身体的负荷，就会伤筋动骨，气血衰少，五脏破损，体质反见虚弱。所以"小劳"这一原则可以通俗地理解为运动要"适度"，无太过、无不及。

"小劳"把握了劳作的度，蕴藏着古人运动养生大智慧，比起法国人无条件的"生命在于运动"观点，要高出一筹。这实质是回答了另一个问题，即生命起于运动还是起于平衡，老祖宗的回答是后者，即动静结合，"动不使极，静中有动"，平衡者也。

一、运动太过

有人认为健康与运动或劳力的量成正比，特别在城里，似乎体育锻炼的时间越长、运动量越大就越好。有些人计划严密，毅力很大。早上散步、下午爬山、晚上跳舞……周末打半天球，不弄得筋疲力尽决不罢休。结果，肌肉筋骨拉伤、关节损坏、椎间盘突出，气血阴阳受损，五脏六腑透支，最终病魔缠身、反折其寿。

道理很简单，人的寿命有"天数"（定数），《黄帝内经》称之为"天年"。犹如点燃蜡烛，早点早灭、多点多耗；穿衣着鞋，省点用，就用得好、耐得久。强壮未必长寿，体弱未必早夭。《黄帝内经》也进一步强调"有所劳倦，形气衰少"。

另外，中医认为"汗为心液""汗血同源"。长期运动或劳力太过，必定出汗过多，汗多不仅伤血，而且耗气；不仅伤心，而且伤神。所以，清朝魏之琇《续名医类案》认为"劳力之人，须时时偷闲歇息，以保既耗之元气"；清朝沈时誉《医衡》则说"动之太过，则神不宁矣"。都说明过分体力劳作，会损五脏、耗精血、衰神志，引起疾病。

事实也是这样。运动过头或运动姿势不正确，非常容易损伤肌肉和关节，加快关节及其肌腱、筋膜等老化，尤其是肘、膝、肩、腕、踝大关节。比如打

网球打太过易得"网球肘";羽毛球、足球、篮球运动也易损伤膝关节,各种与弯腰有关的暴发性运动和持久性劳作,易损伤腰肌,导致腰肌劳损和腰椎间盘突出;长年久站久行易患下肢静脉曲张等。

有人调查了 5 000 多名已故运动员的生前健康状况后发现,其中有些人40~50 岁就患了心脏病,许多人的寿命竟比普通人短。调查者分析个中原因乃剧烈运动破坏了人体平衡,加速了某些器官的磨损和生理功能的失调,结果缩短生命进程,出现早衰或短寿。

如是以观,运动也是一把双刃剑,适度有益,过则为灾。

【案例】某翁,无球不好,骑游跑爬,无所不喜,58 岁还只身游长江。但年过 60,就全身关节疼痛,下肢静脉曲张。家人力劝其服老,运动适可而止,此翁却仍不以为然,称越痛越运动,不屈不挠。后因双下肢静脉重度曲张而住院,不得已而手术治疗,结果是各种运动都不能奋力尽兴了,体态渐胖,高血压、高血脂、高血糖悄然光临,不及 65 岁就神色锐衰,悔不当初!

二、运动过少

"动"是上天赋予人类生命的基本要求,而"懒"又是上天赋予人类的本质劣性。在肩不用挑、手不用提、腿不用行,甚至连家务也有家电所代替的今天,人们本能地更容易选择懒——不需动和不愿动。尤其对于生活在都市小康之家的人来说,运动总体是缺乏的。如果说劳作或运动太过会"劳则气耗",那么劳作或运动太少会"久卧伤气"和"逸则气滞"。现在运动过少十分普遍,两者相较,后者更具危害性。高血压病、糖尿病、高脂血症等代谢性疾病,其病因之一就是劳作太少。因此,在强调不过劳的同时,更要强调天天有"小劳"。

如果说过食伤身的理念已经成共识,那么过逸伤身则还有差距。与国外比,国人明显不爱运动,闲暇时间去打麻将和应酬,活得精致,心思缜密,但同时很累,累在七情困扰、应酬繁多,尤其为没时间运动提供了可能或找了借口。而应酬必须坐:坐餐椅、坐沙发、坐汽车,加上工作时必须坐办公椅,有意志坚持劳作的不多,甘愿形体安宁的"乌龟式养生"的不少。

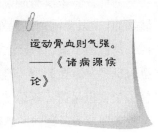

运动骨血则气强。
——《诸病源候论》

这种只依赖吃药打针,不愿适量运动,企盼寿

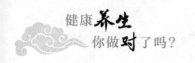

命能"保八到九过百"，恐怕只能是一种奢望。有些东西是钱买不到的，健康即是其一。

必须重视的是：运动过少所引起的种种危害，已经无情地向我们袭来：

（1）削弱消化功能。过逸使脾胃消化能力低下，脏腑功能呆钝，导致阴阳气血津液虚弱和匮乏，久而久之，形成气虚和阳虚体质；男子精液质量下降、性欲减退，女子月经不调、产后缺乳、不孕不育等。脏腑功能呆钝，气血运行滞涩，人精力体力下降，表现为稍劳即感神疲气短，耐劳力和抗压力差，也可催发早衰早老，诱发或加重抑郁和焦虑等精神类疾病。

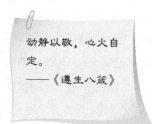

动静以敬，心火自
定。
——《遵生八笺》

（2）引起抵抗力下降，免疫功能受损。过逸使人容易感冒，逐渐罹患与免疫力低下相关的疾病，如过敏性鼻炎、哮喘、荨麻疹、感冒等；同时因抵抗力下降导致生病之后机体不能为其向愈提供充足的气血养料、营造一个充满活力的气血状态，对药物的敏感性和对疾病的修复力普遍下降，使疾病迁延难愈。

（3）形成痰浊、瘀血。过逸使血中过多的糖、脂、尿酸等物质难以完全吸收、利用和排出，形成中医所讲的痰浊、瘀血，包括现代医学讲的"三高症"。久而久之，形成瘀血体质和痰湿体质，产生糖尿病、高脂血症、脂肪肝、肥胖症、高尿酸血症，以及心脑血管等疾病。

（4）损伤人之"大梁"——脊柱。久坐不仅伤肉，其实也会伤骨，催生颈椎病和腰椎病，让脊柱这个身之"大梁"出现问题。如同盖房子，其他材料或许都可，唯独大梁不能偷工减料，因为五脏六腑"挂"在这根脊柱大梁上，内脏神经也是从它发出。人顶天立地于大自然，靠的就是这根脊柱。脊柱受到损害，五脏必定受到影响，许多内脏疾病（如心律不齐、心悸怔忡、胸闷胸痛、手麻、眩晕、胃痛胃胀、大便或干或泻、月经不调、失眠等），以及许多想不到的问题都是脊柱受损引起的。其原因在何，久坐不动也。

对此，古人早有明确的论述。唐朝名医王焘《外台秘要》的"终日久坐，皆损也"，以及明朝高濂《遵生八笺》提出"造物劳我以生，逸我以老"的观点，都说明不运动或运动过少必然会阴阳失调，最终早衰、早老、早亡。唐朝孙思邈《保佑铭》"人若劳于形，百病不能成"；清朝张应昌呼应说"不见闲人精力长，但见劳人筋骨实"；清朝康有为《致论集》更是直言"体勤则强，久卧则痿"皆道理直白，健康损自体力过于安逸。

看来，享受了安逸，就难以摆脱疾病。诸多养生保健之道皆认为，人类的懒惰劣性才是健康与长寿的天敌，因为本性才是天敌的核心。迁就惰性就会违逆天性，战胜不了自己的惰性，即便有再多再好的现代科技产品，也可能聪明反被聪明误，搬起石头砸自己的脚，栽倒在人类自己发明的汽车、电梯和家电里。

难怪蔡元培说："人的健全，不但靠饮食，尤靠运动。"我们必须积极行动起来，如同与贪嘴、过食作坚决的斗争一样，与惰性和过逸诀别。

【案例一】某君素健。10年来很少运动，结果身体发胖5年，罹患慢性荨麻疹3年，发则瘙痒无度，此起彼伏，禁酒忌口、吃药打针无济于事，且渐加重。此乃运动过少使身体免疫力下降之故，如不改变，恐怕不独荨麻疹，哮喘、气管炎、"三高"、脂肪肝等更加严重的健康问题都将接踵而至。于是痛下决心，坚持天天运动，不到7个月，告别了肥胖，同时荨麻疹也不药而愈。

【案例二】某女抱怨喝水都胖，三餐忍饥挨饿，平时零食接济，体重高居于80千克，疲劳乏力，动则气短。询知青春期以来从不运动，即便上下一层楼梯也要坐电梯。这是一种典型的不运动—肥胖—疲劳—更不动—更疲劳—更肥胖的恶性循环。嘱其循序运动，适量正餐代替零食，半年体重降至75千克，疲劳消失，汗出减少，呼吸气足，精力充沛。

三、适量运动

肩挑、手拿、脚行是人类进化的结果，从"天生我才必有用"和"用进废退"，可以联想到不用则病，过用也会病。适量运动才是防病治病、养生保健直接、有效和经济的方法，它的唯一支出就是时间和毅力。如果说人脑力上要"活到老学到老"，那么体力上也要"活到老动到老"，只是运动的形式和运动量因人而异而已。

什么运动形式较好？祖先给我们留下了众多适量运动的宝贵方法。与西方的竞技运动比，传统运动更贴近适量运动的要求。

西方的各种运动，虽然刺激、时尚，看似充满活力、刚劲有力、花样繁多，但从养生角度分析，有六大缺点。一是剧烈运动，运动不匀，过分使用胸式呼吸，没有强调腹式呼吸，气难下沉丹田，易伤肺脾之气；二是运动方式不当，易伤骨、伤肉、

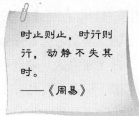

时止则止，时行则行，动静不失其时。

——《周易》

伤筋；三是竞技运动，挑战极限，多用多衰，早用早衰，容易短寿；四是运动场地有要求，较难坚持；五是开销大，有些运动普通百姓消费不起；六是仅练筋骨皮肉，刚有余而柔不足、缺乏形神统一等。

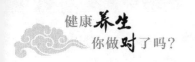

劳勿过极，少勿至饥。
——《抱朴子》

祖先创建的练体更讲究运动的平衡、有序、有度，其刚柔相济、形神兼备、身心共养，刚柔和谐，讲究精神调养和呼吸吐纳，与西方运动比，多了内练一口气、凝练一种神，从而实现了调身、调心、调息的形、神、气三者的高度统一。统一的结果就是运动量符合运动者个体的适量标准。

（一）常打太极拳

学拳、品拳、得益于拳，坚持习练，精力与体力中年不亚于青年，老年不逊壮年。

太极拳以腰为枢纽，摇动四肢，做的是圆转运动，动则如太极旋转一样。动作舒展缓和，呼吸匀平，全身放松，顺其自然。同时，以意念控制动作，以动作引领呼吸，以呼吸凝聚神情，做到体松、气固、神凝。其要点是阴阳、虚实、动静、分合完全统一，这 8 个字做八纲，即是阴阳协调、刚柔相济、意气相随、形神共练。练习时不仅精神能清静专一，而且能缓和情绪、滋润心灵，既练精神，又练呼吸，还练形体筋骨。球类、田径、体操等西方所创造的各式运动，不可与之同日而言。

笔者习练杨氏八十五式太极拳 16 载，从中受益，感悟与日俱增。其舒展大方，刚柔相济，如行云流水，一气呵成的运动方式成为最具东方传统魅力的运动项目，非常适合中老年人习练。除了运动量适中的优点外，还有其他优势：

一是动作优美，看起来别有神韵。

二是强身健体。其高、中、低架的运动量分别与快走、慢跑和快跑相等。

太极拳力发于腿，承接于腰，四肢参与，百节俱动。看似悠哉，实则柔中有刚，以刚为主，没有较好的体力、耐力和平衡性是打不好拳的。

在具体练习时，分高、中、低架进行。力壮者低式，力逊者中式，年老或体力不支者高式。其所要求气随动出，即展放时呼气，内收时吸气，动作与呼吸相统一，能持久且有效地提高肺活量、储备心功能。一套拳下来，连同前期放松与准备，30~40 分钟，每天一次，中等汗出，稍作气喘，然打拳之后头脑为之清爽，身体为之舒泰，一扫倦怠与困乏，恰合适量运动原则。如仍嫌运动量不足，可辅之以散步与快走 0.5~1 小时，坚持下去，必有大益。

三是陶冶性情。太极拳要求专心致志，形随心动，做到心到动作到、眼神余光到，不仅练形而且练神，实现神形统一，这是它最具特色和优势之处。久而久之，注意力更易集中，并在不知不觉中变得心平气和、看淡得失。另外，打拳时要求用腹式呼吸，讲究气息深、匀、细、缓、长，时间久了容易变得呼吸平衡，心静如水。只要自己肯去"吃"拳，实在是一剂难得的天然安神剂。

四是便于坚持。太极拳没有年龄和体力限制，男女老少都可打。没有太多运动条件的约束，如刮风下雨、室内室外、白昼黑夜、体壮体弱、结群独自皆可。经济，不需开支。无须太大的场地，10 平方米就可以。可和步行、骑车、游泳等各种户外运动结合进行。

因此，力荐中老年人练习此传统运动项目，把它作为一种生活习惯，坚持下去，必将终身受益。不仅能改善偏颇的体质，而且能使五脏变得坚固、气血变得充盈、精神变得旺盛，多数慢性病与常见病都将推迟造访或明显减轻，对于体弱多病者尤宜。

有问：太极拳的动作乍看上去柔和绵软，适合年轻人吗？

作为传统运动项目的杰出代表，习练太极拳有以下窍门：

一是讲究"童子功"，即越年轻练习越好，因为它需要体力、需要力量、需要多系统的协调统一，习练低架或陈式太极拳时，不是一般体力者所能为。

二是练拳有人教。拳有拳术讲定法，打歪了不仅不雅，达不到强身练体凝神的效果，而且容易损伤骨骼和运动系统，这一点教训很多。

其实，拳姿拳得，没有最好，只有更好。老师带入其门之后，你会发现太极拳能永远给人以常学常新的感觉，每一次练习都有新得，每一次运动都有长进，不会枯燥，总有新得，不仅是一种运动，而且还是一种运动中的"艺术"。与单调的散步、跑步、爬山、骑车比，与只限于年轻人的竞技运动项目比，它都优雅自在、经久方便，奥妙无穷。其富含的运动哲理和运动技艺，使得它魅力无穷。

三是持之以恒才有效。其难度与力度均不亚于其他各种运动项目，学拳入门如此，习拳保健也是如此。没有两三个月的专心学习，入不了门；没有一年半载的坚持见不到锻炼效果；没有终身地习练

修行人，行如风，
立如松，坐如钟，
卧如弓。
——《医暇危言》

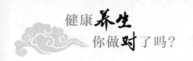

奢望不了其所应给你的健康与延寿。

（二）时时站一会儿

长期坐着工作，腰酸背疼不说，而且会导致精力与体力渐次下降，诱发轻微的失眠症。有一次，笔者与朋友一起去打球时抱怨久坐太累，朋友淡淡一笑，答：何不试试站着工作？稍试半个月，睡眠果然见好。

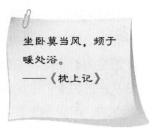

坐卧莫当风，频于暖处浴。
——《枕上记》

工作时，每隔一段时间站一会，刚开始觉得别扭，但习惯了反觉优雅有情调，不呆板又可提升工作效率。坚持下去，会感到工作精神状态变好，干活能提起劲头。有条件的话伴着一段小曲，整个人片刻之后即能进入放松状态，呼吸也慢慢和上音乐的节拍，身体会变得没那么笨重，腰酸背疼随之减轻，睡眠质量为之改善，确实有"勿以善小而不为"之感叹。

联想到学生的课间操，坐班一族的工间操，此举似小，其益甚大，可惜学生操坚持得不错，而工间操问津者太少。

工作中，允许的话，每坐一两个小时周围溜达一下，或爬楼梯代替电梯，或者步行取代坐车，这些简单易行的运动方式，能成为规律性运动的有效补充。

"久坐伤肉""久视伤血"，"逸则气滞"，在以久坐为主的现代工作和生活方式里，时时站一会，能有效地促进血液循环，日积月累还能有效地增强腰背臀部和下肢肌肉的伸缩和活力、改善久坐后脊椎的失衡、减少脂肪堆积、缓和神经紧张等，从而达到减少颈腰椎疾病、减少肥胖、防止痔疮、缓解视力疲劳的效果。

（三）天天都运动

运动贵在坚持，它需要毅力。何谓坚持？有人提出"三、五、七"，即每次运动30分钟以上，以1小时为佳；每周运动5次以上，其实是每天都要有运动；每次运动要达到运动量的70%，即中等运动量，也即常说的"适量运动"。

"三、五、七"运动原则虽有道理，但失之太宽。在此基础上，个人提出"恒、序、度、宜"四字原则作为补充。

一是"恒"，持之以恒。不可三天打鱼两天晒网，更不可一两天打鱼，五六天都在晒网（如每周仅周六、周日运动）。如同吃饭睡觉，运动天天要有。

二要"序",循序渐进。从适应得了、经受得住开始,因体力而异,循序渐进。尤其对于长期没有运动的人来说,初期运动强度不要太大、时间不要过长,循序渐进才使"恒"有坚持的基础。有些人就是因为初始运动时感到体力不支,而放弃了运动,形成"累—不运动—更累—更不运动"的恶性循环。如果运动之初能因人制宜,挺过"累"这一难关,那么"累—运动—不累了—更运动—更不累"的良性循环就建立起来了。

三要"度",不太过、无不及。理论上说是运动量的70%,但什么是70%的运动量?有人提出70%的运动量是:运动时每分钟心跳次数等于170减去年龄,比如说50岁,他运动时的心率等于170-50 = 120次/分,这是个刚性指标好掌握,也有一定的指导意义,但实际操作中难免过于机械,对健康的青壮年来说可做参考,但对于年老、体弱和慢性病缠身者,并不合适,加上心率60~90次/分都属正常范围,加上因年龄、体力、身体素质的不同,170这个常数就会有问题。个人体会,这70%的运动量主要是根据运动时的主观感觉来定,比如运动时气稍促但不喘,有汗出但不淋漓,心跳加快但不感到心悸心慌,运动时全身温暖,还能思考些问题,运动后神清气爽,精力充沛……这应该是可操作、符合个体情况的70%,硬要再深层次地精确下去就不免教条了。其次注意运动的频率。把它规定为"三、五",从保健的角度看,仍嫌失之太宽,应该每天1次,每次1小时,这是底线,不能随意迁就,降低标准。

运动养生的目的在于"动生阳"。阳气好比一团火种,运动好比用扇子,青壮年阳气旺盛,火势正猛,火越扇越大,运动量宜大;老幼病弱之人阳气不足,火很微弱,大力一扇就灭了,运动量宜小。所以如何根据那团火来扇出和扇旺阳气,关键是度的把握。

四要"宜",寻找适合自己的运动。步行、跑步、爬山、游泳、跳舞、拳、剑、球等,合适即好,喜欢就行,无须非此即彼,更无需非这馆那场的。都说"最好的运动是步行",这话没错,尤其是对于体弱或老年人。但对于青壮年来说,步行运动量不够,除非能增加运动时间。又说游泳保护脊柱和关节,因为它不负重,也在理。但从中医来看,水为阴邪,易伤阳气;水为湿邪,易生湿气,对于气虚、阳虚、痰湿体质或年老体弱之辈,游泳也非很

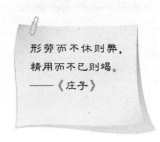

形劳而不休则弊,
精用而不已则竭。
——《庄子》

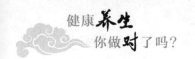

宜。大夏天也许可，四季未必宜，尤其是冬泳，大逆冬季阳藏之道，一般人会得不偿失。

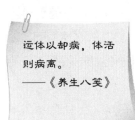

运体以却病，体活则病离。
——《养生八笺》

【案例一】有博友问，现在很多老人喜欢早上很早出门运动，年轻人是上班族，运动又多是晚上进行，哪个更合适？答：中医认为清晨阳气升宜于早晨，西医认为入暮气压不高、空气清新宜于黄昏；有说饭后好，有说饭前好，莫衷一是。其实运动时不饥、不饱、不疲劳、不酷晒、不淋雨、无雾露、少雾霾即可，不必过分计较于几时几分，关键是运动了没有，坚持才是硬道理。

【案例二】有博友问，工作一天后实在无力去运动，只能歇着恢复精力与体力，勉强去运动反会伤身体，对吗？答：职场中，披星戴月上下班，筋疲力尽，认为此时运动会更伤身体，这是误解或是懒惰的托词。岂不知长年如此，精神会更加萎靡不振。应对方法之一就是开始小量运动，坚持适量运动。开始时运动量宜小，散步即可，关键是要动；一段时间后可加大运动量，选择慢跑、打球、打拳等适合自己的运动形式，这样就能扭转"无力去运动"的局面。因为体力与脑力有互补作用，运动之后能加快扫除脑力的疲劳，脑力疲劳消除之后就会有力去坚持。从中医机理上说，动不仅生阳，动还能生气血，长精神。生气血在于长久，长精神可以立竿见影。

【案例三】有博友问，健身房运动与户外运动哪个好？答：健身房运动虽时髦但不可取。室内密闭、墙面化学涂料、地下化纤地毯，吹着内循环的空调，吸着污浊的室内空气，因而呼吸越快越深，吸入的浊气秽物也会越多，污染之弊大于运动之利。尤其边运动看电视、边听音乐，视伤肝血、听伤肾精，偶尔一两次并无大碍，长此以往，其害之大，当时或许不察，日后身体必受其累，实不可取。运动，肯定是在绿地上、树荫下、河流旁好，至少要在户外。温室里永远跑不出好马。

第三节　七情罪与罚

七情指喜、怒、悲、惊、忧、思、恐 7 种情志的变化。突然或持久的情志刺激，超过了人体生理所能承受的范围，就会影响健康，导致或加重疾病。所以，中医从来都把七情过用看作是重要的致病因素。

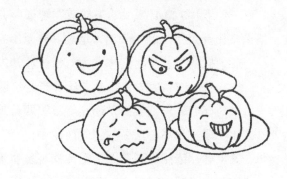

一、七情过用的致病机理

随着生活与工作压力的加大，七情致病的普遍性和严重性到了前所未有的地步，更见《黄帝内经》将七情列为病因之首的眼力和智慧。

许多疾病现代医学诊断得很清楚。病原菌是什么，部位在哪，显微镜下、实验室里、影相片上，看得明明白白，但西药治疗效果就是不理想或者需要终身服药，带来的是诸多毒副作用。原因何在？从中医分析，许多疾病是由心上、神上、气上所得的。仅用西药只能治其病，难以疗其心。生病后如果七情不平、心病不解，哪能痊愈？比如病毒感染性疾病、不少免疫系统性疾病、消化道溃疡、腹痛腹泻、便秘尿频、黄褐斑、前列腺炎，甚至高血压病、糖尿病、高脂血症、肿瘤等"身心病"……几乎所有的疾病包括感冒在内，都与七情过用有着密切关系。

究其致病之理，主要有三方面：

（一）七情过用直接损伤脏腑

情志活动与内脏有着密切关系。其基本规律是心在志为喜，过喜伤心；肝在志为怒，过怒伤肝；

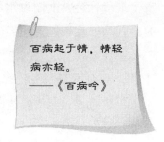

百病起于情，情轻病亦轻。

——《百病吟》

脾在志为思，过思伤脾；肺在志为悲，过悲伤肺；肾在志为恐，过惊恐伤肾。一方面，七情活动必须依靠五脏功能及其所生气血；另一方面，情志的异常变化又会导致五脏功能的失常和气血的乖戾。七情生于五脏又伤五脏，赖于气血又伤气血的理论，决定了七情在养生保健和治疗康复中具有重要而且是无可替代的作用。

（二）七情过用影响气血运行

中医认为，七情可通过扰乱气血运行来影响健康。《黄帝内经》曰"百病生于气"，这里的"气"不是单纯指情绪上的生气或发脾气，更主要是指人体的"气机"失常。所谓气机，是指气的升降出入运动。升降出入平衡称之为气机调畅，反之则称之为气机失调，失调则会加罪于身。《黄帝内经》的"怒则气上，喜则气缓，悲则气消，思则气结，恐则气下"即是其例。元代朱丹溪《丹溪心法》的"气血冲和，万病不生；一有怫郁，诸病生焉"的七情致病观，非常符合治疗和养生保健实际。

> 怒伤肝，喜伤心，
> 思伤脾，忧伤肺，
> 恐伤肾。
> ——《素问》

兹以惊恐影响健康、导致疾病为例。《黄帝内经》说"惊则心无所倚，神无所归，虑无所定，气乃乱矣"，惊慌失措时人体的气机确实是运行无序的，偶尔为之尚可，久之或过激则病，其根源在于"惊则气乱"。卒惊大恐时，"屁滚尿流"就是恐伤肾的例证。

《黄帝内经》"喜乐者，神惮散而不藏；愁忧者，闭塞而不行；盛怒者，迷惑而不治；恐惧者，神惮散而不收"，其中最易忽略的是喜乐太过也会致病。固然"人逢喜事精神爽"，但要"乐而有节，则和平寿考"（东汉《班固艺文志》），喜而不过，才能有益于心，此即"抑喜以养阳"（孙思邈《千金要方》）之意。否则，"喜则气缓"，乐极生悲。20世纪"文革"期间有人从牛棚里解放出来后，高兴之余，举杯仰饮之时突然倒地，确有发生。

现代社会，七情过用最常见、最损人莫过于忧和怒。这两种情志的过用，是现代抑郁症和焦虑症甚至精神分裂症高发的主要原因。伤气是过忧悲、过恼怒的必然结局。过怒伤人论述较多，《老老恒言·戒怒》"怒心一发，则气逆而不顺，窒而不舒，伤我气，即足以伤我身"，所伤之气首先伤人肝气。所以，清代冯曦晴《颐养诠要》说"七情伤人，恼怒最烈；怒则肝火易盛，则伤本经之血，且伤脾经"。正是基于《黄帝内经》"怒伤肝"的理论与实践，清代尤乘提出"养肝之要，在乎戒忿"，目的是"戒暴怒以养其性"（明代胡文焕《类修要诀·养生要诀》），肝性柔顺，则气血调和，体泰安康。

举忧怒在妇科和男科病中影响为例。

一是影响到月经。"怒则伤肝"，肝气疏泄太过，就会诱发或加重月经失调。有人大怒，经期月经会戛然而止，非行经期月经可突然而至。

二是导致前阴病变和不孕不育。清代唐容川《血证论》"前阴属肝，肝火怒动，茎中不利，甚则割痛，或兼血淋"，说的是如果郁怒难释，肝疏泄失职，则男性精囊和前列腺生精、藏精、泄精功能会失常，从而引起早泄、遗精、不孕、不育；女性卵巢生卵、长卵、排卵功能会失常，引起不孕、不育。

三是引起性功能障碍。肝木失于条达，宗筋（男女外生殖器）疲而不用，可导致阳痿和性冷淡。

四是加大治疗难度。在月经病、男性功能障碍和情志病方面的防治过程中，一怒而功亏一篑，或一郁而旧病复发者，并非少见。宋代治肝郁名方逍遥散，意在通过药物使肝之气血"逍遥"不郁，疏泄有度，虽为治肝之方，但却广用于妇科、男科甚至内科诸多疾病。但药逍遥必须建立在人心逍遥的基础上，药只能顺势而为，不能逆向而动。心不逍遥，逍遥散纵是灵丹妙药也难以让肝气逍遥起来。

"悲则气消"，悲哀太过，不仅耗伤肺气，而且影响心、肝、脾诸脏，导致思虑悲抑，意志消沉，气短乏力，这在妇科月经前后诸症、更年期综合征、慢性前列腺炎、慢性妇科炎症，以及内伤虚损患者中，屡见不鲜。

"思则气结"，结则脾虚气滞，心血暗耗，导致心脾两虚，诸如心悸健忘、失眠多梦、头昏气短、食少胃痛、月经不调、阳痿早泄等诸多问题，纷至沓来。

"恐则伤肾"，肾气不固，气陷于下，可见大小便失禁，月经淋漓不尽，或遗精早泄，或性欲冷淡，或阳事难举。《黄帝内经》说"恐惧不解则伤精，精伤则……精自时下"。《景岳全书·卷三十二》则说"卒恐伤能令人遗失小便，即伤肾之验也"。而长期的恐惧更是损阴伤阳，虽然程度不烈，但对妇科、男科疾病的发生、发展有着潜移默化的负性作用。

志意和则精神专直，魂魄不散，悔怒不起，五脏不受邪矣。
——《素问》

（三）因果一体，恶性循环

七情属心理性致病因素。七情的异常变化，一

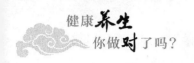

方面是许多疾病发生的原因，另一方面又是其常见症状。原因与症状，互为因果，形成恶性循环。中医防治各种疾病，从五脏气血入手，必兼心理疏导，补益气血阴阳之中，多兼疏肝理气。

再以惊与喜为例。

有一种病叫"奔豚气"，其病发则自感有一股气像小猪一样，从腹部上冲到胸咽部位，发作时气上冲不已，有濒死感，十分难过，但移时又会自行消失，一如常人。张仲景用平冲气、降逆气、疏肝气的桂枝加桂汤、苓桂甘枣汤、奔豚汤，或旋覆代赭汤等治疗，效果非常好。

再以七情过偏引起肿瘤为例。《黄帝内经》认为肿瘤是"暴忧之病"，强调"忧思喜怒之气，人之所不能无者，过伤五脏……乃留结为积"，是典型的"神思间病"；宋代严用和《济生方·各聚论治》指出"忧思喜怒之气，过则伤乎五脏……留结而为五积"等，都认定七情是引起或加重各种肿瘤的元凶。目前，肿瘤发病率居高不下，且呈上升趋势，其原因之一是竞争压力过大，七情难以自控，常常不得已而忧思恼怒。

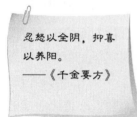

忍怒以全阴，抑喜以养阳。
——《千金要方》

明白了这些，就清楚许多疾病就是七情过用，气机逆乱，气血失于"冲和"，导致五脏及其气血受损而造成的。按此理论去养生保健，大方向错不了。有人说，有些疾病西医无效但说得清楚，中医有效但说不明白，其实中医既有疗效更说得清楚，硬要用西医之理去衡量中医之道，只能说这些人不懂中医，更谈不上知晓何为七情。

事实也是如此，过去现代医学不太认同七情过用会引起疾病，它的病因观就是细菌、病毒、血细胞、血糖、血压、组织器官，它的疾病诊断也是看得见、摸得着、测得出的肿瘤、"三高"等。

然而，近年来现代医学也逐渐认识并承认脑力过用、压力过大、情绪异常波动会引起种种病理变化，从而导致许多疾病包括肿瘤的发生，而且还找到了其中的某些客观依据。比如，过思、过怒、过惊恐、过忧悲时，人体应激反射会导致体内激素分泌增加，增加的结果是激素分泌失衡，使免疫功能受损，进而导致内脏与神经功能失调。如：

（1）糖原分解加快——血糖升高，诱发或加重糖尿病。

（2）脂肪分解加快——血脂升高，诱发或加重高脂血症。

（3）胃肠黏膜缺血——胃肠功能异常、胃痛、腹胀，诱发慢性胃炎、胃溃疡。

（4）皮质激素释放增多——使免疫功能下降甚至损伤，导致感冒、肿瘤。

（5）心跳加快、收缩加强——使心肌受损，诱发或加重各种心脑血管疾病。

（6）血管收缩——使血压升高，诱发或加重高血压病。

（7）肾脏血管收缩——少尿、无尿——损伤肾功能，诱发或加重酸中毒、高血钾、肾功能衰竭等。

再以肿瘤为例，西医对癌症病因至今仍众说纷纭，但有两点比较一致：一是 75% 的癌症是外界环境中的致癌因素所引起。二是癌症是多因素相互作用的结果，其中包括了长期恶劣的情绪因素，尤其是悲伤忧思过度的负面情绪。某肿瘤医院报道了 250 例乳腺癌与子宫癌患者，其中 156 例有失去亲人，巨大悲痛而发病的病因史。美国对 2 020 例中年男子进行了 17 年追踪观察发现，其中 70% 的癌症患者都有不同程度的抑郁情绪。

再以"思伤脾"为例引起胃和十二指肠球部溃疡为例。

（1）负面生活事件使溃疡病发病增加。如伦敦二战前后胃和十二指肠溃疡病的发病率明显不同，二战前发病率低，而二战后发病率急剧上升。

（2）性格缺陷（焦虑、紧张、忧郁）者易患胃和十二指肠溃疡。

（3）职业与环境不良：溃疡易患人群为司机、外科医生、飞行员、机场指挥员等，他们的共同特点是脑力要高度持续集中。

但是，认真研读中医的"思伤脾"的内涵后，却又远不止这些微观指标。如果只用西医的这些理论来养生保健和诊断治疗，不能完全体现中医七情理论和养生智慧。中医所含的真知灼见不因现代医学有了某些客观依据而变得更"科学"，也不因现代医学还不能完全解释七情而仍显很"老土"，七情致病、七情治病和七情养生的理论与实践，必须在继承的基础上，努力挖掘探究。

但无论怎么理解，七情致病中西医已初成共识，这是可喜的一步。

（四）想得过多

用脑太过的危害，代有论述。《黄帝内经》"欲实，令少思"；东汉班固"神大用则竭，形大劳则敝，神形早衰，欲与天地长久，非所闻也"（《汉

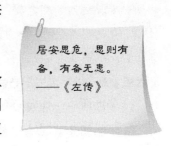

居安思危，思则有备，有备无患。
——《左传》

书·司马迁传》）；宋代苏轼则讲"因病得闲殊不恶，安心是药更无方"（《病中祖塔院》）；明代龚信更是坦言"心劳则百病生，心静则万邪息"（《古今医鉴》）；明代万全详释其机理是"心常清静则神安，神安则七情皆安，以此养生则寿，没世不殆。心乱神不安，神不安则精神皆危，使道闭塞而不通，形乃大伤，以此养生则殃"（《养生四要·慎动》）；清代周振武也有类似的说法，"心静则安，心动则躁。延年不老，心静而已"。

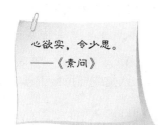

心欲实，令少思。
——《素问》

虽言简但意赅，虽未详述现代医理，但已足知其个中道理。过思、过虑、过怒、过悲、过忧、过喜，过度用脑是万病之源，其结果必会伤身折寿。所以《黄帝内经》说疾病是生于"风雨寒暑，阴阳喜怒"，3种原因之中，风雨寒暑是自然界"六淫"外因，阴阳是房劳内伤，而喜怒则是七情过用，属内因范畴。三者之中，七情害人最为常见和普遍，而且是潜移默化地伤人。

生活中常发现，一段时间的高强度脑力思维后，食欲会下降、神疲乏力、记忆力下降、大便秘结或稀泻等。任其发展，常导致体力下降，精力不继，气短头晕，易失眠、感冒，易引发过敏性鼻炎、荨麻疹等免疫功能失调类疾病。有人一夜苦思，可以三天没有食欲，有人大哭一场可以三顿不吃，这些就是中医讲的"思伤脾"，乃脾伤而消化功能下降，最后导致气血亏虚的写照。

电影中也常有这样熟悉的场景：一位中年人写了一个通宵的文稿，天亮了才站起身，迎着朝阳长吁一口气，用手捶捶腰……这种情况，除了久坐后的困倦之外，腰部酸痛恰是用脑过度引起的肾虚表现，年过40岁的中年人尤是如此。持续而紧张的用脑之后，人会感到头昏脑涨、全身疲乏甚至腰酸腰痛，即便调整坐姿，仍不能缓解，因为这时的腰痛和疲乏很大程度上是由肾虚引起的。

中医说脑为"髓之海"，肾又"主骨生髓"。用脑过度会导致脑中"髓海"空虚，肾就要"加班"来生髓，自然会被累虚。这种因为肾虚引起的腰痛，其特点是找不到准确定位的泛泛而痛、绵绵而酸、喜柔喜按、得暖则舒，这也是中医虚证酸痛的一个共有特点。

日常生活中，伤肾还包括须发早白早落，性功能减退等，因为肾"主生殖，其华在发"，意思是生殖和性能力由肾所主，头发的状态是肾的外在征象。

中年以后性功能减退的原因有很多，但最基本的原因是肾虚，补肾防衰是提高性能力的基本原则。

肾虚引起的早白和落发，治疗的难度较大。伍子胥之所以一夜白了头，这与他为了生存而高强度地整夜用脑，对肾造成了突击性的损伤有关，骤生的白发正是他当时肾虚的证据。

脾为后天之本，肾为先天之本。过思的结果，后天和先天相继而伤，能不生病折寿？这大概是现代白领英年早逝的原因之一。

预防用脑过度方法有三：

一是睡眠。通过睡眠来缓解大脑疲劳，这是解决问题的有效方法。列宁曾说"不会休息就不会工作"，这话不假。因此，天生不会睡觉者，即便能力行，做事也要量力而行，目标不宜太大，志向不妨调低，不是你不行，而是老天爷似乎不让你担此重任，因为你不会睡觉。

二是运动。运动是体力劳动的一种，体力与脑力之间有一种互相抵消的作用，即用脑过度疲劳后，运动一阵子能使脑力恢复加快；相反，体力活动劳累后，坐下来歇息一会能使体力恢复加快。

三是吃些补脾、补肾的药食。如用脑过度而伤脾者，可用归脾汤、补中益气汤、人参养荣丸，或用人参、当归、熟地黄、石斛煲汤等。用脑过度引起的肾虚，可用"五子衍宗丸"（枸杞、菟丝子、五味子、覆盆子、车前子）或七宝美须丸、神应养真丹、龟鹿补肾丸，或人参、海马、海参、甲鱼煲汤等。

在食物中，坚果是最好的补脑剂。比如核桃、莲子、榛子、杏仁等，其中核桃和莲子目前被证实对痴呆有改善作用，是补脑、补肾的"中坚"力量。但绝不可把补脾、补肾的希望，都托付在食物和药物上，食物和药物的作用是有限的。

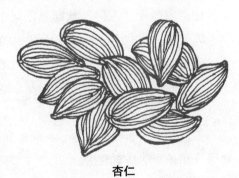

杏仁

（五）想得过少

有些人又以为，无情无欲、脑子不用，不看书、不学习、不费脑、不伤神，就能减轻大脑负担，从而健康长寿。其实，这也是误解。怒喜忧思悲恐惊当用不用，那是傻子；脑子能用不用，那是废人。

仅以思而言，懒于思考，惰于学习，终日浑浑然无所事事，反倒更容易智

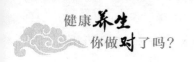

力下降，反应迟钝，进而四肢重滞，全身懒散，五脏功能减弱，气血阴阳衰退。现实中还看不到哪个因懒惰而精神振奋和健康长寿的。

惊则心无所倚，神无所归，虑无所定，气乃乱矣。
——《素问》

如果说体力劳动是练形，那么脑力劳动就是练神，形神兼练，乃善养生者。现实中发现，过早、过分地安心静养的老年人，老得更快，走得更早，比如更易、更早得老年痴呆症，其严重程度也与之呈正相关。

因此，活到老、学到老、用到老，经常锻炼大脑，适度思考问题，这不仅是治学态度，而且是养生保健手段。我国著名数学家苏步青倡导"天天学习"的养生之道，可谓是健脑养生的高手；唐朝大医家孙思邈白首之年，未尝释卷，百岁高龄时完成了他第二部医学巨著《千金翼方》；爱迪生81岁时还取得了他的第1033项发明专利……

看来，"用进废退"，体力如此，脑力也是如此，中年人不应"人到中年万事皆休"。相反，要立足岗位，干番事业，让工作和事业造就健康。老年人也不要过早和过分"享清福"，而要或琴棋书画，培养业余爱好；或找些活干，发挥余热，体现价值。不断地接受外界良性刺激，以保持大脑良好功能，活泼气血，和顺精髓，造就长寿。如此，必能壮有所为，老有所乐，延年益寿。

以书画为例，何乔番说："书者，抒也、散也。抒胸中之气，散心中之郁也，故书法家每得以无疾而寿。"人们在创作书画时，需绝虑凝神，心平气和，从而使大脑处于"入静"状态。现代书画家齐白石、黄宾虹、何香凝、章士钊、郭绍虞、肖龙士、肖娴均活到90岁以上。百岁画家孙墨佛说"我的长寿之道就是写字，以书养生"，不无道理。

二、为什么要做到七情平衡

中医养生无非养神与养形，而且前者第一。应该说，情绪稳定是健康的首要保证和长寿的基本前提。

事实正是如此，WHO提出的健康四大基石"合理膳食、适量运动、戒烟限酒、心理平衡"中，心理平衡才是最关键和最难做到的，只有拥有了它，才真正拥有了开启健康之门的金钥匙，而外在的七情平衡是内在心理平衡的表现，观察一个人内心是否平衡，一般也只能从其外在的七情是否平和去判断。

然则，对于21世纪的国人来说，虽然物质生活比过去丰富得多，但仍然于心不足，脑子反而更加高速地、前所未有地运转着。在越来越急功近利的浮躁社会中，有些人驾驭不住思绪无穷的这匹脱缰野马，未遂愿时，恼怒忧思；触犯王法时，惊恐悲悔；赚着百万想着千万，当了处长望着局长，有了汽车盼着游艇……离七情平衡的健康要求反而渐行渐远。七情过用与七情失衡实实在在已经成为危害现代人健康的万恶之首，这应该是"黄帝"也始料未及的。

因此，谈养生保健，首先不是要吃这吃那，或不能这不能那，而是七情的调和。养生中太多的清规戒律、过分的痴迷固执，不仅会加重用脑引起失眠，而且本末倒置，这本身就有违养生原则。"神"如果调不好，内脏如何能安静？即便花很多时间和精力去锻炼，去吃这补那，寄希望于七情（包括品行与个性）修养之外的其他养生与保健，大多是徒劳的，至少是事倍功半的。

三、如何做到七情平衡

所谓七情平衡，《黄帝内经》给出了答案"恬惔虚无"，即平淡宁静、乐观豁达、凝神自娱的心境是七情平衡的心理基础。如何做到七情平衡，换言之，如何做到心理平衡？《黄帝内经》也给出了一些具体指标，如"美其食，任其服，乐其俗，高下不相慕"，并且能"嗜欲不能劳其目，淫邪不能惑其心"，灵魂深处要"恬淡虚无"和"精神内守"，如此，便能拥有一颗平和的心。

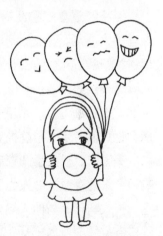

七情既有遗传因素，也受成长环境的因素影响。首先要改变其认知和行为。真正要获得健康长寿，必须在七情平衡这一"养神"具体要求上下番功夫。

（一）仁慈者七情平和

仁慈者容易七情平和，气血运行有序，五脏功能旺盛，故多健康长寿。

孔丘在《论语·雍也》中说："知者乐水，仁者乐山；知者动，仁者静；知者乐，仁者寿。"西汉董仲舒则解释说："仁人之所以多寿者，外无贪而内清静，心和平而不失中正，取天地之美以养其身，是其且多且治也。"（《春秋繁露·循天之道》）

"仁"是孔子思想的核心。其基本思想是"己欲立而立人，己欲达而达人"和"己所不欲，勿施于人"，具体可概括为恭、宽、信、敏、惠、智、勇、忠、恭、孝、弟等。恭有谦逊、尊敬之义；宽有宽容、宽大之义；信有诚信、信用之义；敏有勤勉之义；惠有柔顺之义；智有智慧、智谋之义；勇有勇敢之义；忠有忠诚、尽心竭力之义；恕有仁爱、宽宥之义；孝为善待父母；弟同悌，有敬爱兄长之义。

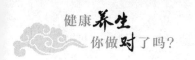

非淡泊无以明志，
非宁静无以致远。
——《诫子书》

一个人如果能仁慈仁爱如此，其心境自可经常处于欣慰和宽松状态，而不是处于懊恼、愤恨和作奸犯科后的恐惧之中，如是才可"仁者寿"。善良者能获得内心的温暖，缓解内心的焦虑，故而少疾而长寿；恶意者终日在算计与被算计之中，气机逆乱，阴阳失衡，故而多病而短寿。

养生先养品、修身先修性。养生需要堂堂正正。难怪《戒庵老人漫笔》记载"一士取科第不以正，然与正人相来往，外貌虽轩昂，而心中实绥，竟不一载而死"。有人虽不至于犯科，但急功近利吃斋布舍，养生目的带有过多的功利和杂念，其效果自当损半。

坦荡仁爱忠义之辈，七情易于平和，怒喜思悲恐，用而不过，此其长寿所拥有的内在品行保证，不是鸡肠小肚之辈所能奢望的！《中外卫生要旨》指出："常观天下之人，凡气之温和者寿，质之慈良者寿，量之宽宏者寿，言之简默者寿。盖四者，仁之端也。"可谓言简意赅。如同信佛，烧香拜佛虽无可厚非，但佛在心中，真正能与人为善，积善成德，积德成仁才能得佛祖之真谛，得真谛者才能心静神安，获得健康。

美国密西根大学调查研究中心曾对 2 700 人进行跟踪调查，发现善恶会影响一个人的寿命。助人为乐、与他人相处融洽的人，寿命显著延长；而心怀恶意、损人利己、与他人相处不融洽的人，死亡率比正常人高 1.5 倍。美国心血管病专家威廉斯博士从 1958 年开始对 225 名医科大学学生进行跟踪调查，发现因心脏病而死亡者，恶人是好人的 5 倍。

正所谓君子坦荡荡，小人长戚戚。

（二）德高望重者七情易平

积善成德，德高不仅望重，而且心平。因为德的核心是做善事，引而包括心胸宽广、乐于助人、能吃小亏、为人坦诚等，如此品德能不七情平衡、健康长寿？

从中医分析，德高者因其七情平衡，所以五脏淳厚，气血调和，阴平阳秘，所以能健康长寿。庄子说，有修养的人"平易恬淡，则忧患不能入，邪气不能袭"；管子言"人能正静，皮肤裕宽，耳目聪明，筋信而骨强"；荀子也说"有德则乐，乐则能久"；孔子精辟地指出"大德必得其寿"。唐朝大医孙思邈则认为"德行不克，纵服玉液金丹，未能延年""道德日全，不祈善而有福，不求寿而自延，此养生之大旨也"。

相反，德劣者往往病多寿短。巴西一位学者经 30 年研究发现，有贪污受贿罪行的人，癌症、心脏病、脑出血发病率远远高于正常人群。

可见，道德修养不仅是品质的要求，而且是养生的方法。高德于人就能健康于己。

生活中，品质低劣、心胸狭隘、只占便宜不吃亏、争强好胜、一味用阴暗面去待人、待事、看社会，或有人格障碍的人，即便没什么器质性疾病，也会出现精神问题，如常感生活索然无味、全身无处不是病痛，年事稍高，不是"三高"悄然袭来，就是肿瘤有意光顾。

（三）哲理养生七情易平

所谓哲理养生，主要是用对立统一和一分为二的观点，去分析和解决问题，即便遇上不顺心的事，七情也不至于过用。

明末清初著名哲学家王夫之总结与力行的"六然""四看"可借鉴。

所谓"六然"，就是"自处超然"，即超凡脱欲、超然达观；"处人蔼然"，即与人为善、和蔼相亲；"无事澄然"，即澄然明志、宁静致远；"失意泰然"，即不灰心丧志、轻装上阵；"处事断然"，即不优柔寡断；"得意淡然"，即不居功自傲、忘乎所以。

所谓"四看"就是"大事难当看担当"，担当得起；"逆境顺境看襟怀"，承受得起；"临喜临怒看涵养"，宠辱不惊；"群行群止看识见"，自行坦然。

这样才能做到"知足不辱，知止不耻，当行则行，当止则止"。哲理养生是高层次的养生保健，与仁、德相辅相成，异曲而同工，是道德品质、气质修养、文化水平、经验阅历的集中表现。

人生不如意之事十之八九，人生就是消耗在解决不断出现的不如意事情的过程中。因此，哲理养生也是一把通向七情平衡的金钥匙，需要学习、需要修炼、需要完善。只有在实践中反复磨炼才能做

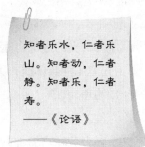

知者乐水，仁者乐山。知者动，仁者静。知者乐，仁者寿。
——《论语》

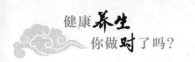

到。事实上，正确待人待己，热爱本职工作，讲究生活质量，这不仅是做人做事的基础，也是养生防病的前提。

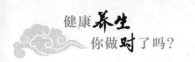

无心于事，则无事于心。故心静生慧，心动生昏。
——《玄关秘论》

西汉刘安数语道破了哲理养生的"天机"："内便于性，外合于义，循理而动，不系于物者，正气也。"（《淮南子·诠言训》）正气存内，邪怎能来干呢？《淮南子·原道训》则说"圣人内修其本，而不外饰其末，保其精神，偃其智故。故漠然无为而无不为也，淡然无治而无不治也"。这里的"本"是指析事、处事的规则。明白并践行了这个"本"，再怒也不会怒不可遏，再喜也不会得意忘形。

（四）易性养心，七情易平

人生在世，难保无忧，关键是毋使太过、毋令太久。中医"易性"养心一法，恰是取七情平衡的良方。

所谓"易性"，即通过学习、娱乐、交谈等方式，来排除内心的悲愤愁忧等不良情绪的方法。

具体方法因人因事而异。如唐朝李延寿《北史·崔光传》"取乐琴书，颐养神性"，或"看书解闷，听曲消愁，有胜于服药"，或"止怒莫若诗，去忧莫若乐"，或"劳则阳气衰，宜乘车马游玩"，或"情志不遂……开怀谈笑可解"等。

其作用机理如西汉戴圣《礼记·乐记》言"音乐者，流通血脉、动荡精神、以和正心也"；清代竹柏山房《闲居杂录》道"流水之声，可以养耳；青禾绿草，可以养目；观书绎理，可以养心；弹琴学字，可以养脑；逍遥杖履，可以养足；静坐洞息，可以养筋骸"；清代吴克潜《养生须知·唱戏养生法》"引吭高歌，足以舒气。早起吊嗓，呼吸旷野中新鲜空气，弥足补养肺脏"……

事实上，图书、音乐、唱歌、戏剧、舞蹈、书法、绘画、赋诗、填词、雕塑、种花、垂钓等都可起到培育情趣、陶冶性情的防病治病作用。

（五）几种具体践行方法

1.钓鱼

钓鱼，动中有静，静中有动，是一种动静结合、有益身心健康的活动，钓鱼也是脑力劳动者紧张工作之余解除疲劳的有效休闲方式。"动"是提竿、换食、遛鱼等；"静"是全神贯注、观漂待鱼，排除头脑中的纷繁杂念。此时，城市中的"浊气"、尘世间的烦恼顿时云消雾散。动、静使人体脏腑功能协调平衡，以达"阴平阳秘"目的。因此，钓鱼对高血压病、失眠、神经衰弱、胃或十指肠球部溃疡等慢性病有明显缓解效果，有的可能不药而愈。

但钓鱼活动也要适可而止，"久坐伤肉""逸则气滞"也，尤其是慢性病患者及老年人，不要流连忘返地"唯鱼是图"，否则可能得不偿失。

2. 节制激情

靠主观意志，有意识地自我控制情绪，使之发不太过。如喜乐过度时，正视自己的短处，使喜不忘形；欲怒难控时，践行"惹不起躲得起"的原则，使怒不太过；忧愁难堪时，奉行点阿Q精神，自我安慰，使忧愁不致难堪；思虑难以自拔时，超脱些、大度点、自我表扬与宽慰一下；悲哀太过时，可诉说但不要痛哭流涕，欲罢不能；遇险惊恐应急时，要力图冷静些，镇定点。

3. 转移情绪

某种不良情绪欲作或已作时，有意识地离开其人、其事；听听歌、聊聊天、打打球，摆弄些别的东西，意在分散注意力，冲淡原有情绪，或找别的无关事物做做。情绪将要爆发的一瞬间，若有效地转移了，就能收"忍得一时之气，能保百日无忧"的效果。

4. 以情胜情

用一种情绪去克制另一种情绪的方法。《黄帝内经》中"怒伤肝，悲胜怒；喜伤心，恐胜喜；思伤脾，怒胜思；忧伤肺，喜胜忧；恐伤肾，思胜恐"等以情胜情的方法，正是五行生克理论在七情平衡中的有效应用。

人是一种有精神意识的高级动物，可以利用自觉意识的主导作用，来克服不良情绪对人体的负面影响，以恢复内在阴阳平和。元代名医张子和用使其怒不可遏的方法，成功治愈一思夫心切而陷入极度焦虑的忧思妇人的案例，便是"怒胜思"的千古佳案。

日常生活中我们都在自觉或不自觉地应用以情胜情方法，如自嘲以制过喜；小发其怒可解过度思虑的气结；自得其乐可以解忧忘愁；过怒或过喜常会冷静思考，用理性克制它，达到虽怒但可遏、虽喜但不忘形的境界。不过，这与个人的阅历和素养有关。

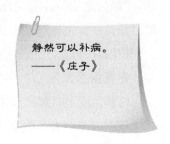

静然可以补病。
——《庄子》

人生不如意事常八九，稍加思考就会发现，许多七情过用都是幼稚的表现。明白了这些，就更能发现《黄帝内经》养生重视七情平衡、调心养神的可贵。

5. 愉悦自得

《黄帝内经》"以恬愉为务，以自得为功"，即充分利用喜乐这种良性情绪对气血和畅的作用，以达到保养身心健康的目的。现实中，还有其他保持良好情绪的方法，如自我安慰、知足常乐、培养幽

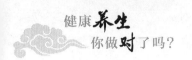

常欲宽泰自居，恬淡自守，则神形安静，灾病不生。
——《太平御览》

默感、自解自嘲、自乐自陶……要主动发现或有意培养乐事趣事，忘却或淡化生活与工作中的烦恼。

孔子在《论语·述而》中说"其为人也，发愤忘食，乐以忘忧，不知老之将至云尔"，乃愉悦自得的真实写照。

6. 精神寄托

精神境界如果充实，便无寂寞和空虚的存在，也就难有不良情绪的干扰，这是精神层面的"正气存内，邪不可干"。其方法很多，可粗分成3个方面：一是干己专长，发挥余热，这对专业技术人员来说，是举手之劳的事。二是积德行善，即持功德之心做慈善之事，这些事只要愿意做，人人皆可。三是培养健康优雅的生活情趣，从中找到欢乐，如养花遛鸟、琴棋书画，甚至鉴赏文物、野外活动，旅游探险等不一而足。

元代邹铉《寿亲养老新书·医药扶持》"养老之法，凡人平生为性，各有好嗜之事，见即喜之。有好书画者，有好琴棋者，有好药饵者，有好禽鸟者，有好古物者，有好佛事者……人之癖好，不能备举，但以其平生偏嗜之物，时为寻求，择其精妙者，布于左右，使其喜爱，玩悦不已。"

清代朱锡绶则结合医理，陈述情趣之所以养心之理。如《幽梦续影》言"琴医心，花医肝，香医脾，石医肾，泉医肺，剑医胆"；清代石成金则融趣于乐，"静坐之乐，读书之乐，赏花之乐，玩月之乐，观画之乐，听乐之乐，狂歌之乐，高卧之乐"……其寓养于乐的价值观、方法论，值得现代急功近利的人们借鉴和反思。

7. 恬淡虚无

精神活动是人体气化活动的一种表现，只要合适的精神活动，就能调节人体的气化活动，即良性的精神活动可使气血保持良好的运动状态；反之，劣

性的情绪则会干扰气血的有序运行。一个人如果心态安闲清静，就能保持体内气血运行的有序通畅，《黄帝内经》称之为"真气从之"。具体要求如《黄帝内经》言"内无思想之患，以恬愉为务，以自得为功，形体不敝，精神不散，亦可以百数"。所以，《颐身集·修龄要旨》说"寡欲心虚气血盈，自然五脏得和平"，如此才能达到健康长寿的目的。

具体方法有加强修养，养成达观为怀的品性；顺其自然，不强求得失，养成能自控嗜欲，无贪无烦的品性等。《黄帝内经》说："是以圣人为无为之事，乐恬淡之能，从志快欲于虚无之守，故寿命无穷，与天地终，此圣人之治身也。""虚无"并非什么事都不想，而是排除杂念，使心里平静，无劣性情绪的扰动。

都说吃亏是福，此话不仅富含处世哲理，而且从养生角度看更含七情智慧。清代李渔《笠翁一家言全集·卷六》说："力带三分拙，兼存一线痴；微聋与暂哑，均是寿身资。"多做些、少计较些、豁达些、礼让些、大度些，其结果必定长寿些。

事实上，好心态是良好品质的表现，乐观有利于身心健康。历代养生家都主张心以"恬淡为上"，身以"安乐为本"。所谓"恬淡"，主要是指不追求名利，心怀淡泊，寡少私欲；所谓"安乐"，就是安于现状而欢乐。

人若能做到《黄帝内经》所说的"甘其食，美其服，安其居，乐其俗"，便可忘却忧愁，享受欢乐，获得健康。

8. 练功守神

《黄帝内经》提出了"精神内守，病安从来"的防病观，要求能"独立守神"，即通过特殊的方法如气功、静坐等，来使心神意向收于身体之内。如能正确地坚持练习下去，确能使人精神收敛于内而不妄施于外，达到平七情、充精气、畅气血的目的。正因为气功是调心练神的有效途径，中老年人不妨一试，多可受用。

气功功法虽然很多，究其实质无非强调"三调"，即"调心、调息、调姿"。其中"调心"是最难练就的核心部分。庄子有"坐忘"，"要堕肢体黜聪明，离形去智，同于大道，此谓坐忘"。若到了忘却形体和忘烦忧的境地，那不是神仙也是百岁老人了。

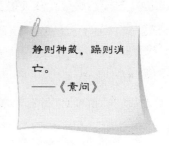

静则神藏，躁则消亡。
——《素问》

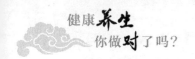
笔者早年曾习练过气功，深感气功的练神妙用。但练气功必须建立在心愉不忙的基础上。近十余年来杂事较多，诊务繁忙，故转而练习杨式太极拳，一打就是16年。毕竟太极拳对神情专注的要求不如气功那么高，凝神静气效果也略逊，但练形强体效果不错。然则，将来闲暇之日，还是要在练拳之余，重拾旧好，再练气功，毕竟拳之与功，可以并行不悖也。

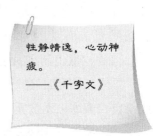

性静情逸，心动神疲。
——《千字文》

9. 三条务实方法

现实中，心理平衡有时确实说起来容易做起来难，尤其年轻气盛时。即便到了壮年，道理也许都懂甚至懂得比别人还多，但讲道理，有时苍白无力，根本驾驭不住奔放不羁的七情。我们总结了三条，即吃亏愤怒时去运动打压它、忧愁悲伤时去倾诉转移它、高兴喜悦时去工作冷落它，虽难竟其全效，但有时还真管点用，至少能起到一些治标的作用，标治了就为治本赢得了时间。

如此看来，养生并不复杂。首先要顺其自然，随遇而安，不与天斗，不与地斗，不与人斗，万事中庸平和，适可而止。其次要学会放下，做加法时善于减法，做乘法时善于除法，当超出你能力时，学会调低目标。最后要认可养生是一种世界观，坦诚和善、务实宽容、品行高尚，能认同"吃亏是福"。实实在在地说，修炼七情，不仅是为人处世的品行要求，也是维护健康的前提条件，如此则能从骨子里学到七情平和。

第四节 淫欲罪与罚

正常的性生活是人类的生理现象，也是繁衍后代的重要部分。一般情况下，不应该作为致病的原因。但是，如果淫逸过度，尤其是房事太过，就会耗伤肾精，成为生疾惹病的万恶源头。

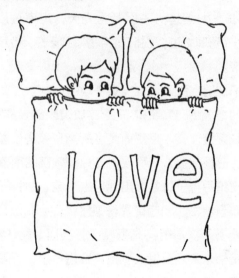

一、房事不节

古人云："房中之事，能生人，能杀人，譬如水火，知用之者可以养生；不能用之者，立可死矣。"《礼记》说："饮食男女，人之大欲存焉。"孟子则说："食色，性也。"看来，男女婚配，天作之合，房室之事，自然之情，不可无也不可过。但对于当今人来说，不可过显得更为突出。

《黄帝内经》开篇之作《素问·上古天真论》就指出："醉以入房，以欲竭其精，以耗散其真，不知持满，不时御神，故半百而衰也。"自古就有风流人，更有风流折寿者。《黄帝内经》的《灵枢·邪气病形篇》指出的"若醉以入房，汗出当风则伤脾；有所用力举重，若入房过度，汗出浴水则伤肾"，与醉酒和桑拿后入房伤人，

> 养性之道，欲小劳，使莫大疲，及强所不能堪耳。
>
> ——《千金要方》

不谋而似。

　　从中医来看，房事不节伤的是人的先天之本肾和后天之本脾，尤其是肾。

　　随着社会生活水平的提高，房事所赋予的生育功能相对淡化，而愉情悦性的属性却越发主要。如果不注意节制，过分享受上天给予人类的"恩赐"，其结果也将是拿自己的身体去"买单"。

　　房事不节，必伤其肾，伤肾之机有三。

（一）损伤肾精

　　入房过度易伤肾，尤其是男子以肾为先天，房事过度，极易损伤肾精。《韩非子·杨双》说"曼理皓齿，悦情而损精"，"乐色不节则精竭"，意指美女愉人，但易耗损肾精。

　　有人给雄性猴子注射性激素，催发猴子动情而频繁性交，结果1周后，猴子体重明显减轻，24小时尿17羟和17酮皮质类固醇含量发生了明显的变化。现代免疫学也认为，频繁性交，反复而高度的全身兴奋，必然促使能量的高度消耗，器官功能的适应性减弱，从而使机体免疫系统的调节功能减退。临床发现，房事过度的肾虚精亏男子，常会出现思维迟钝、两目无光、腰膝酸软、头晕耳鸣、健忘乏力、阳痿早泄、遗精滑精等症状。

　　房事不节，也伤女子。清朝冯兆张说："夫男女各有精，凡房劳不节，皆能大伤精气，故曰精枯杀人。奈世人所论，独重男子，不知书云女子嗜欲过于丈夫，感病倍于男子。况产褥带下三十六病，损气伤血，挟症多端，故女子尤

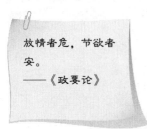

放情者危，节欲者安。
——《政要论》

宜清心节欲，便是调经却病之第一。"清朝名医程国彭也说："男子葆精为主，女人以调经为主，葆精之道，莫如寡欲；调经之道，先在养性。"确实适度节欲同样是女性调经治带、养生保健的前提。如其不节，月经病、带下病、不孕症、性欲减退等妇科病，也将随之而来，挥之难去。

（二）损伤肾阳

　　肾阳又称元阳。《黄帝内经》说"年四十而阴气自半"，色欲过度，易伤肾阳。清朝医家周振武说："善养诸病，谨身节欲，爱惜元阳，非独养肾，亦所以保护脏腑。"现实中，对于年龄大于40岁者，因为阴精阳气已过半，阳气易衰，房事伤阳十分普遍。表现为头目眩晕、面色㿠白或黧黑、腰膝酸冷疼痛、畏冷肢凉、精神萎靡、性欲减退，男子阳痿早泄、滑精精冷，女子经带淋

滴、宫寒不孕，或久泄不止，或小便频数清长等，不可不慎。

（三）损伤肾阴

清朝张志聪说："入房则阴精内竭，汗出则阳气外驰。"事实上，阴阳互根，不论损伤肾之阴精或肾之阳气，最终都会阴阳两虚。

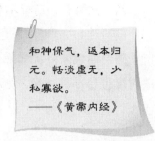

和神保气，返本归元。恬淡虚无，少私寡欲。
——《黄帝内经》

（四）引起前列腺病变

对于男性来说，房事太过还是诱发或加重前列腺疾病常见原因之一。

1. 耗损肾中精气

房事太过，容易使前列腺局部免疫力下降，从而使前列腺感染细菌、病毒，导致前列腺炎；可使前列腺液发生质的变化，如精液液化时间过长、酸碱度失衡等，从而引起精子质量的下降，导致男性不育症的发生；还可使前列腺功能衰退，诱发或加重性功能障碍，如早泄、阳痿；更严重的是，频繁地性交容易过早过快地发生前列腺增生，引起尿频、尿不尽、尿无力，甚至尿胀、尿痛等。

2. 使前列腺局部气滞血瘀

生殖器官持续兴奋充血，局部气血运行不畅，这是导致青壮年男性无菌性或机械性前列腺炎、前列腺增生、性功能障碍的重要原因之一。

值得注意的是《遵生八笺》指出，长期或过度的手淫也是一种"房劳"，它既会使性兴奋中枢神经常处于紧张状态，导致性中枢兴奋阈值升高，性功能早衰，出现阳痿、早泄；也会使大脑疲劳，心理紧张，导致神经衰弱；更会使前列腺局部气滞血瘀，导致慢性前列腺炎的产生。因此王孟英说："手淫的危害，尤为甚矣。"其结果与房事过度并无两样，而且事后还会增加较长时间的心理悔疚和顾虑，所带来的心理障碍远甚于前列腺炎、前列腺增生，以及早泄、阳痿本身。这一点从一些性功能障碍的男子身上，屡得其验。对于这些患者，主动消除内心愧疚阴影与吃药打针意义等同。

所以，历代都有关于房事太过伤身的论述。仅摘数语，以示警诫。《灵枢·邪气脏腑病形》说"入房过度，则伤肾"。东汉张仲景《金匮要略》说"房室勿令竭乏"。唐朝孙思邈《千金要方·养生序》说"纵情恣欲，则命同朝露"。

可见，纵情恣欲，轻者耗精，重者损命，在享受快乐的同时，太过了也得

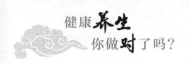

买健康之单，而且是大单。

二、房事过少

佛家倡导禁欲，实亦失之过偏。中医认为，"孤阴不生，独阳不长"，节欲过度也是一种过逸，如同房劳，害人不浅。唐朝孙思邈《千金要方·方中补益》直接说"男不可无女，女不可无男。无女则意动，意动则神劳，神劳则损寿"。清代叶德辉则举例说"若气力尚壮，不可强忍，久而不泄，致生痛疾。"

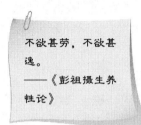

不欲甚劳，不欲甚逸。
——《彭祖摄生养性论》

从医学实践看，鳏寡孤独，男女不合，多生郁疾；夫妻恩爱，多臻寿域。

以男性为例，常常担心房事耗精伤身，甚至误认为"一滴精十滴血"，唯恐保摄不全，干脆过起苦行僧生活，绝欲的结果是前列腺疾病有增无减。简单的道理就是流水不腐。前列腺液有长也必然有消，房事过度会使前列腺液消耗过多而透支，透支就会引起种种前列腺疾病；房事过节则前列腺液消耗太少而淤积，淤积就会使湿热瘀毒等邪气难以及时排出，导致前列腺充血水肿，也会产生前列腺炎、前列腺增生甚至前列腺癌等病变。

历代也有关于过度节欲有损健康的论述。春秋左丘明说"君子之近琴瑟，以仪节也，过之不可，戒之亦损"。东晋葛洪在《抱朴子·内篇》中说道"人欲不可都绝，阴阳不交，则坐致壅遏之病。故幽闭怨旷，多病而不寿也……唯有得节宣之和，可以不损"。性欲旺盛且泄节有度者，才是健康的标志、长寿的前提，即南朝梁时陶弘景《养性延命录》"壮而声色有节者，强而寿"之意。节欲之祸，机理有三。

1. 动心火

元朝李鹏飞《三元参赞延寿书》说"孤阳绝阴，独阴无阳，欲心炽而不遂，则阴阳交争，乍寒乍热，久而为劳。"验之实践，久不交接者，易生心烦胸满，失眠多梦，神思不定，久可折寿。

2. 抑肝气

肝气疏泄有助行房事，而适度的房事又有助于畅达肝气，形成一种良性循环。现实中，孤男寡女长寿者较少，得肿瘤的反而较多。这与七情长期得不到舒展、肝气长期抑郁有关，而肝郁气滞的直接原因是强行节欲。

事实上，由于性的宣泄能促进对心神的安定与肝气的疏泄，而心火萌动所产生的欲火与肝失疏泄所造成的交媾功能的减退，导致了不少中壮年男子备受阳痿、早泄的困扰，或刚过不惑之年就顿感欲望锐减，力不从心，甚至干脆"刀枪入库""马放南山"了。这就是"用进废退"、久不行房所致性功能障碍甚至性器官萎缩的道理所在。多少壮汉误认为性事已颓，殊不知这是肝郁气结、妄自菲薄的结果。惜哉！悲哉！事实上，只要没有器质性的病变，如能舒畅七情，条达肝气，使心怡肝舒，则多数功能性阳痿和早泄的患者仍能老当益壮，重振雄风。

现代医学认为绝欲日久，精液充盈于生殖系统（睾丸、精囊、前列腺等）而不能释放，精子蛋白分解并被吸收，会产生精子中毒症状，表现为烦躁失眠、健忘不安、情绪不稳、阴囊胀感等，在这个问题上，中西医的观点不谋而合。

3.气滞血瘀

气贵畅达，血贵流通。节欲过度，久不交媾，容易引起男性精瘀症和女性血瘀症，两者的本质都是内生殖器局部的气滞血瘀。

气滞血瘀，在男性，容易引起阳痿、早泄，或伴有弱精子症，如精子数量与质量不达标，畸形精子太多，精子活力与活率太小或太低、前列腺液液化时间延长等。在女性，功能上可表现为逐渐的性冷淡和生殖系统尤其是卵巢功能的早衰，以及痛经和月经不调；器质上则表现为妇科肿瘤与囊肿，如子宫肌瘤、卵巢囊肿、乳腺增生、乳腺癌、卵巢癌、子宫颈癌等。统计发现，妇科肿瘤的发生率，终身未婚者多于已婚者，未育者多于已育者。

对于患者来说，高质量的性生活，不但可以通过排泄前列腺液而给前列腺消"淤"，更重要的是使男女身心愉悦，有利于整体上的肝气畅达，心神愉宁，而有益身心健康，即便年过花甲，如果身体需要，必要的性生活仍将有益于身心健康。

因此，男女之事，不可过也不可无，贵在泄节有度。尤其作为性事的主动方的男性来讲，房事宜劳逸结合，既不做苦行僧而让前列腺过分安逸，也不做猛男子而让前列腺苦不堪言。

乐不可极，极乐成衰；欲不可纵，纵欲成灾。

——《贞观政要》

三、房事适度

随着社会的进步和生活的改善，在房事的生育功能日渐淡化，两性愉悦越发重要的今天，如何既阴阳交媾，又不伤着身子，也是养生保健的现实问题，不必讳言。

适度房事的总原则是泄节有度，合房有术，知戒知慎，讲求质量，不放纵、不过逸。具体来说，有以下五个方面。

（一）掌握行房频率

东汉张仲景说"房室勿令竭乏"，什么程度才不"竭乏"呢？多少频率才合适呢？

（1）年龄：唐朝孙思邈《千金要方》认为，"人年二十者，四日一泄；三十者，八日一泄；四十者，十六日一泄；五十者，二十日一泄；六十者闭精勿泄，若体力犹壮者，一月一泄。"明朝俞桥《广嗣要语·附论》提出更加严格标准："年二十者，必不得已，则五日一施泄；三十者十日一施泄；四十者一月一施泄；其人弱者，更宜慎之。毋恣生药"。清朝叶德辉也认为，"人年六十，当秘精不泄"。

尽管上述行房次数的规定有些机械，近乎苛刻，但其节制房事的观点，在今天看来，仍具有重要的指导意义。

相对来说，清朝医家徐大椿所说："故精之为物，欲动为生，不动则不生，故自然不动者有益，强制者有害，过用衰竭；任其自然而无勉强，则自然之法也。"更近情理。

人的性事功能因人而异，受影响的因素太多，如基础欲望和能力、夫妻感情、心理状况，以及体质、年龄、基础疾病等。因此，人之性事频率存在着非常大的差别，硬要规定一个刚性频率，本身就不现实，也不合理。正确的理解是：交媾频率应因人而异，量力而行，青年时期不可纵欲，中年之后有所节制，老年之后倍加小心，总以房事后次日精神饱满、心旷神怡，至少不感疲劳乏力为度。

欲不灭，苦亦不灭。贪欲灭，苦亦灭。
——《新刻摄生集览》

（2）季节：春夏秋三季可以酌情稍频，冬季稍减，以合冬藏的生理特性。

（3）身体状况：体弱或有慢性病者，应遵医嘱。慢性病如肝炎患者的恢复期要节制房事。一次房事耗费的能量与体力相当于步行登三层楼，肾上腺素的调节会导致血管收缩，引起缺血缺氧、消耗肝糖原，这与中医房事过度会"气竭伤肝"，有相似之处，所以肝病（如慢性肝炎、肝硬化）的恢复期，即便症状好转了也要节制房事。

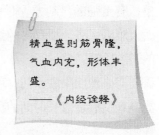

精血盛则筋骨隆，
气血内充，形体丰
盛。
——《内经诠释》

许多情况下，疾病痊愈之后仍要立足节欲，尤其是患前列腺疾病之人，更当节制房事。因为已病之前列腺不耐过度房事，大病初愈的前列腺病患者，元气虚弱，更不宜过早、过多行房，否则容易引起旧病复发。即便是感冒初愈，也要谨防"房劳复"。如《伤寒指掌》说："病后气阴两虚，早犯房事，真元大伤，而复着外邪，邪入下焦阴分，销烁阴精，为病极重。"不可不慎。

（4）其他：醉酒、过饱、过饥、过劳、温病后期、大病初愈等，均应慎行房事。事实上，过度劳心、劳力之后，以及大汗之时、七情剧变之际等，均应谨慎行房。总之，应在身体允许、两情相悦、环境宜人时行之，否则，慎之。

（二）尽力而为

讲究房事质量应放在首位。随着年龄增长，性欲会自然降低、功能会自然衰减，加之个体差异较大，年过 40 而感力不从心时，乃生理使然，应顺其自然，不必强求，更不可攀比。尤其不主张大量使用壮阳药，逞强行房，否则久必损肝伐肾。但也要警惕心因性阳痿或早泄，放大性功能障碍的程度。过度放大，将损人雄心，伤人心肝肾气。要相信自己，仍在其年，或"宝刀未老"，仍可征战。许多情况下，要相信其还能行，这种情况还有点像"说它行就行，不行也行"，否则"说它不行就不行，行也不行"，就看心理干扰有多大，尤其在心因性阳痿、早泄等性功能障碍问题上，还真不是一句假话。事实上，即便确有些阳痿、早泄，也与心理因素密切相关，只要首先心理上能战胜了自卑，同时及时寻求相应治疗，多能重拾信心，治愈疾病。否则，任其发展，将会是"假作真来真亦假"，其结果是真的不行了，而且可能是永远不行。

（三）避免手淫

未婚或婚后长期分居者，偶然或适度手淫，乃天性使然，无须过责和过忧。客观地说，手淫的有无及其频次与性功能禀赋有关，有些人天生性欲旺盛而过分强忍之，反损健康，即便是稍嫌过频，改了就好，不必耿耿于怀，更不要将后来出现的一些疾病尤其性功能方面的疾病，归咎于手淫，手淫即便有

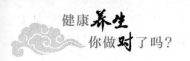

害，也不可能有如此深远长久的影响。

相反，有些青年男子，手淫较少，甚至几乎没有，并非其真的更听话懂事，有更强的自制力，而是其天生性功能较弱的缘故，如同人之胖瘦和高矮，后天难以平齐。要反对的是过早、过频和难以自拔的长期手淫，这种手淫的心理阴影与一些性功能障碍是有必然因果联系的，可能从心理层面上对性功能健康发展造成长时间的负面影响，从而引起心因性阳痿与早泄等。

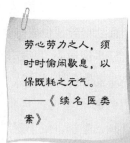

劳心劳力之人，须时时偷闲歇息，以保既耗之元气。
——《续名医类案》

因此，手淫总体要戒、要少，但对其带来的副作用不要随意拔高、夸大。

（四）移情易性

对于性格内向、性功能较差的男性患者，要提倡积极参加有益于身心健康的文体活动，丰富生活内容，从单纯追求本能快感和因客观原因不能交媾，或行房不理想的苦闷中解脱出来。在"移"的过程中，尤其不能以任何形式去接触性刺激的东西，包括文字、影像、声音等。一要放宽胸怀，二要长期坚持健康向上的文体活动，这两点一经同时做到，效果将渐行渐兴，直至完全恢复正常。

（五）注意卫生

保持性器官的卫生，不穿紧身裤，不盖厚重被，避免对性器官的局部刺激而诱发阴茎勃起，导致生殖器的充血和瘀血等，就能减轻早泄程度。

第五节　进补罪与罚

生活小康了，更知健康的重要，因而进补成为一种时尚。但如何才能补出健康是一门学问，弄不好会事与愿违，补出病来。本书主要强调是不要过补、滥补和蛮补。

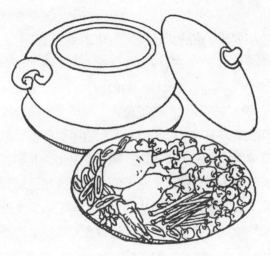

一、无虚进补

中医讲"虚则补之"，即虚才进补。反之，可以理解为无虚不需补。理论与实践均表明，无虚进补，往往非但不能补益未虚的气血阴阳，相反，会补出多余的湿热痰瘀，使这"火"那"火"更火，这"高"那"高"更高。无虚进补的"无病呻吟"，和小虚大补的宰鸡用牛刀，已经成为"生病起于过用"的新苗头，值得关注。

（一）防衰延寿进补

人过四十，如同太阳开始偏西，难免会有这不舒服那有问题，头疼脑热等小毛小病。即便是没有，一般也会开始感到精力渐衰、体力不济，或健忘失眠，或记忆力下降等这虚那虚的，或检查出些小问题……这实质是人体由盛转衰的生理过程中所

五谷为养，五果为助，五畜为益，五菜为充。
——《黄帝内经》

出现的必然生理表现，无须过分在意。这种情况下酌情进补，无可厚非。

但如果硬是要与自己青年时比，如把精力减退认定是虚，而蛮补之；或与同年龄的人相比，看着别人强壮的身体总感觉自己虚弱，忽略了个体之间的差异，没有可比性地硬要去攀比，其结果将会把自然的生理衰退看作是体虚而进

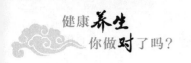

形不足者，温之以气；精不足者，补之以味。
——《黄帝内经》

补。由是乎，别人补什么、广告里说什么，别人建议什么，不分青红皂白也去补一把，今天人参，明天虫草，后天阿胶……什么贵、什么有名、什么有效就吃什么。生理的老化进程希冀补药强逆之，受伤的正是老化的身体，人财两空，实在是不合算。

据考，唐以前本无"药"这个字，只要是用来治病的药物统统称作"毒"，以示与一般的食物分开，这才有"是药三分毒"的说法和有"药（毒）为病而设"的道理。

由此看来，即便是现在 10 来万元 1 千克的冬虫夏草，也不是粮食，它仍然是一味药物，其本质仍然是唐以前的"毒"。因此，人参、鹿茸、冬虫夏草等人所共知的补药，都不是食物，而是药物。如果无虚进补，非但不补，反而生害。比如，吃多了鹿茸男人容易鼻子出血，吃多了人参女性易长体毛，儿童会诱发性早熟，长期吃地黄会导致发胖，过食虫草可能会胃胀。

曾治一位 18 岁少女，体毛粗如男性。问其故，原来她是一个早产儿，8个月不到就出生了，父母拼命给她吃人参，结果长了一身的毛。再如，有些女性认为阿胶补血，早晚都蒸着吃，结果没几个月不仅月经紊乱，而且食欲下降、便溏黏滞、面容憔悴、舌苔腻厚，所以有乱吃阿胶会损容的说法。现实中，女孩 9 岁来月经、男孩 10 岁长胡子、血液中过多的糖脂尿酸沉积，衍生出高血压病、糖尿病、痛风、肥胖症、高脂血症等代谢综合征……此人之过也，无虚进补、无病呻吟是其中非常重要的原因之一。

某些商家正是抓住人们希望健康长寿的心理，在有钱没病、但身体渐衰的中老年人身上打主意。等价交换本无可厚非。问题一是夸大其词，如阿胶能重回少女时代、狗鞭能重拾信心、鹿茸能再度回春、龟鹿能祛除暗斑……事实是，知天命之年怎能重回弱冠之岁？问题二是喜用新名词、舶来语，或者中医术语中掺些如"基因""分子"等时髦词，让你怦然心动；问题三是变换包装与剂型，药还是那药，但换了剂型、包装精美，如传统的六味地黄丸与六味地黄丸浓缩丸，浓缩丸未必优于传统丸，但后者的价格却翻了番，更重要的是效

果未必优于原剂型。

要提醒的是"吃得三餐饭，自有铁骨身"。尤其小孩和青少年不能乱用、过用补药。青少年需要的是膳食平衡，能吃就是最好的补。

在追求健康的道路上，中年以后的维护方法主要应放在饮食、运动和心理平衡等生活方式的调摄上，即便进补也应在医生的指导下，点到为止。只盯着补药，总归是本末倒置，弄不好会人财两空。

（二）天天进补

按春生、夏长、秋收、冬藏自然界的消长规律，夏天可稍泻，冬季要稍补。现在物质生活富裕了，冬天进补，夏天也没歇着；早餐营养，晚餐进补；一年四季，365天天天在进补；一日三餐，餐餐都有。有人为了美容，早上参茶，中午固元膏，晚上燕窝炖银耳；有人为了精力旺盛，鹿茸、海马、虫草、人参变着法子吃……结果事与愿违，三高症不断攀升，而且日趋低龄化。

现在还需要一年四季去大补、一日三餐都补吗？回答是否定的。天天吃药，不仅药毒蓄积有害，而且药效会随之降低，尤其药物会抢占脾胃消化食物的空间与能力。本来脾胃的消化功能已经不堪重负，如果还硬要额外地塞点补药给它，能不使脾胃重受其伤吗？能不使血糖、血脂、尿酸继续攀升吗？

现实也正是如此。即便是近30年之前，国人的主要疾病是营养不良、传染病和感染性疾病"老三类"。而30年后的今天，变成了生活方式病、营养过剩病和慢性非传染性疾病的"新三类"。在空调普遍使用的今天，客观上再也不需要像从前物质匮乏时代那样，冬季来一次大滋补了，更不需要一年四季天天去进补。

因此，传统的冬季进补，受到了现代生活方式的严峻挑战。挑战的结果只能与嘴巴商量着少吃一些、少补一点，虽然不差钱。否则有违《黄帝内经》的养生准则，对健康有害无益。

【案例一】2002年早春，笔者与友人去冰城看冰雕节，在长春饱享了一顿"全鹿宴"，其鹿肉汤还特意加了东北人参。味道虽不及南方佳肴，但出于鹿能补肾阳、益精血，大家吃得肚满肠实。不料当晚两位心烦失眠、腹泻，两位血压升高，笔者鼻孔出血。实乃个个超重或肥胖，无虚进补又过补，诱动心阳不潜才失眠，肝阳升引发血压升，火伤血络出鼻血，肉食伤脾闹腹泻

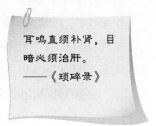

耳鸣直须补肾，目暗尤须治肝。
——《琐碎录》

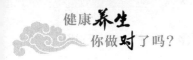

也。怎么办，答"损谷者愈"，次日只吃少许粥菜加面条，两天即愈！

【案例二】女，32 岁，饮食、睡眠和大小便均好，月经、白带正常，精力旺盛，体力充沛。然不满瘦小身材，晨喝西洋参，午吃固元膏，晚蒸阿胶，欲补气血，丰满身段。3 个月下来，胃口渐减，大便黏滞，痛经有血块，烦躁失眠，面目憔悴，苔黄厚腻，体重反降了 1 千克。此无虚之体蛮补之，气血肌肉未长而湿热痰瘀反生的缘故。嘱停所有补药，早晨服龙胆泻肝丸，中午服香砂六君子丸，晚上吃血府逐瘀胶囊，3 个月安。

二、补得过多

果有其虚，当然必须进补。不过仍需谨握其度，防止补过头。这里的"过"，含义有二：

一是单位时间内进补太多，使肠胃没有歇息和消化的时间，或者进补没有药物剂型的变换，一剂汤药，吃它三月半载。

二是不留余地，虚十分补也十分，甚至超过十分，结果虚是补了，但同时火、毒、痰、瘀等病理产物也补出来了。

许多情况下，疾病基本控制之后完全可以自行缓解甚至痊愈，无须再补。也有不少疾病怎么治都会留下一条"尾巴"，可以理解为"病根"。但所谓的根治或断根，不少情况下只是理想中的愿望，如老慢支、肺气肿、慢性肾炎、肝硬化、糖尿病、高血压病等常见的慢性非传染性疾病缓解之后，总会遗有零星咳嗽、少许白痰，动则气短、神疲乏力，或食欲不振等症状。对于这些慢性虚弱性疾病，不可能、也没必要百分百地补足益满，或对所谓的炎症赶尽杀绝，或让一些无关痛痒的症状完全消失。剩下的问题，要靠饮食、运动、休息等综合调理加以解决，不能完全解决的则与之和平共处。进补只是保健治病的手段之一，不能单用，也不能用满，更不能指望它能包治包好。

补得过多具体包括：

（一）补泻不分次序

中医讲"邪气盛则实""精气夺则虚"，通常所说的实证，是指邪气的亢盛；虚证是指正气的虚弱。治病的原则是"虚则补之，实则泻之""补不足，损有余"，所以具体步骤上一般要先去其邪实，后补其正虚，绝不能反其道而行之。当身体处于虚实夹杂时，应是先去邪实，后补正虚，或祛邪补虚同时进行，这是进补的基本原则。邪气壅实，你还补它，滋补的是邪气，而不是正气。

举个例子。当年上山下乡在农村的时候，种了一排青菜，旁边生有杂草。虽然杂草比青菜矮小，但这个时候，如果先行施肥，会导致青菜越长越矮小，杂草却越长越高。经验告诉我们，必须先除了杂草，再去施肥，青菜才能茁壮成长。植物是这样，人所进补也是这样。先除杂草祛邪，后施肥料扶正，这正是中医养生道法自然的基本原则。

事实上，多数疾病都是虚实夹杂的，单纯的实证或纯然虚证都较少见。寒热虚实错杂于一体的病证才是疾病多样性和复杂性的本来面目。因此，养生保健或治病救人，先祛邪后进补，或祛邪与进补同时并举，才是正确的进补次序。

另外，人的体质有9种，其中的痰湿体质、瘀血体质、气郁体质和湿热体质，就不宜贪图口福进补，不论药补还是食补。因为这些体质是痰湿、瘀血、湿热等"杂草"的有余，并不是气血阴阳的不足，过早、过多地"施肥"反会让正常的气血难以生长，取而代之的是要先化痰、活血、行气或祛湿热，着力于祛邪，邪去气血才容易生长。即便是气虚、阳虚、阴虚、血虚等虚性体质，一般也不会单独地出现，多数也或多或少地与痰湿、湿热、瘀血、气郁等体质相兼见。

正确的进补应该是先着眼祛除痰、湿、瘀、热等邪实，邪去而后再立足补益阴阳气血之正虚，如此才能收到邪去正复的效果。眼睛如果只盯住其虚，而不顾其实，或先其虚后其实，一味地蛮补之，结果将是不该长的"杂草"渐补渐长，不该升高的血压、血脂、血糖、尿酸节节攀升，而人体的气血阴阳则渐行渐虚，不应有的食少便溏、头昏气短、失眠乏力纷至沓来。因此，要认真讲究补泻主次和顺序。

【案例一】老慢支多属阳虚体质，急性感寒发作时，咽痒而咳，痰白质黏，体乏神困。先用宣肺散寒化饮、祛邪为主的小青龙汤加减治疗3~5天；继用既祛邪又扶正的加味六君子（六君子汤＋苓甘五味姜辛汤＋玉屏风散）治疗1~3周；基本缓解后，用熟地补骨脂丸＋河车大造丸，寓补气、补阳、补脾、补肾、补精血等动植物补品于一方，补益肺肾2~3个月。一般能有效地控制发作，并且能延长再发间隔时间，缩短再发病

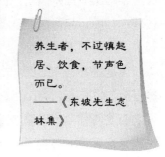

养生者，不过慎起居、饮食，节声色而已。
——《东坡先生志林集》

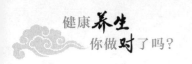

程，减轻再发程度。此先祛邪后补虚之例也。

【案例二】某少妇，孕二，产一流一。失眠1个月，素体瘦弱，多梦易醒，常感冒，胃口不好，性格内向，喜思易虑，神疲乏力。月经前脸部长斑痘，月经期乳房胀痛，月经干净即斑痘消、胀痛去。舌苔薄腻而黄白相间，舌质淡暗尖边稍红，脉细弱中带有弦紧。要求调理。

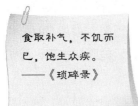
食取补气，不饥而已，饱生众疾。
——《琐碎录》

辨证属肝郁脾虚，痰湿化热，热扰心神之失眠，脾虚气弱易感冒。先予逍遥三合方（丹栀逍遥散、甘麦大枣汤、百合地黄汤），调和肝脾为主兼宁其心；4周后诸症递减；下次月经干净后，易归芍六君子汤加调肝汤做成蜜丸，早晚10克，饭后温开水送服，中午服逍遥丸10克。3个月后诸症基本消失，尤其睡眠改善和胃口增加，使得脸色变得红润、精神变得振作、经期乳房胀痛消除最为明显。此例肝肾不足是根，始作俑者是肝郁（喜思易虑），肝木克伐脾土又使脾气虚弱，痰湿内生；痰湿壅塞日久又化为热，热扰心神而失眠。

治疗上首先以祛邪为先，疏达肝气拔除气郁之邪实，并同时消除滋生的痰湿及其所化之热，用逍遥三合方着力祛邪，兼补其脾，初战告捷；继之，则移师肝肾不足和脾虚生痰之本，用六君子汤补脾胃之虚、用调肝汤益肝血肾精之不足，紧扣肝脾肾虚之源，兼顾痰湿热瘀之流，如此祛邪与补虚分步实施，相互交替，所以疗效相继，逐步向愈。

点评：虚实一体，很多情况下要补泻同施。但当能分而治之时，则当先治邪实为主兼以补虚，为补虚铺平道路；后治其虚补益为主兼以祛邪，为堵截湿热痰瘀再生提供保证。

（二）慕名进补

闻补则喜，见泻则恶，这是部分人的潜在心态。一剂中药没有几味补药，心里不踏实。在中医看来，有些虚象缘于邪气太实，祛其邪自能补其虚，这叫祛邪以补虚，与西医的贫血就输血、低蛋白血症就输白蛋白、血压低就用升压药的线性思维不同。

由是乎，有人把商业上的品牌效应用到防病治病上来，总认为有名的药就是好药。也总有人会上当，老强调只要病好，请用好药，钱不是问题。还真有人嫌药太便宜，十来块钱的一剂中药，吃得于心不甘，似乎非要过百近千元才吃得开心。即便是治得好病，便宜的中药似乎仍是药物中的"二等公民"。这实在是大错特错。

事实上，世界上没有好的补药，只有对症的好药。常讲的对症下药，实质上讲了一个重要理念，那就是"对证就是补"，"治好病就是好药"。

多数处方，是有补有泻，或寓补于泻，或寓泻于补，只是补泻的侧重点不同而已。即便是煲汤食疗，也应如此。补益药膳中放一些行气、散寒、祛湿的姜、葱、蒜、茴香、八角、橘皮、萝卜、瓜皮、薏苡仁等，不全在口感和汤质，更重要的意义在于灵动补药，兼化湿祛浊、散寒开胃，使补药更好地发挥其补益作用。否则如果全然补药，不仅口感差，而且会腻补与呆补，补力反见其减。

（三）进补不讲虚实

中医的藏象学说，除了心、肝、脾、肺、肾"五藏"外，还有胃、大肠、小肠、膀胱、胆、三焦"六腑"。六腑的主要功能主管着食物的消化、吸收和排泄。一般来说，吃进去的食物 24 小时左右会从大小便排出，生理上概括为"六腑以通为用"。如果光进不出，或光出不进，即六腑不通畅了，病理上叫作"六腑以不通为病"。试想一下，上面食物吃不进去，或下面大便、小便解不出来，不要人命也让人难受。临床上，六腑病多半是实多虚少、实中夹虚，其病即使是有虚，也不能单纯进补，更多的是要泻，治疗上中医称之为"六腑以通为补"。

比如，大黄是苦寒泻下的代表药，应用得当不仅能救人命，而且能延衰抗老。某翁，全国名老中医也，体形稍胖，26 年前血脂、血糖就已稍稍升高，应诊一久，多有头昏乏力、精力不继。他的主要保健方法就是"以通为补"。把大黄磨成粉，装成胶囊，1 天 2~3 次，每次 6~8 粒胶囊，目的是保证大便通畅。他解释道，只要大便畅通无阻，六腑出入平衡，多余的糖、脂、尿酸等"邪气"能从大便排出，那么盘踞在人体血液里的血糖、血脂、尿酸等"毒物"就有出路，如此，人必健康。果然，此翁 95 岁时，不仅生活能够自理，而且还能坚持每周 3 次门诊，其血压、血脂、血糖也都一直控制在基本正常的水平。从疗效角度看，大黄不失为是一味抗衰延年的"补药"。

笔者的一个患者，男，41 岁，体胖，患高脂血症、高血压病两年，气短乏力，食纳减少，精力不继，大便不畅，舌紫暗苔腻浊，脉虚弦。辨证

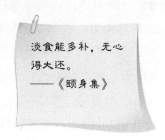

淡食能多补，无心得大还。
——《颐身集》

为痰瘀互结于肠道，使脾虚不能化生气血，反生脂瘀等毒物。治疗用大黄粉装胶囊，0.6克1粒，每次5~6粒，每日3餐饭前服，遂大便畅通，治疗3个月，血脂与血压均降至正常；再改成早晚饭前各服1次，每次5~6粒，又服3个月，便畅、食增、神爽，血脂与血压一直维持正常。以后每半年服3~5个月（必要时服中药水煎剂），5年来，未见反复。

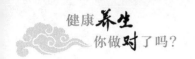

主身者神，养气者精，益精者气，资气者食。
——《寿亲养老新书》

但是，有人听闻大黄，避之唯恐不及，即使大黄救人性命，也不认为是大黄的功劳。同理，人参是贵重的滋补名药，应用不当也会要人的命，但有人只知其利不知其弊，即使应用错了，也不认为是人参的过错。现实生活中，在闻补则喜的误导下，不知浪费多少金钱在补药上，而且不少是于事无补甚至偾事。所以，清朝名医徐灵胎痛斥"人参杀人无过，大黄救人无功"的歪理，认定不虚进补，人参也会杀人；实证用泻，大黄也能救人。

清末名医郑钦安告诫说："病之当服，附子、大黄、砒霜是至宝；病之不当服，（人）参（黄）芪、鹿茸、枸杞皆是砒霜。"对症就是进补，治好病就是好药。愿前贤警言，能让我们对待进补有个新认识。

三、补之过急

补之过急，有峻补、蛮补、呆补之嫌。

什么是峻补？什么价格贵吃什么，什么作用快吃什么，这叫"峻补"。它违背了补药的质量互变规律。进补是个慢功夫，应当细水长流。进补太猛何以能"润物细无声"？能不撑坏胃累倒脾？急性子吃不了热豆腐，慢性病只能慢慢补，绝对受不了峻猛的补药。因此，进补尤其是抗老防衰的预防性进补，原则之一就是"慢"和"缓"。

什么是蛮补？用量大、用药多、用药频。有人自作主张，视补药为米饭，本来一天只吃两次就吃它三五次，本来一次只吃一片的索性吃它两三片，而且药物品种多、剂型众，同样一种补药，打针、口服都是这个药，既煲汤又煎药，既浸药酒又做药丸，既有国产又有进口，很有一股蛮劲。问其所以，说工作太忙，多吃快补希望病能早点好。蛮补的结果是让脾胃短时间内突然超负荷工作，最终补过了头，病未见好脾胃先伤。而且多种补药吃进去以后，效用可能会相互抵消，而毒副作用则可能会叠加。蛮补之人不为少数，患者之心切、亲朋之关爱、医生之放任，都是其重要原因。

食补也是这样，比如吃火锅，总是存在吃太多、太久某类食物的不良嗜好。鸳鸯汤底中大鱼大肉，冬季吃些本来有益，但如果一年四季都吃就会补过其所，结果口腔溃疡、口苦、口臭、胃胀、烦躁多梦、大便干结或溏滞不爽、脸上长痘、身上生疮、体味重、白带多等会冒出来，而且不经意中脑满肚肥，血糖、血脂等这高那高接踵而来……此食补太杂、补得太蛮了。

不过，真遇此等补过头情况，可喝点凉茶，泡点金银花、菊花、生山楂、白萝卜，或可稍解，但这是亡羊补牢的下策，不蛮补才是智者。

什么叫呆补？全是补药，人参、熟地黄、乌龟、枸杞、石斛、麦冬、当归等或者再加点黄芪，配上几颗桂圆肉、大枣，配上肉食作汤底，结果一料补炖下来吃得腹胀胃满，甚至腹泻腹痛。就是没有在补药之中放一些灵动的药物或食物，如陈皮、山楂、萝卜、生姜、小茴香之类，以成动静相宜，补行相须，让它在行行气、活活血、开开胃的环境中，鼓动补药，如此才能补、才更补。

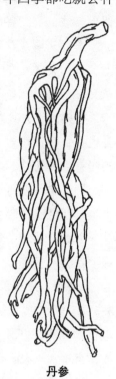

丹参

平时煲汤保健进补，需要注意 4 点。

一是补药品种不宜太多，两三味即可，剂量也不宜过大。

二是贵在坚持，不急功近利，关键天天能炖，让补药在缓慢的量变中产生补益的质变。

三是留有余地，不蛮补到头甚至过头。《黄帝内经》的"久而增气，物化之常"，在这里可以理解为补药取效，需要一个慢补渐长的过程；而"气增而久，夭之由也"，又可理解为补药在积累量变接近质变之时，就不宜再补，再补下去，反而会出现痰瘀湿热、糖脂尿酸、涩滞气血运行等补之过头的问题。

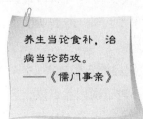

养生当论食补，治病当论药攻。
——《儒门事亲》

怎么把握进补的度？《黄帝内经》提出了以下几个度可以粗略地去把握，即"大毒治病，十去其六"，药性太厉害的，病去六分就可以了。同理，"中毒治病，十去其七，小毒治病，十去其八，无毒治病，十去其九"，总以"无使过之，伤其正也"为原则。祛邪扶正都是这个道理。

这里要强调的是，即便用对人体无毒的药物来治病，也要"十去其九"，留下一成，靠"谷肉果菜，食养尽之"，即靠平衡的膳食，来解决这剩下的百分之十的问题。这六、七、八、九关键的节点，对进补具有普遍的指导意义。

> 养性之道，不欲饱食便卧及终日久坐，皆损寿也。
> ——《养性延命录》

根据"十去其九"的原理，可以得出结论：进补也好，吃饭也好，都有一个量变到质变的过程。慢慢补，渐渐益，才能够化气、增气、补气。但是补益到将到或刚到质变的节点时，就必须果断的打住，否则过头了就是"夭之由也"，就会乐极生悲，就可能老的问题解决了，新的问题又出现。

因此一定要把握住进补的内容、数量、速度和时间这些"度"的各个环节。

【案例】某翁，63 岁，患前列腺增生症 5 年。小便频急、余沥不尽、夜尿 3~5 次。辨证属肾气不足、瘀痰互结。3 周汤剂起效后，用十补丸＋保元汤＋三甲散加减，补肾气为主，化痰瘀为次，做成蜜丸，服 2 个月，症状基本消失，夜尿仅 1 次而已。

病家甚喜，时值隆冬 12 月，贪恋其效，欲取全效而后快，目的是解决剩余的夜尿 1 次问题。遂又自作主张，原方做蜜丸再服用 2 个月。不料春节后不久，不仅小便又余沥不尽、夜尿 3~4 次，而且新发头昏、口苦、失眠，舌黄腻，脉沉弦之中稍有紧象，测得血压 160/98 毫米汞柱（1 毫米汞柱＝0.133 千帕）。

此《黄帝内经》"气增而久，夭之由也"的结果。病家非独补（鹿茸、附子、肉桂）之过头，而且又加春节应酬，鱼肉酒菜吃得过多，从而元气虚于下，肝阳亢于上，所以不仅使前列腺增生症宿疾复发，而且更添高血压病之头昏。遂速予天麻钩藤饮＋黄连温胆汤，降其因过补而变生的高血压。血压平稳 1 个月后，仍从肾阴阳两虚和痰瘀互结论治，再予原方丸药一料，服 2 个月，夜尿和头晕得以平稳，至今 2 年未见再复发。

看来"适可而止"不仅是一个生活理念，也是养生保健的一条规律；"减法是补"不仅是种处世观念，也是养生保健的一个法则。对于现代人来讲，舍弃就是养生，放下就是保健，减少一点就能增寿几天，不病不虚不吃补药，这本身就是养生。通俗点举例，上了年龄又机缘不合时，当了科长，就不再想当处长，这就是养生；赚了一百万，就不奢望再赚一千万，这也是养生。如此说来，养生就是放下，就是舍去，就是做减法。

如果说青少年人要做加法，中壮年人要做乘法，那么，中老年人要做的应该是减法。对于 50 岁以上的人来说，广义的进补，应该包括减法是补。国外有一句谚语：One penny owning is one penny saving，意思是说省得一分就赚了一分。看来这不仅是理财之道，更是中老年人的保健养生之道。

四、进补不分体质

人之体质分有九，不同体质补不同。

阴虚体质吃补阳药，无异于火上加油，参、茸不能轻易沾口；同理，阳虚体质吃补阴药，无疑是雪上加霜，甲鱼、麦冬不能轻易使用。现实中，阳虚补阴现象却较普遍。现在似乎国人十男九虚，而且虚多在肾阳不足。有些商家深谙赚钱之道，不少食物或药物，总要贴上"补肾壮阳"金字招牌，图能卖个好价。

也有阴虚误补其阳。有些男子鹿茸一吃，心烦气躁、睡不着觉、鼻孔流血、咽干口燥。壮男、少妇冬季吃点狗肉倒也无妨，但如果夏季也照吃不误，几顿之后，上面脸上长痘，下面大便秘结，更多见的是睡眠变浅，心烦气躁。殊不知，狗肉咸温，非常温燥，即便是气虚、阳虚之人，稍有过食都易阳气未见补上，而虚火已经炎炎。

因此，根据体质进补是一条基本原则，它是因人进补的具体应用，如阳气虚体质当吃甘温或甘热，阴血虚体质宜吃咸寒或甘凉。

实际操作中，比如，阴虚有火者，不妨来个排骨生地黄枸杞煲，价廉易烹，口感也不错，补肾阴而熄虚火。因为排骨咸平，生地黄甘寒，枸杞甘平，三药组合，平中带凉，加几块萝卜，不仅滋阴补水，使虚火难生难冒，而且补而不腻，不碍消化功能。

反过来，如果阳虚之人吃此煲，不仅不能补阳，反而会伤阳气，常吃的结果多半是脘闷胃堵，不想吃饭，舌苔厚浊，正所谓欲补反损。

既然阳虚、阴虚虚性体质尚且不能如此乱补，那么，痰湿、湿热、气郁、瘀血等以邪实为主的实

> 饱食即卧生百病，不消成积聚也。
> ——《养性延命录》

性体质，当然更不能随便妄补。

【案例】某七旬翁，头痛脉实。自以为年老体虚，便吃红参蒸鸡进补。不料当晚就不省人事，肢体瘫痪，确诊为脑出血，几天后抢救无效身亡。原来此翁患的是肝阳上亢型的实热头痛，而红参是温补元气之药，具有益气升阳作用，只适于阳气亏损的头痛。而肝阳偏亢头痛吃红参，犹如抱薪救火，反使肝阳更加亢盛，故遭此不幸。

五、单一进补

四五种补药堆积在一起进补固然不是上策，但如果只是一种补药单打独斗地从头补到尾同样也非智举。生活中讲"三个臭皮匠顶个诸葛亮"，数学上讲三角形的稳定性，事业上讲"一个好汉三个帮"，同理，中医用药上讲复方配

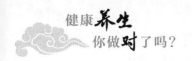

大渴不大饮，大饥不大食。
——《寿世保元》

伍。西医治病用的是药，中医治病讲的是方。中医的"方"由方药配伍而成，配伍就至少得两种中药以上，按照中医的理法和配伍要求，有机地组合成方。这样，方才能起到优势互补、毒副作用相互抵消的作用。

因此，再贵再好的"单枪匹马"药，其效果一般也比不上普通药物配伍而成的方。如同演一场戏，主角再好也要有跑龙套的，中药进补也是如此。如人参补气，单用力逊，配上黄芪，或附子，或白术，或成参芪剂、参附剂、参术剂，则补力倍增。有人知道人参补气，由是乎早上人参茶，中午人参片，晚上人参汤，补气的效果十分有限；如果早上参芪茶，中午人参蛤蚧口服液，晚上附子理中丸（含人参，白术），则补气效果倍增。再如，晚上来一盅人参＋石斛补气阴，人参＋当归补气血，人参＋桂圆补心脾……比单纯的炖人参、炖当归、炖石斛、炖桂圆效果肯定要好。

生活中，有人天天一杯枸杞茶，有人早晚吃阿胶，更有甚者每日吃上十来根冬虫夏草，欲其大补而后快……结果不仅可能蛮补过头，而且单一进补效果差，多半是浪费药材。毕竟，红花再好，还要绿叶扶持；君药再补，还要臣药助力。多种中药配伍在一起，补性才能充分发挥出来。这就是中医处方为什么要讲究君臣佐使的原因所在。处方治病如此，处方保健也不例外。

而且在进补方剂中，一般不宜全然是补药的叠加，补药中不妨稍加一点泻药，与补药相反而相成，从而能提高补药的补力，而且还有避免峻补、蛮补、

呆补的作用。

【案例一】老年人因高血压、糖尿病等病缠身而眼睛流泪，视物模糊，此乃肝肾精血不足的缘故。生活中不妨用西洋参补气阴、枸杞补精血，再加点菊花清肝火，三药相配，泡茶当饮，日积月累，对改善症状、延缓病情，会有好处。但不能只用西洋参或单服枸杞，也不能只用参、杞纯补，稍加一点菊花泻肝火，使补中有泻，补而不呆，反能尽施其补。

同理，防治老年人老花眼之名方"驻景丸"，用枸杞、熟地黄、白蜜之补，再加车前子之泻；"桑麻丸"用黑芝麻和白蜜之补，再加桑叶之泻，都是两种以上的补药为主配以泻药，而成补中稍泻，补而不呆的治肝肾不足、眼花目蒙之名方。

【案例二】结膜炎后的红眼病怎么办？1995年深圳红眼病流行，拙拟"四花汤"煎汤代茶：金银花10克、菊花15克、密蒙花10克、红花10克，清肝热泻肝火兼活血，但不能全泻，所以再加枸杞12克，使"四花"泻火之时有一味枸杞肾阴养肝血莫底，效果比单用泻药明显要好。实际也是如此，效果好，当时供不应求。看电视时间久容易目涩、视力下降，也可用"四花汤"缓解。

泻不伤正，清不伤肝；补不全补，泻不全泻，此中药配伍之妙。进补名煲、祛湿靓茶、温补药酒，莫不如此。

六、以药代食

有人认为饭食保命，药才能补，由是大药罐、小煲盅，抱着药罐过日子，大有以药代食之势。其结果往往是越补越不想吃饭，越补越是脸黄肌瘦，明摆着一个"赔了夫人又折兵"的下策。

药物纠偏，食物养命。药物性味偏差较大，宜于治病，是生病之后不得已的手段；食物性味偏差较小，用于补养，是人体维持生命的必然保证，即《黄帝内经》"谷肉果菜，气味合而服之，以补精益气"所含之义。

因此，药物进补的前提条件是能吃饭，因为有胃口能吃饭，药物才能消化吸收，药效才能发挥作用。这其实是一个外因要通过内因才能起作用的常识。一个人如果饭都吃不了几口，吃下去一堆补药

> 饮过度者生水，食过度者生贪。
> ——《慎子》

是难以奢望它能起到多大补益效果的。非但如此，补药多滋腻厚重，没有食物奠底，容易伤害脾胃，反而会削弱胃口，加上药毒蓄积，补药再好也是枉然。至少站在这个角度上，我们说药补不如食补。

【案例】女，产后体肥，哺乳6个月断乳节食，体重从62千克减为51千克；接着月经推后，经量变少，面黄肌瘦，气短神疲。由是，一边节食求苗条身材，一边交替吃补气血的人参、鹿茸、当归、黄芪。结果排骨身段常闹感冒，人枯似蝼常易头

> 善治药者，不如善治食。
> ——《食治养老序》

昏，胃口变差没食欲，月经一闭就是9个月，此吃补药多过吃食物的结果。嘱其停服补药，食谷肉果菜，平衡食之，同时吃中药八珍糕和七味白术散。3个月，月经来潮，又5个月，体丰气足、面色红润，再过1个月人健如常。

看来，人是铁，饭是钢，再好的主食之外的食物也是辅食；养生保健"以粮为纲"，永远错不了。

七、进补不分男女老幼

相对说，男性以肾为先天，补肾精为主，即便有血虚也是补精以生血；女性以肝为先天，补肝血为要，即便有精亏也应补血以生精。因此，就动物补药而言，男性多用如鹿茸、海参等以补肾精；女性多用阿胶、黄明胶等以补肝血。

小儿为"稚阴稚阳"，成年为"壮阴壮阳"，老年为"衰阴衰阳"，因此，小儿以食补为主，即便要补也多是植物补药，一般不宜动辄吃胎盘、鹿茸之动物补药，否则拔苗助长。另外，小儿"脾常不足"，补要立足补脾，吃得下饭才长得了个。

老年人阴阳、气血、精津都虚。阴虚者阳也多乏，阳虚者阴也多亏，单纯的阴虚、阳虚、气虚、血虚、精虚、津液不足者，实属少见，进补尤其不能过偏。因此老年人进补要注意以下三点：

一是阴阳气血俱补，以补阳为主。因为"阳主阴从"是生命的基本规律，人老阳先衰，所以补阳当是一条主线，贯穿于老年补益全过程，即便是阴虚血虚，也要有补阳药，如甲鱼加点人参、当归加点黄芪、龟甲胶配点鹿角胶、阿胶配着人参等，皆是阴阳气血双方之范例。

明朝大医张景岳有段名言，可谓一语道破天机："善补阳者，必于阴中求阳，则阳得阴助而生化无穷；善补阴者，必于阳中求阴，则阴得阳升而泉源不

竭。"熟知的金匮肾气丸是张景岳补肾阳的代表方，原方是从六味地黄丸补阴药的基础上加桂枝、附子两味大热之药而成。方中只此两味补阳药，意在阴中求阳，使微微之火，成"少火生气"之用，肾气充则肾阳旺，故方名"肾气丸"，效取补肾阳，是阴中求阳的代表方。

二是在做膏方、丸剂、酒剂等补剂时，要注意一定用些补元阳、益精血的"血肉有情"之补药，即动物补药，如鹿茸，海马、海龙、龟甲，鳖甲、阿胶、黄明胶、鞭等，正所谓草木无情，动物有意，大堆补益草药中夹着几味动物补药，不仅能提升补品档次，更重要的是动物补药更能从气入血，从脾到肾，能倍增植物补益药力，老年人进补尤其要注意这一点。

三是冬天进补更为有效。虽说现在空调和暖气使得冬暖夏凉，可以不必冬季进补了，但这只是针对正常人、强壮人而言。真正有病需补、老年进补、保健酌补，四季中还是冬季为好，老年人阳虚在先，尤应如此。毕竟人工暖气小气候不敌冬季严寒大气候，阳气"冬藏"这一自然规律，再厉害的人工气候也拗不过、转不了，只能顺从，不能违逆。

八、进补不分剂型

用药如用兵，治病如打仗。譬如打现代战争，不是海陆空并驾齐驱，恐怕连还手之力都没有，更不用说核武器和信息战了。中医治病也是一样，自古以来都是汤、膏、丹、丸、散、胶囊、酒剂等剂型，齐头并进，相互配合，各擅其长。

但是，现在大家似乎都习惯了只用汤剂这一种"武器"。每次看病后都是喝着一碗黑乎乎的苦涩药汤，即便是治疗论年论月计的慢性虚损性疾病，也是如此。不仅花费过大、浪费药材，而且久喝容易败胃，味苦涩难以坚持，久用补药，又易补之过头，这些汤药的缺点，有些医生熟视无睹，不少患者也习以为常了。

但老祖宗留下来的剂型远不止汤剂一种，当补益需要持续数周以上时，会从药物的剂型入手，一般都是汤剂开路，丸散（包括药丸、膏方、胶囊、酒剂、煮散等）殿后，如此能较好地解决上述补益的技术和经济等问题。

以汤剂和丸剂比较为例，"汤者荡也"，治病贵

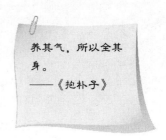

养其气，所以全其身。
——《抱朴子》

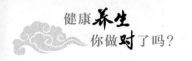

在神速，对于危急重症或慢性病急性发作期间，用汤剂能速取其效，而且便于调整处方；"丸者缓也"，对于慢性病宜缓，步步为营，当汤剂初取疗效后，用丸药能抽丝剥茧，慢慢起作用，便于坚持。所以，我们治虚损性为主的慢性病，以及体质过偏、亚健康、免疫力降低、某些老年病或延衰抗老等，一般都是先用1~3周的汤剂开路，取效后再量体裁衣以丸、膏、酒、胶囊、散等剂型继之。继之剂型，方便有效、不易补之过头、省时省钱省药材，利病利人利口感，深受欢迎。往深处说，还能解决看病难、看病贵的问题。确实，临床上防治疾病使用丸散等剂型的机会远比汤剂多得多。

就进补而言，重点介绍茶剂、丸剂和酒剂（膏滋方在第三章"四季养生"中第五节"冬季养生"介绍）。

1. 茶剂

即将药物沸水泡服，如饮茶般。主要选择口感好、容易泡得出味的药物，沸水泡上5~10分钟就可当茶饮。它寓补益于茶饮之中，不失为慢补细调的一种简便方法。

如西洋参枸杞茶，益气阴，宜于夏天汗多气虚的口渴神疲；菊花枸杞茶，养阴清肝，宜于肝虚的目涩畏光；胖大海西洋参甘草茶，益气利咽开音，宜于慢性咽喉炎的声音嘶哑；红参桂圆肉茶，补气生血，宜于气血虚弱的失眠多梦。

2. 丸剂

多种药物配伍在一起研成极细粉末，或药物提取后加相应黏合剂，再适当加入一些其他辅料制成中药丸。从补益角度看，蜜丸较好（糖尿病则用水丸）。根据病情需要，医生可以处丸剂中成药，如六味地黄丸、金匮肾气丸、归脾丸、乌鸡白凤丸、补中益气丸、人参养荣丸等。

我们制定了一些固定药丸，如治疗老慢支的培乾壮坎丸、治疗胃痛的建中三合胃痛丸、治疗高血压病的真武降压合丸、治疗冠心病的益气宁心丸、治疗糖尿病的肾气降糖丸、治疗痛风的泄浊化瘀痛风丸、治疗焦虑的柴胡龙牡焦虑丸、治疗老年痴呆的培元痴呆脑通丸、治疗妇女更年期的二仙益肾更年丸、治疗不孕症的加味毓麟丸、治疗子宫肌瘤与卵巢囊肿的鳖甲补活软通丸、治疗皮肤瘙痒的乌归桂芍肤疾丸、治疗头痛的芎芍蝎麻丸，以及八宝益元增寿丸、降脂延寿丸、柴平亚健康丸等，临床应用五年多来，疗效佳。

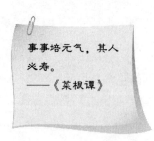
事事培元气，其人必寿。
——《菜根谭》

但更多的是量身定做的药丸，即汤剂药物治疗初步取得疗效后做成的药丸。一般一料丸药用 10~15 天的汤剂药物及其用量，吃 2~3 个月，不仅不苦口，而且针对性强，潜移默化接力于汤剂之后，疗效很好。

具体服法是：每次 8~10 克，早晚各 1 次，晨起与临睡前，或每天 3 次，餐后温水送服。2~3 个月为 1 个疗程，每年 1~2 个疗程，无须全年服用，谨防补之过头。

> 正气存内，邪不可干。
> ——《素问》

3. 酒剂

酒剂俗称药酒，指药材用食用酒浸泡或隔水炖煮，去渣取液而制成的澄清液体制剂。亦食亦药，亦饮亦调。借酒治病或保健，已历数千年。

酒在性为热，可以去寒。在质为五谷所制，可以温阳补益气血。作为一种溶媒，不仅能浸析出药物的有效成分，借助其易发散的特性，还能助长药效、倍药力，一物而数擅其功，效果肯定。

酒剂在进补剂型中扮演着重要的角色。在补阳气、补气血、改善阳虚体质、防衰抗老、提高免疫力、温经通络、疏风止痛等方面，具有独特优势。尤其在下述三类疾病，独擅其功：

一是治疗冬季易患的疾病。包括支气管炎、肺气肿、过敏性鼻炎、寒性月经不调、痛经、关节痛等。

二是阳虚、气虚体质以及亚健康。如失眠多梦、怕冷厚衣，夏天不喜吹空调、平时容易感冒、自汗盗汗、气短乏力、不耐劳作、记忆力下降、性功能减退、发须早白早落、脸色萎黄、长暗斑等。

三是治疗阳虚类疾病。如冠心病、高血压病、糖尿病、咳嗽、哮喘、胃脘痛、腹痛、腹泻、头痛、关节痛、带下痛、月经不调、前列腺疾病、不孕不育等，尤其用治阳虚性男性弱精子症，看准了应用疗效确切。因为精子发育成熟时间需要 72 天，一料酒下来正好也约服 2.5 个月。两个多月的少量、持续药酒温补养润，正好可望孕育出一批质优精子。

我们体会：一是平时不喝酒的人效果更明显。二是药酒不能持续久喝，每次两个月即可，久则易上火长湿；毕竟药酒也是酒，含有较高的酒精，服食时要遵循少饮有益、多饮则害的原则。这是它与丸、膏、散、胶囊以及汤剂的最大区别所在。

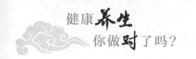

如何自制药酒，要之有五

一是针对自身情况和所需，准备药材。不过，最好让医师来确定。所加药物总数应在 10~20 种，发挥复方大包围、增效减毒的作用。只要是补酒，红参、鹿茸、当归、熟地黄、黄芪、巴戟等，如同萝卜、豆腐之火锅锅底，乃必备之药。如担心参茸太热，可加麦冬、生地黄、知母以制约。同时一般要有 1~2 种动物类补益药。泡出药酒颜色应是深色不能透视，否则，含药量太少，含水或含酒精量太多，即药物浓度不够，饮之弊大于利。

二是用深色玻璃瓶泡酒。白色透明的好看，但药物的析出率和保存率不及深色。

三是使用粮食酿造的酒精浓度[①]50% 以上的酒，尤其当药材中有动物药时，必须要达到这个酒精浓度，否则药酒未成，其中的动物蛋白质可能腐烂变质。

四是酒的用量，一般头次泡酒，酒量要过药面 1/3，二次泡酒刚过药面即可。一般制作药酒以容积 5 000~10 000 毫升茶色玻璃瓶为宜。

五是泡制的时间，一般无动物药的药酒 2~3 个月（首次、二次一样），有动物药的药酒 6~8 个月（首次、二次一样）。

---

① 酒精浓度：指酒精体积分数。

如何饮用，要之亦五

一是将已泡好之药酒一次性倒入空瓶中（可以是多个空酒瓶），每瓶加蜂蜜 1~2 匙（一是蜂蜜本身就是补气药，二是改善药酒口感，三是防止药酒上火），封口，随开随饮。

二是每次服 10~20 毫升，随即稍饮白开水以冲淡酒精，保护食管和胃黏膜。因为药酒的温热之性大于单纯酒精和单纯药物，酌饮一口，犹如一股热浪通过食道，久饮多饮易灼伤。

三是空腹服，即晨起后 0.5 小时和临睡前 1 小时，各服一次，一天服两次。

四是服了药酒，要减少相应数量的其他应酬或自酌的酒量。

五是饮酒期间尤其饮后 1 小时内，不食生冷，以免削弱药酒的温补之力。

酒剂进补大多选择在立冬之后，但对阳虚体质或病情需要者，遵医嘱常年可用。

药酒之短，数之亦五

一短不在药而在酒，长期服用酒精，尤其对肝肾功能不好、有慢性肝肾疾病、心脏疾病，包括严重的肺气肿、肺心病、严重的高血压病等慢性疾病，饮之可能弊大于利。即便是保健药酒也不宜久饮和过饮，以两个月为度。

二短酒在性为热、在体为湿，对湿热性疾病，尤其是湿热性的感染性疾病，如盆腔炎、胆囊炎、肠胃炎绝非所宜；即便是慢性感染性疾病如肺结核、慢性肝炎、慢性肠炎等，亦非所可。

三短浪费药材，一料真正有效的药酒，不是市面上出售的药酒那样清澈透明，这种颜色的药酒，药物含量太少，单位容积内水分的含量太多。一料药酒所需的药物种类与数量都不少，而且一般只泡两次，而后如同煎剂之药渣，一弃了之，有些浪费。但从所泡之酒的颜色来说，即便是二道药酒，也是色深质稠，效力仍强。因此对于能喝酒的患者来说，可以将药渣煎煮作汤剂再分数十次饮用，仍有治疗作用。

四短泡制的时间太长，一料上等补酒，得耐着性子泡上一年半载，因为补酒的补药尤其是动物补药，没有半年难出其味，只泡浸一两个月，难称上等。

五短酒加补药，酒精度也高，即便沾口，也不要开车上路，否则难保不是酒驾，不可大意。

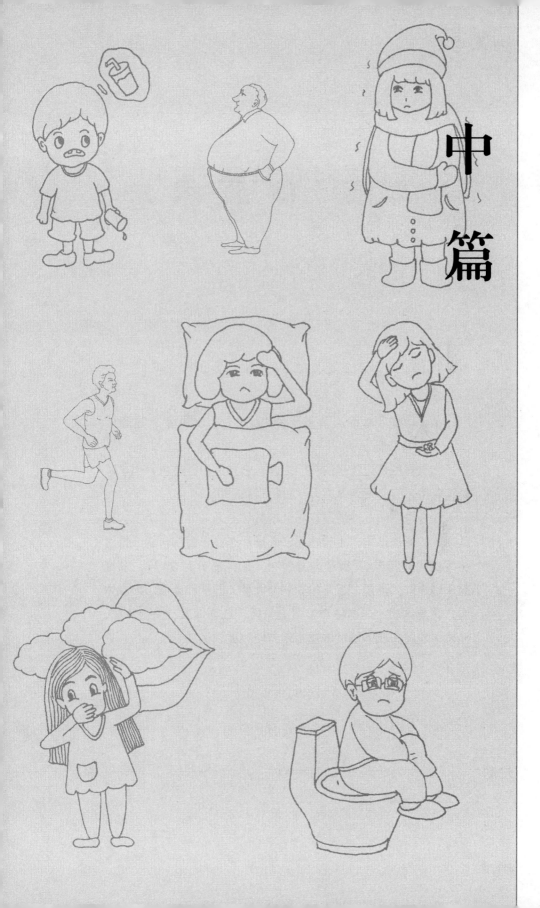

中篇

第二章　体质养生

体质父母给，调养己点缀，方式心领会，健康永相随。

体质养生是近年来的热门话题，它独具中医特色，也非常切实有用，有必要认真进行一番梳理和解析。

什么是体质？体质是在先天禀赋和后天调养的基础上，逐渐形成的形态结构、生理功能、心理状态等方面综合的、相对稳定的固有特质。《黄帝内经》把人的体质分为25种，掌握起来稍嫌繁冗复杂。近年来简化为九种，即平和体质、阳虚体质、阴虚体质、血虚体质、气虚体质、气郁体质、痰湿体质、湿热体质及瘀血体质，掌握起来方便也更切实。

第一节　体质的形成与养生

先天禀赋于父母，是我们无法改变的。有人说喝水都会胖，有人大吃大喝照样瘦，这些都与先天禀赋有关。但作为父母，通过后天的调养，不仅自己能拥有健康的体魄，而且还能给后代一个不过于偏颇的体质。比如孕妇产前体质易偏热，叫"产前一把火"，因此即便有些上火，或自感燥热也不能过食冷饮；产后体质易凉，称"产后一盆冰"，因此即便是大夏天也要保暖坐好月子。这样，才可减轻其后代产生过寒或过热的体质倾向。试想孕妇熬夜、纳凉吃冰棍，产妇操劳、不保暖，其后代能有一个好的、平和的体质吗？

后天主要与生活方式（饮食、起居、运动等）、自然环境（气候、空气、水、地理位置等）、社会环境（战争、人文环境等）、精神因素（喜、怒、忧、思、悲、恐、惊）、疾病、药物等有关。例如长期饮用凉茶，损伤阳气，容易形成阳虚体质；长期服用激素损伤阴气，容易形成阴虚体质；动辄使用抗生素，更易伤阳气，而且是从根上损伤，这应该是一些常见病，如小儿易多汗，成年人容易虚胖，壮年会反复感冒、精力与体力下降的原因之一。其中，对于生活小康的人来说，长期饮食不节最易引起体质的偏颇。

一、体质与疾病

"病"是怎么产生的？某种角度上说，是从明显偏颇的体质中来。作为常人，如果不关注自己的体质，往前一步就是疾病。换言之，有什么样的体质，就容易产生什么样的疾病。今天的体质是昨天造就的，明天的疾病是今天体质形成的。作为医生，不重视体质，容易只见树木不见森林，抓标而失本。这就是中医所强调的：既要关注人生的这个"病"，更要重视生病的这个"人"。体质是医生认识人体、认识疾病、制定治疗原则和维护人体健康必须考虑的重要因素。

因此，关注体质，纠偏扶正，是养生的重要内容。而就小康人家来说，养成一个良好的生活方式，能切切实实地让我们拥有一个相对好的体质，达到防病治病、健康幸福的目的。

> 善养生者养内，不善养生者养外。
> ——《寿世保元》

二、体质偏颇

大千世界人各异，不同体质约八九，原因就是体质有偏颇。只要稍加留心观察，就会发现其中的异同。从形体上看，有人高大威猛、五大三粗；有人短小精悍、娇小玲珑。从皮肤上看，有人肤如凝脂，无须化妆品，四季光泽；有人皮肤干燥，尤其秋冬季始终不离护肤品；有人油性皮肤终年毛孔粗大，油光满面，易有痤疮；有人毛发茂密光泽，有人发疏枯萎。从性格心理看，有人心胸宽广，有人狭隘偏激；有敏感者，有钝感者；有外向开朗者，有内向寡言者。从患病的难易角度看，有人喝水都会胖，有人天天大鱼大肉还是瘦；吃火锅有人始终很舒服，有人则舒服过之后，接着就是咽痛、牙痛、口舌溃疡、脸长疱痘；夏天吃寒凉食物有人从早到晚没事，有人立马胃痛拉肚子；有人心跳快，有人心跳慢……这些千差万别的表现产生的原因其实很简单，就是体质的偏颇。

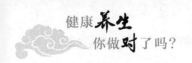

善服药者，不如善保养。
——《寿亲养老新书》

三、体质特点

（一）相对稳定性

在一定的年龄阶段内，人的体质是不会变动的，具有相对稳定性。因此，养生和治病都应考虑到体质因素。

（二）可变性

随着年龄的增长、生活与工作习惯的改变，体质会随之逐渐改变。因此不同的生活方式，日积月累，体质会向较好或较差的方面转化，具有可变性。正是利用这一特点，我们可以通过饮食、药物、心理、运动等健康的生活方式，来维护较好或纠正过偏的体质。

（三）多样性

恰如开篇所讲，《黄帝内经》把人的体质界定为25种，现一般简化为九种。正是不同的体质，才形成了五彩纷呈的人群。九种类型中的平和体质，大概占总人数的8%，这些人不是上帝对他特别关爱，就是自己的后天修为十分严谨。之外的92%的人都带有不同程度的体质偏颇。因此，对于多数人来说，不必对自己的一些小毛小病而耿耿于怀。

（四）疾病易感性

不同的体质容易罹患不同的疾病。相对来说，如阳虚、气虚体质易患过敏性鼻炎、感冒和支气管炎等疾病；痰湿体质易患肥胖、高脂血症、脂肪肝等疾病；气虚体质易患感冒、消化系统疾病；阴虚与血虚体质易患高血压病、糖尿病、萎缩性胃炎；气郁与瘀血体质，较易患某些精神类疾病甚至肿瘤等。即便是患相同的病，其预后和转归可因不同的体质而有所差异。

了解我们自己的体质，就可以与身体对话，了解生命的近况，倾听生命的吟唱，触摸健康的韵律。因此，关爱生命，就必须呵护体质，延年益寿就必须调养体质。这样才能获得健康，走过健康和幸福的一生。

四、体质与养生

养生者，养护生命也。人的体质和先天禀赋有关，也和后天造就有关。后天养生有必须遵循的原则，但也没有太多的清规戒律。什么是养生？其实并不复杂。养生就是顺从自然，日出而作日落而息；就是放下，不去过多追求身外之物，有违自然就有违养生。再通俗点说，养生就是饥了就吃不饿着但不过撑，热了就凉不热着但不过冷，歇了就动不懒着但不过劳，困了就睡不缺觉但不赖床……但我们似乎离这些都有些渐行渐远了。广西巴马人为什么长寿？答：因为"二多"和"二不多"，即动得多、睡得多，想得不多，吃得也不多。

> 善养性者，则治未病之病，是其义也。
> ——《备急千金要方》

这样看来，养生是一种生活方式，是一种后天修为，折射出的是人生的感悟，但它需要知识的积累、行为的向善，最基本的是需要自己付出，而且是一分耕耘一分收获，健康是用钱买不到的。因此养生需要从生活的方方面面去重视它、养护它，生命就会在点点滴滴中得到滋养。

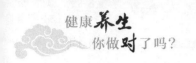

第二节 体质的分类特点和调养

一、平和体质

平和体质乃阴平阳秘，脏腑和谐，经络平衡，气血运行有序。整个人体的内环境如同太平盛世的政令畅达：有序、高效、协调、均衡、平和。其特点：健康与少病。但平和体质仅占总人群的8%，乃上帝垂青、善于养生之辈也。

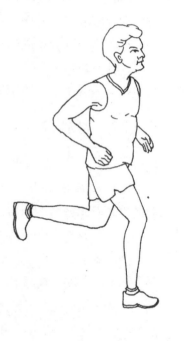

（一）平和体质辨识

1.形体

形体匀称，体重稳定，波动不大。反映了新陈代谢的平衡和畅通，与之相应的是大小便正常，较少腹泻与便秘。

2.皮肤

虽然也可能会生斑长痘，但肤色光泽，斑痘易消，治疗也易，说明皮肤的血液循环好。

3.唇舌

舌唇淡红，不暗紫不枯薄；舌苔薄白，舌质淡红而润，舌体大小适中。大致反映了体内环境的洁净，即各项指标如糖、脂、尿酸、血压等，不低不高。

4.毛发、爪甲

光泽华丽，说明肝血、肾精、脾气充盈旺盛。

宋代朱熹有一首诗"半亩方塘一鉴开，天光云影共徘徊，问渠那得清如许，为有源头活水来"，颇能借以意会到平和体质的缘由和景象：那水面的清澈，是因为有活水源源而来，进出和运行平衡。

人的健康也是如此，进和出，包括体内的各个中间环节，只要一脉相承，畅通无阻，其外形必然清爽荣润，这就是平和体质所具有的特点。具有这种特点的人，对环境的适应能力较强，如耐寒又耐热，能饱也能饿，不易怒也不易忧，从容和缓，一片祥和。

（二）平和体质表现

平和体质的另一特征是情绪平稳，七情适度，性格稳定。在这种平和的状态下工作，内在的五脏六腑不受外在的七情干扰，该干啥就干啥，分工合作，有条不紊，乐在其中，能不长寿？

《黄帝内经》早就指出人的生理寿命是近120岁。现代生物医学也从几个方面研究证实了这一点，如生物寿命都是其青春发育期的6倍。以20年为人的发育成熟期，6倍不就是120岁吗？

在这个星球上，动物一般能尽享其天年，如狗能活过12年，而且一般多是无疾而终。

唯独万物之灵的人很少能够活到120岁这个寿限，非常重要的原因就是人有思想，有太多的七情六欲。他在改造和享用世界的同时，付出的是寿命的代价。

所以，从某种程度上说，平稳的七情（健康四大基石之首）才是养生的关键所在。平和体质之人所以能"年皆度百岁而去"，主要原因是他们能"恬淡虚无，真气从之；精神内守，病安从来"。

因此，人活在世上七情不要过用、过敏感。过与不及，都会使七情波动过大，伤害人的内脏。《黄帝内经》说"怒伤肝、喜伤心、思伤脾、忧伤肺、恐伤肾"等，并解释道"喜则气缓，怒则气上，思则气结，悲则气消，惊则气乱"等，其结果首先是产生过偏的体质，进而产生过多的痰湿、郁火和瘀血等，最终导致身体形态上的改变，如肿瘤、动脉硬化、高血压、糖尿病、慢性炎症等。

从这个意义上说，养生首先是养神，神静而安，神安而平。修炼平和体质，关键在修炼平和的七情，也就是心理平衡。

我的一个朋友是典型的平和体质。生在长寿家族，耐寒又耐热，体形不胖也不瘦，性格温和，精力旺盛，平时少有感冒，常常适量运动，在深圳夏天可以不开空调，去北方衣着也不厚实，生活规律，二便正常，西医检查各种指标均无异常，着实让人羡慕不已。问及其家族长辈，多数年过九十还健在。

从中可知：

养性之道，莫久行、久立、久坐、久卧、久视、久听。
——《备急千金要方》

其一，平和体质，是与生俱来，爹妈给的，上天厚爱也。遗传如此之重要，折射出十月怀胎养育后代的重要。生孩子容易，而要生一个体质相对平和或不过分偏颇的孩子，则非每一个父母都能企求得到。

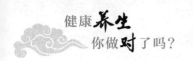
养生以不伤为本
——《抱朴子》

其二，平和体质，也可以后天修得。观察发现：有些人波折之后，看穿了红尘，悟出了人生，凤凰涅槃，人变得钝感了，修而得来，一如刚直不阿的郑板桥的"难得糊涂"，直言人生真谛。因此，后天的历练和教养同样十分重要。

作为父母，要善于从小教养孩子，养成平和的七情和做到约束自我，掌握适度的原则，拥有平和的心态和宽容的心胸。在小康时代，要从骨子里懂得并践行不过食、不过劳、不过逸、不恣情纵欲、不放纵思绪，积极进取，动静相宜。

有人去广西巴马解读长寿的原因，当地人回答道"因为贫困而长寿，因为简单而健康"，日出而作，日落而息，山清水秀，空气清新，无欲无求，五谷杂粮，养血长气。我曾与一91岁老妪交谈，其思维之敏捷、行步之疾速，甚是自愧不如。其之所以长寿，良由以也！

人老了再去讲养神、讲养生、讲七情适中，讲心态平衡，虽可"亡羊补牢"，但不亦晚乎？因此，养生就在当下，但永远都在路上，没有太晚，只有尽早。

（三）平和体质调摄

中医养生无非养神与养形，且前者第一。神如果调不好，内脏如何能安静？即便花许多时间与精力锻炼，吃这补那，但如果心理修为首先跟不上去，一切都将付诸东流。"撼山易，撼秉性难"，七情的培养应该尽可能从孩童抓起，老了再调神会很难，因为神的核心是秉性！

想要获得持久的平和体质，必须遵循：不伤不扰，顺其自然。换言之，养生就是简单、就是自然、就是放下，它反映的是世界观和修养。切忌没事找事，画蛇添足。但现实中这只是一种理想境界，难以完全做到，然而只要明白了道理，就会遏止无休止的奢望，适度才是养生可行的准则，否则就白拥有了一个理想体质。

二、阳虚体质

《黄帝内经》讲过"阳气者，精则养神，柔则养筋""阳气者，若天与日，失其所，则折寿而不彰。故天运当以日光明"。人体的阳气就像天空中的太阳

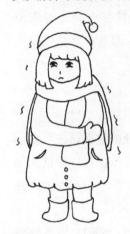

一样重要，人体生命要充满生机活力、精神慧爽、筋骨柔韧、体格矫健，都需要这轮"红日"的阳气照耀。如果人体阳气减弱，外界的六淫（风、寒、暑、湿、燥、火）和内在七情（喜、怒、忧、思、悲、惊、恐）等就会伤人，人就会生病折寿，生命活动就会暗淡无光。

（一）阳虚体质成因

1. 先天禀赋

"种瓜得瓜，种豆得豆"是小学语文教材儿歌，说的是物种遗传，春耕秋收，而且种啥收啥、多耕多收。人作为灵长动物，具有明显的遗传特性，这种特性反应在体质上，成为形成体质非常重要的原因之一。和其他体质一样，先天禀赋是阳虚体质形成的重要原因，父母是阳虚体质者，其后代也多是，尤其是高龄夫妇所生的后代。

2. 饮食偏嗜

如孕妇过食寒凉，会伤胎儿阳气；平时嗜食凉茶冷饮、贪凉薄衣，添减失时，容易受寒，伤到阳气。

3. 幼年罹患疾病

如"气管不好多阳虚"，尤其是婴幼儿时期就患上慢性气管炎、支气管哮喘，加之过用抗生素和苦寒中药，极易成年后形成阳虚体质。

4. 过劳

过度性生活和过度的体力劳作都易损伤肾中阳气，形成阳虚体质。

5. 年龄因素

《黄帝内经》说"年四十而阴气自半"，又说女性"六七三阳脉衰于上，面皆焦，发始白"，男性"五八肾气衰，发堕齿槁；六八阳气衰竭于上，面焦，发鬓斑白"。人老阳先衰，年过四十尤其年过五十岁者，多数已阳虚。

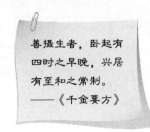

善摄生者，卧起有四时之早晚，兴居有至和之常制。
——《千金要方》

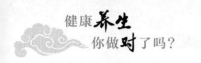

6. 环境因素

常年在寒冷的环境中工作，即便壮年也容易形成阳虚体质。

（二）阳虚体质表现

《黄帝内经》说"阳虚生内寒"，阳虚体质的本质特征是内在的阳气不足，寒象丛生，通俗的理解就是发动机动力不足，缺乏能量。好比冬天供暖，暖气不足，房间里面充满着冷气。可以从以下5个方面来判断是不是阳虚体质。

1. 怕冷

怕冷是阳虚体质的基本特征。特别是三个部位怕冷：背部、小肚子、关节怕冷。中医讲背部是阳气聚集的地方，小肚子是关元穴所在的位置，关节是阳气进出体内的通道。所以，生活中不论阳虚与否，都要注重保护身体的这些部位不受寒。如果这些部位怕冷了，多半是阳虚体质。

2. 颜色发白

阳气是人体的一种热能。如同烤红薯，没有足够的火来"烤"，皮肤当然是夹生色白。举4个"发白"的例子：脸色发白，小便清白，头发稀白，舌淡苔白，这些多半是阳虚。

3. 痛

中医讲"不通则痛"。因为阳气虚，气血流通不畅，所以痛。阳虚痛的特点是：有冷感、得温则舒、得按则减、遇冷加重。最常见莫过于关节痛、头痛和痛经。特别是吹冷风就头痛，关节能像天气预报一样，阴雨天气前就开始疼痛，月经将来或月经期间小肚子痛，或腰也痛，中医称之"痛经"，一般都是阳虚。

4. 机能减退

阳气如同电源，虚则"电力"不足，所以代谢的能量与热量不足。表现为：神疲乏力，精神萎靡；尿频色清、小便失禁；大便稀溏或完谷不化；自汗盗汗；月经量多，经期延长；性欲减退或阳痿早泄；水肿尤其是下午足肿；睡眠浅、易惊醒或失眠等。遇此表现，警惕阳虚体质。

久视伤血，久卧伤气，久坐伤肉，久立伤骨，久行伤筋。

——《黄帝内经》

5. 其他

如肥胖症尤其是汗多肥胖；皮肤病，如痤疮与色斑，尤其是反复难愈，或皮损重，疙瘩大，留疤痕；骨质疏松等。

不同的体质容易引起不同的疾病。阳虚体质容易罹患下述 3 种常见疾病。

（1）过敏性鼻炎：鼻是呼吸道的"门户"，过敏性鼻炎是阳虚体质者的常见疾病，往往预示着整体阳气的下降，加之脑力过度，以及缺睡、少运动，感冒、咳嗽、神疲、汗多将随之而来，不可小视！生活中如能坚持运动加足够睡眠，加上使用中医的三伏灸、中药内服等，过敏性鼻炎多可明显减轻甚至不药而愈。

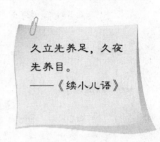

久立先养足，久夜先养目。
——《续小儿语》

（2）失眠：阴虚失眠是传统的观点，由阴血虚少、血不养心所造成。但随着阳虚体质增多，阳虚失眠的也相应渐多。其特点是白天精神萎靡、脑力不继，晚上精神较足、难以入睡，或梦多睡得不深。

【案例】某女，40 岁，难以入睡两年，神疲乏力，心悸胸闷，月经量少，怕冷，食纳可，二便调，舌淡胖苔薄白，脉细弱。属阳虚气血亏虚，用人参养荣丸，并嘱不熬夜、多运动，3 个月后，大有改观，失眠消除。

（3）气管炎：过去气管炎多发生在冬季或寒冷的北方。现在由于生活方式的改变和空调冷气的普遍应用，气候温暖的珠三角地区如同隆冬的北方，几乎四季都在上演着气管炎。从我们的临床经验来看，十个气管（炎）九个寒，温补阳气要保暖。

（三）阳虚体质调摄

1. 生活方式

尤其强调要到大自然中吸取阳气，《黄帝内经》说："苍天之气，清静则志意治，顺之则阳气固，虽有贼邪，弗能害也，此因时之序。"所以阳虚体质者，特别要重视顺应自然规律养生，以抵御外邪侵袭，保卫人体正气。

（1）运动生阳：运动是生阳、护阳和补阳的最直接方法，可以说运动不是周末的事，也不是春秋的活，一年四季 365 天都应坚持。

运动要生阳，就要顺应四季时序规律。如相对来说，春秋天要早卧早起，夏天要晚卧早起，冬天要早卧晚起。如此运动，不独阳虚体质，对所有体质都有改善作用。

（2）户外活动，多晒太阳：天空高悬的一轮红日，就是大自然赋予人类的一股取之不尽、用之不绝的阳气。取之之道：晒太阳和户外活动。

人之阳气生性能吸取日中之精华、天地之灵气，尤其是阳光，多晒太阳能得自然界阳气之助，是补阳最经济、最有效、最方便的方法。它不仅能有效防止中老年骨质疏松，小儿的骨骼发育不良，还能增强食欲，养颜嫩肤，补气益血，强壮筋骨。

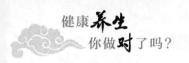
知足不辱，知止不
殆。
——《道德经》

如今，为了容颜，不少人讨厌阳光，遮阳戴帽，脸是白了，但阳气缺少，弱不禁风者多了。因此，补阳要回归自然，大力提倡冬天晒午阳，夏晒早晚斜阳。同时，要提倡增加户外活动，意在调动、蓄积阳气、改善阳气。《黄帝内经》说"阴者，藏精而起亟也；阳者，卫外而为固也"，说明人体经常与自然界接触，才能增加阳气的卫外（即抵御外来邪气的入侵）能力。如此，阳气循环于体表，阳充气足，诸如过敏性鼻炎、慢性气管炎、失眠、消化不良、腹泻、荨麻疹等阳气虚弱易患之病，就会少光顾、容易治。

2. 饮食宜忌

总体原则：选择温热食物以补养阳气，但不可多食、久用。

（1）五谷：《黄帝内经》说"五谷为养"。五谷中，糯米食性最温，食之补阳。一般阳虚粥补，可选糯米，但其性也腻，所以一餐中不可多吃。

（2）肉类：狗肉、牛肉、羊肉、鸡肉、鹿肉、雀肉、虾肉、蛤蚧、海马、猪腰等。《黄帝内经》说"五畜为益"，这些肉食性温味甘，补精益血之中还能温补阳气。但大闸蟹、牡蛎、鳗鱼、鸭肉等，性多偏凉，不宜多食。

（3）果蔬：韭菜、胡萝卜、芥菜、油菜、胡椒、南瓜、辣椒、黑豆、黄豆、刀豆、核桃、板栗、橘子、苹果、荔枝、榴梿等。《黄帝内经》说"五菜为充"，这些果蔬性温或热，食之能去寒暖阳。相反，绿豆芽、黄瓜、苦瓜、芹菜、西瓜、梨、甘蔗等属性多偏凉，阳虚体质者不宜食用。

（4）佐料：生姜、大枣、茴香、八角、葱、蒜、香菜，香菇。大凡佐料，味多香性多热，能祛寒补阳，但只能点到为止，稍"佐"而已。否则，食用太多，恐怕阳未补上火反升。

3. 药食调摄

（1）红糖与蜂蜜：诸糖中，红糖性温补阳兼活血，白砂糖性平兼益气，冰糖（石子糖）性凉补阴兼生津；而蜂蜜甘温，补阳不易冒火，养阳兼能润燥，自古药食两擅。

（2）红参：红参是人参的一种。顾名思义，其色较深似红色。它是未经炮制的人参洗净晒干后，再拿去蒸，蒸了以后再去晾干。经过蒸制后，它的颜色就从白变红了，它的药性也从白人参的平性变成了红参的温性了。因此，红参甘温补阳，是植物药物中补阳王牌，阳虚体质的上品。

（3）自古"药食同源"，药膳不仅美味健康，而且适合大多数人群。

①红参海马煲（1人分量）：红参10克，海马1条，大枣3枚，桂圆肉3克，生姜少许，放入鸡肉、猪肉若干，隔水炖1~2小时，隔天1次，30天为1个疗程。服1~2个疗程下来，能补脾、肾、肺中阳气，治慢性气管炎、慢性胃炎、怕冷、容易感冒等。

②红参香菇煲：红参10克，香菇25克，大枣3枚，肉桂1片，生姜1片，佐料适量，肉适量，隔水煲食。能益气温阳。大病之后体虚、癌症手术、放疗、化疗之前后，以及年老体弱者，可常食。

③参茸海马酒：红参150克，鹿茸50克，海马60克，熟地黄200克，当归100克，白花蛇1条，三七30克，鸡血藤50克，巴戟天60克，用酒精浓度50%以上的河源大米自酿白酒，酒过药面1/3，浸制半年以上，冬天服一料，治关节痛、痛经、头痛等阳虚痛证，非常有效。

④大枣花生粥：大枣20克，花生（不去衣）50克，山药30克，糯米100克，白砂糖少许。有温阳补气、提高免疫力、防治骨质疏松、软化血管作用。

⑤红参茶：红参5克，枸杞5克，大枣3克，沸水泡5~10分钟，随泡随饮，一料可泡3次，一天一次，有温补肺肾阳气的作用。

⑥芡实杜仲核桃加瘦肉煲：芡实10克，杜仲15克，核桃肉30克，猪瘦肉250克，慢火炖服，治五劳七伤、体弱多病、夜尿频繁。

⑦板栗炒牛肉和韭菜炒虾仁：这是广州两道食疗名方，补阳散寒，补精益血，调补肾阳虚衰。治疗肾虚性腰膝酸冷疼痛、耳鸣等，甚合阳虚体质。

⑧全鹿宴：鹿全身入药，是动物补阳食物的杰出代表。

从入药部分来说，鹿性甘温而咸，归肾、肝经。其中，鹿茸是雄鹿头上尚未骨化而带茸毛的幼角，而各种雄鹿已骨化的角称"鹿角"，两药均有补肾阳益火、生精血壮骨作用，是传统动物补阳药

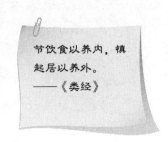

节饮食以养内，慎起居以养外。
——《类经》

中的王牌，至今仍位居"老大"。而鹿角煎熬浓缩而成的胶块称"鹿角胶"，鹿角熬膏所存的残渣，为"鹿角霜"，加上人们所熟知的鹿鞭和鹿筋，它们的作用虽稍有差异，但共同点都是温阳补肾。

从膳食角度看，除鹿毛之外，鹿的全身皆可入食，不仅可口，而且都有温肾阳、补精血的功能。如鹿肉、鹿血、鹿皮、鹿鞭、鹿筋、鹿蹄、鹿骨、鹿内脏，以及它们所煮出的鹿汤，概莫能外。东北有一道补阳名肴叫"全鹿宴"，对于阳虚体质的人来说，冬天不妨一品，但注意不能多吃、久吃。毕竟是肉食，毕竟是峻补，稍有过头，即会虚不受补，反而出现阳未补上而火先上冒，气未补起而脾先伤，随即出现的心烦失眠、胃胀腹泻。笔者2002年初即有类似经历，其中的利与弊，至今记忆犹新。

（4）中成药。市面上的补阳中成药较多，比较常用而且正宗的有参茸丸、参蛤口服液、金匮肾气丸、附子理中丸、右归丸、龟鹿二仙膏、龟鹿补肾丸、河车大造丸、固元膏等。虽功能和适应证有所差异，但补阳则一，可以按照说明书或在医生的指导下服用。

三、阴虚体质

年过40，阴气渐亏是不可抗拒的自然规律。"年四十而阴气自半"可谓至理名言。

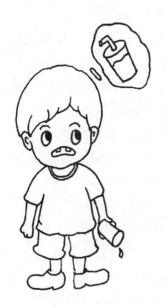

（一）阴虚体质成因

1. 先天禀赋

与任何体质一样，这也是主要原因之一。

2. 性格长期压抑

情怀不释，又不能发泄，阴从内耗，火从内生，火生则更耗阴血。

3. 药物因素

过用利尿药，如西医利尿药治高血压，利之太过，阴气必伤。过用激素，激素性热而火毒，过用则易伤人之阴气，促发或加重阴虚体质。

4. 饮食不节

过食辛辣、浓茶、烈酒、浓咖啡，这些都是辛香燥烈之品，易伤阴耗液。

（二）阴虚体质表现

《黄帝内经》说"阴虚生内热"，阴虚体质特征是干枯。通俗地说是体内的水分不足，如干柴容易着火。其特点有二：一是"干"，人体缺乏滋润而干涩枯燥；二是"火"，水不足不能制火而火上炎。它的表现也有四个方面：

> 胃气者，元气也。
> 饮食者，人之所赖
> 以生者也。
> ——《儿科醒》

1. 干燥

如大便干容易便秘，小便少容易发黄，皮肤干燥，容易出现色斑。阴虚火旺，火燥使皮肤失于润养，恰如煎炒食品之焦黄。阴虚之斑较难去除，即便去了也会在脸上留下痕迹；眼睛干、嘴唇干、咽喉干。因此，不少阴虚体质者，体形相对瘦小，相对来说，阴虚之人更不易发胖，是有口福之辈。其虽矮小但较精悍，虽身瘦但肌肉尚且结实，与气血虚弱的脸黄肌瘦、唇淡发枯、肌肉松软不同。以其食欲好，吃得下，吃啥不易胖，所以生活在小康时代的今天，相比阳虚体质，阴虚体质的人相对更有口福。

2. 内热

其特点是主观上有"热"的感觉，但体温并不升高，多表现为五心烦热，乃内热而生心烦。与阳虚体质的怕冷正好相反，阴虚体质怕热，称"耐冬不耐夏"，尤其怕夏天。

3. 少眠

阴虚体质的人体形多偏瘦，相对所需生理睡眠少，容易失眠，耐得住熬夜，但情绪波动较大，易急躁。

4. 其他

阴虚体质如果患上肿瘤，恶性程度较高，治疗较难，因为它易兼气郁或瘀血体质。阴虚瘦人一般不易"三高"，但如果形成"三高"，比阳虚、气虚体质的更难治，乃因阴虚者血中津亏，血液容易呈现浓、黏、稠状态，是中医所谓的虚中夹实病证，所以更难治疗。此外，相对来说，女性更易形成阴虚体质，因为经、带、胎、产、乳，其源头都来自于血，而血属阴，生理中消耗的阴血较男性多，所以女性更易形成阴虚体质。

【案例】某女，33岁，产后1个月，乳汁甚少，神情疲惫，大便干结，舌淡红苔薄白，脉细稍数。乃产后阴血虚弱所为，用当归补血汤加通乳药（当

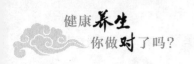

归、黄芪、穿山甲、王不留行等），结合黄豆、花生、黄花菜炖猪蹄，治疗1周，乳如泉涌。

（三）阴虚体质调摄

1. 生活方式

（1）顺势而为：生活中要减少阴液消耗，保护体内阴液，使水足而内热不生，所谓"不伤就是补"。

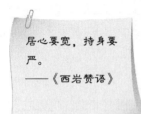

居心要宽，持身要严。
——《西岩赞语》

如不宜夏练三伏，烈日下运动易动火伤阴；运动不过多，避免阳动而伤阴；熬夜不过多，避免阴液耗伤；要避免烈日酷暑作业，谨防汗出过多，损伤阴液等。

（2）宁静安神："神"是典型的阳动过程。属阳的功能活动必然要消耗属阴的物质，也就是说人的各种功能活动（阳）都是以消耗物质（阴）为前提，心神活动越多，阴液消耗也就越多。所谓"着急会上火"，上火的结果必然会伤阴。

"静能生阴""静能生水"，水生火自宁，火宁阴自盈。心静神宁是最有效、最直接的生阴、护阴、补阴方法。如何能"静"？一是注意七情平衡，不过怒、过思、过虑等，情绪稳定阴液自盈。二是充足的睡眠，睡眠不仅补阳而且益阴，神宁才能入睡，入睡又能补阴。因此，熬夜与缺睡之人，易形成和加重阴虚体质。三是动中求静或静中求动，不宜过分强调锻炼肌肉和现代竞技运动，取而代之的是练习太极拳、静功、气功、八段锦、瑜伽等动中有静的运动项目。

（3）避免有形阴液的丢失：如过多或过久的泄泻、自汗、盗汗、遗精、手淫、性交，以及月经或白带过多等。人体阴液丢失过多，也是促发或加重阴虚体质的原因之一。尤其房事要有节制，"精"属阴，交媾有所节制，不仅养阳而且积阴。若不加节制，不仅伤阳而且损阴。

2. 饮食宜忌

总体原则：选择甘寒或咸寒滋润养阴的食物，以补津血阴液。

（1）忌食辛辣温燥食品：如羊肉、狗肉、虾、鹿肉，以避免伤阴。

（2）少放佐料：如做红烧肉，不宜多放大茴香、小茴香、大料（八角）、生姜、大葱、辣椒等，阴虚体质者，食之较易上火。

（3）清润烹调法：食物的烹调加工方式对体质也会有影响。焖、蒸、炖、煮等，食物会变得清润补益，食之不易上火；反之，如炸、煎、炒、烤、熏等，食物会变得温热伤阴，食之容易上火。如鸡蛋清蒸凉润补气，油炸煎炒则温热伤阴。

（4）多吃清润补阴食物：以下食物性凉味甘，补阴生津，适宜于阴虚体质。

①主食类：选甘寒、甘平养阴不伤阴之品。如大米、小麦、芋头、绿豆、赤小豆、小米，这类食物性平稍偏其凉，对阴虚体质较宜。米面乃国人主食，性平稍凉，正可天天吃。再如绿豆甘凉补气又兼养阴，尤其夏天喝上一碗绿豆汤，既可补阴清暑热，还可补脾益胃气。

②咸寒补阴肉类：如猪肉、兔肉、鹅肉、鸭肉、蟹肉、海参、墨鱼、龟肉、甲鱼肉、牡蛎肉等。其中，南方人喜欢吃的猪肉，性平稍凉，四季可吃；海参、墨鱼、龟肉、甲鱼肉、牡蛎肉等海味，咸寒甘平好吃又清补，但价格较贵。"虾热蟹寒"，吃蟹可配姜汁或姜丝，既避其腥又降其寒，再加一些紫苏叶等佐料，可口而养阴。"鸡热鸭寒"，虽然鸭是传统佳肴，但从补阴角度看，南京的盐水鸭优于北京烤鸭，因为蒸煮生阴，烧烤生火。

③甘凉生津果蔬类：如莲藕、菠菜、白菜、豆芽菜、芹菜、苋菜、黄瓜、竹笋、茄子、冬瓜、紫菜、梨、柑、橙、柚、西瓜、葡萄、柿子等。其中莲藕尤其是脆藕，亦食亦药，补益气阴，夏天新鲜者可榨汁，还可用作阴虚体质煲粥炖汤的锅底常料。莲藕稍老的粉多，能平补脾胃。

④冰糖、蜂蜜：新鲜蜂蜜，原汁原味，性平偏凉，甚宜阴虚体质。但阳虚体质服之，当须蒸制之后，使其药性从偏凉变为稍偏温再食之。

3. 药食调摄

总体的原则：甘寒或咸寒补阴。

（1）西洋参：主产于美国、加拿大，我国北方也有栽种。甘凉微苦，补气养阴，还能生津，补阴力比白参大。市面上有人参茶、洋参丸、洋参片等成品供用。较之白参和红参，就季节来说，夏天更宜，因为夏天阳气重，阴易伤，而且出汗较多，睡眠也较浅。西洋参茶就是补气阴而安心神、治失眠的好药。

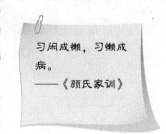

习闲成懒，习懒成病。
　　——《颜氏家训》

（2）太子参：甘平带凉，气阴双补，其特点是：补阴不滋腻、补气不上火，是儿科益气兼养阴的常用药。当小儿需用人参补气时，因其处在发育阶段，稍吃容易上火，过量也易诱发提早发育，而太子参虽补而较少此类弊端，故贵为"太子"而名之。

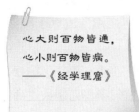

（3）熟地黄、生地黄：甘寒滋阴的要药。其中，生地黄补阴兼清热生津，熟地黄补阴兼养血补肾，是治疗虚性"三高"的基础药，也是补阴煲汤的常用品，当然是阴虚体质的王牌军。成药有六味地黄丸、杞菊地黄丸、知柏地黄丸等，其中地黄都是主力军。

附养阴食疗方：

①西洋参玉竹雪梨煲猪瘦肉：西洋参 5 克，玉竹 10 克，雪梨一个，猪瘦肉 100 克。此煲有猪肉的鲜味，有雪梨的甜味，有西洋参之甘，清甜润养；秋季天气一燥服之，甚宜于阴虚体质者。

②银耳西洋参羹：银耳 25 克，西洋参 5 克。此羹有润泽皮肤的作用，对气阴两虚与阴虚之体或肤色失泽者佳。

③百合西洋参煲甲鱼：百合 20 克，西洋参 10 克，甲鱼肉 100 克，治气阴两虚失眠多梦有效。

④瘦肉五仁汤：猪瘦肉 250 克，杏仁 10 克，松子仁 20 克，枸杞 10 克，花生仁 20 克、核核仁 20 克。砂锅小火煲，2~3 小时即可。适合气阴两虚，尤其以阴虚体质为主，兼有大便偏干的人。

⑤甲鱼枸杞汤：甲鱼 1 只（约 200 克），桂圆肉、荔枝肉、莲子、枸杞各 15 克，冰糖 30 克，精盐、料酒、葱、姜及水适量。适应于肝肾阴虚体质，有补阴为主兼养阳、益精强肾、养肝明目作用，适用于肿瘤化疗之后表现口干、消瘦、舌苔少，又稍兼怕冷者。

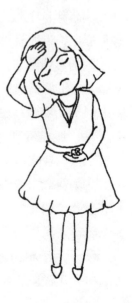

四、血虚体质

（一）血虚体质成因

1. 先天禀赋

天生禀赋气血不足，自幼唇甲色淡红，易头晕，免疫力低下等。

2. 失血过多

各类慢性失血，如月经量过多、长期鼻衄等。

3. 饮食不节

暴饮暴食、饥饱无常、嗜食或偏食等，损伤脾胃，使脾胃运化功能减弱，气血生化无源而血虚。

4. 脾胃虚弱

脾胃为后天之本，气血生化之源，素体脾胃虚弱，不能化生气血，从而导致血虚。

5. 慢性消耗性疾病

各种慢性病、大病均会消耗气血；长期汗出太多、呕吐太过、慢性腹泻、小便频数量多、月经淋漓不尽、经期延长、白带过多等，津液与阴血从汗、从二便、从经带等处消耗太多，均可能导致津伤阴损。

6. 用脑过度

如平素思虑过度，忧患无穷，遇事七情过偏，意气用事等，甚易损伤心脾肝三脏阴血，从而引起或加重血虚体质。

7. 瘀血

中医讲瘀血不去，新血不生。体内只要有瘀血，不论是视之可见的有形血块或肿物，还是视之无形的气滞血瘀，都会使局部血液循环障碍，影响新血的化生，导致血虚。

8. 寄生虫

肠道寄生虫，暗耗阴血。

（二）血虚体质表现

《黄帝内经》说"血主濡之"，血虚体质的特征是体内血少液枯，血管内流淌的血液不足，如同干旱的河床，流量不足。常见表现如下：

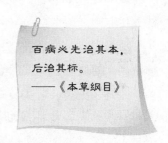

百病必先治其本，后治其标。
——《本草纲目》

1. 白

形体消瘦，颜面、眼睑、口唇、舌质、爪甲颜色淡白，毛发稀疏。

2. 精神

体力不支，神疲倦怠，注意力不易集中。

3. 心肝血虚

头晕、眼花、眼睛干涩、心悸、失眠、多梦、健忘、手足易麻木。

4. 女性月经

妇女月经量少、月经推后、颜色淡，甚至闭经。

（三）血虚体质调摄

1. 生活方式

（1）防止"久视伤血"：中医认为"目得血而能视"，长时间看书、读报，特别是现在长时间用电脑、手机、iPad等有辐射的电子产品，会使眼睛一直处于超负荷运转，加上电子辐射非常容易损伤肾精肝血。所以一般要求目视1小时左右应当活动一下，目眺远方，让眼部肌肉放松，缓解视力疲劳，减少眼部辐射灼伤。

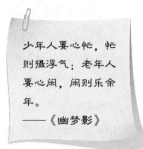

少年人要心忙，忙则摄浮气；老年人要心闲，闲则乐余年。
——《幽梦影》

（2）防止劳心损血：中医强调"心主血"，如果用脑过度、思虑太多，会暗耗心血、损伤脾气，导致心血不足。因此，血虚体质者不可过度用脑，尤其当出现精神不振、注意力不集中、心悸失眠等心血不足的表现时，要适时放松大脑，并辅之以听音乐、慢跑、打太极等放松活动。

（3）防止过食伤血：暴饮暴食、饱食多食、过食油腻等，均可削弱脾胃的消化功能，导致气血生化不足而血虚。

2. 饮食宜忌

血虚证多见于心、肝疾患。因此，补血养肝和补血养心为血虚体质者主要的养生原则。

（1）多食补血类食物：如大枣、花生、黄豆、猪心、猪肝、牛肉、羊肉、桂圆肉、胡萝卜、阿胶、桑葚、荔枝、红糖、黑木耳、各种豆制品、带鱼、鱿鱼、牛奶、兔肉、蛋类、虾、全脂奶粉、绿叶蔬菜等。切记，血虚体质之人，不可一次性大补特补，如人参、鹿茸、紫河车等温补之品，补气血之力虽强，但易上火，需少量多次，否则"虚不受补"，或补出虚火。

（2）多食补气食品："气能生血"，多食些补气食品有助于新血的化生。"气为血帅，血为气母"，血虚往往有气虚表现，故补血的同时必须补气，从而达到益气生血的目的。但补气药不能量大，以成"久而增气"之效。而严重失血之人，就必须短期内重用补气药，所谓"有形之血不能速生，无形之气所当

"急固"，人参、黄芪、党参、西洋参都是常用的补气以生血的有效药物。而且辛温燥烈之品不宜过食、久服，如荔枝、桂圆肉、大枣、橘子等，此类食物虽能补血，但易生燥伤血。

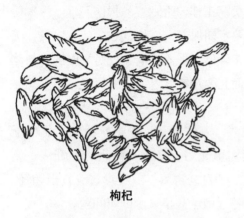

枸杞

3. 药食调摄

当归甘温质润，为补血的要药，是妇科首品，调经善将。尤其对血虚又兼血瘀，血虚又兼血寒，血虚又兼便秘者，可谓是无可替代的补血妙药。以当归制作的名药名煲甚多，如当归口服液、乌鸡白凤丸、益母八珍丸、当归精、当归生姜羊肉汤、当归煲鸡汤，皆可择善而食。

除当归外，常用的补血中药还有熟地黄、阿胶、首乌、枸杞、紫河车、黄精、白芍、鸡血藤等。这些中药和补血的食物放在一起，可做成可口的补血药膳，如十全排骨汤、阿胶糯米粥、紫河车肉饼。

五、气虚体质

脾为生气之源，肺为主气之枢，肾为元气之根。气虚主要是指肺脾肾气虚，气虚体质多指肺脾肾三脏的功能虚弱。

（一）气虚体质成因

1. 先天禀赋

有些人生来就是气虚体质。

2. 久病

大病、久病之后，损伤肺脾肾，是形成气虚体质的常见原因，不少人一场大病之后，铁打的身体也变成了气虚体质。

3. 脑力与体力劳动过度

中医讲"思则伤脾""脾胃为气血生化之源"。如果用脑过度，长期苦思冥想，会损伤脾胃消化功能，从而导致气虚。所以，白领多气虚、易气虚、夹气虚。中医又讲"劳则气耗"，长期重体力劳动，先伤肺脾之气，后损肾中元气。事实上，不论脑力

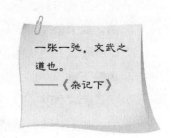

一张一弛，文武之道也。
——《杂记下》

或体力劳动，过劳都会耗气。然而，人的能耗（气）有先天定数，早耗早衰，多耗多衰。汽车的发动机都有"寿限"，人体之"气"也有"阈值"；发动机

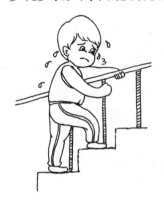

不能长期高速运转，否则容易磨损；脑力与体力也不能长期超负荷工作，否则容易损伤元气。汽车每5 000千米要定期保养，人体气之生、气之养、气之用也要经常保健。保养之一，就是平时脑力与体力不过用，而且要定期歇息。

4. 节食

谷肉果菜，人体所需。少吃就会气血化生乏源，气虚而固摄无力，产生神疲乏力、汗多、便溏、尿多，女子月经淋漓，或经量过少甚至闭经，男子尿频余沥、早泄、弱精、易感冒、易过敏、易早衰等健康问题。

【案例】某女，节食减肥之后，体形很好，酷似窈窕淑女。但稍加审视：面黄肌瘦，目大无神，精力不继，而且或闭经，或崩漏，或白带清稀如水。此气虚之体，嘱不再节食，而且平衡膳食。越三月，渐体丰肌实，又三月，精神振作，月事恢复正常。

要指出的是阳虚、气虚体质的胖子，不能只靠节食管住"进口"瘦身。胖与瘦只要不过度，本来就没有明显的优劣之分，褒义词永远是丰满，而不是纤瘦和豆芽菜。

（二）气虚体质表现

气虚体质是人的各种功能，特别是肺脾肾三脏的功能低下，力量不足，好比一部汽车马力不足，拉不重也跑不快。

1. 少气

讲话有气无力、气短声低，动则似喘，不足以息，整体缺乏朝气和活力。

2. 易外感

适应自然能力差，冬天怕冷易受寒，夏天怕热易中暑，一年四季易感冒。

3. 消化能力差

食少腹胀，大便或稀，或秘但不干结，或大便一日数次，但排便乏力。

4. 内脏下垂

中医认为"脾主肌肉"。消化力差，则肌肉不丰，身体不拔，形体松软，缺乏张力。脾主升清，维持内脏位置的托举力来自脾主升清，脾气虚容易产生

胃、子宫、肛门，甚至肝、肾等内脏下垂。治疗内脏下垂，补脾升清是基础方法。

5. 血压过低

气虚则清阳不升而头昏，尤其是下蹲性头昏，量其血压多偏低。

6. 发胖

乃虚胖，特点是汗出较多，稍劳气促，不耐劳，不耐热，不耐寒，外强中干的胖子多半是气虚。

7. 精力不继

疲倦，怠惰，慵懒，办事效率低。如中学生，学习压力过大，过思则伤脾胃之气。特别是女生，一到高三容易提不上劲来，成绩退步，其原因之一是气虚。

8. 排泄失度

体内各种代谢后废物的排出，靠的是气的推动，排出的量不过多也不过少，排出的速度不能过快，也不能过慢，这叫"泄节有度"。"脾胃虚弱肠先衰"，胃虚而食量减少，肠虚会蠕动减弱，大便容易秘涩，形成气虚便秘。其特点是大便不干甚至很软，但排便乏力，解一次大便气喘吁吁出一身汗。

相反，排出太多、太快也会伤气。如腹泻脾气必虚；夜尿多了或频繁遗精或过度早泄，肾气必虚；汗出多了心气必虚，甚至不动也汗出淋漓，元气已虚；白带太多必定是脾肾带脉气虚⋯⋯

9. 急性炎症转为慢性，而且绵绵难愈

例如气虚之人得了急性盆腔炎，如果只用西药抗菌消炎，常常是急性炎症控制，但容易留下根深蒂固的慢性盆腔炎，转而经常有腰腹酸楚隐痛、月经不调、白带量多、不耐劳作、精神困乏等诸多气虚表现。此时如仍然只用抗生素消炎，对于慢性炎症来说只能是雪上加霜，而采用中药补气才能峰回路转。

10. 过敏性疾病

如过敏性鼻炎、过敏性哮喘、慢性结肠炎、荨麻疹等，现代医学认为过敏性疾病与免疫功能下降有关，中医则认为多是由于气虚。

11. 色斑

气虚色斑多数是眼颊部或颧部较大面积的色斑，特点是面积大、颜色淡、难消除。

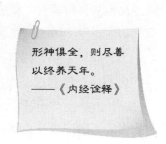

形神俱全，则尽善以终养天年。
——《内经诠释》

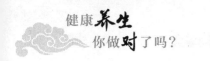
【案例一】某女，初中阶段成绩甚好，高中阶段后吃得多动得少，加上学习强度加大，渐次神疲、气短、便溏、尿频，体重渐增，睡眠变浅，月经淋漓。此乃高中压力太大，精力难以为继之故。加之父母责其太懒，使之每况愈下。

> 智者养其神，惜其气，以固其本。
> ——《证类本草》

细视之，脸色萎黄欠华润，舌淡苔薄有齿印，脉沉细弱不任按。此非学生偷懒，乃典型的"思则伤脾"的脾胃气虚证。嘱其减压、增加运动，并处人参养荣丸补脾气。结果1个月后睡眠变实；2个月后二便正常，精神振作；3个月后诸症渐退，成绩上升，最终考入一本。

【案例二】某壮男，患慢性前列腺炎，尿频尿急，余沥不尽，夜尿2~3次，睡眠差。西医消炎和中药清热解毒无效。视之舌淡苔白，脉沉弱，体虽魁梧，脸色却苍白失泽，声低气怯，食纳不香，腰膝酸软，性欲下降，加上运动少，压力大，这是脾肾虚弱，中气和元气不足的缘故。用消炎和苦寒中药恰是南辕北辙，雪上加霜。遂予补中益气汤加金匮肾气丸，并调整生活方式。1个月见起色，3个月愈。正所谓扶正即可祛邪，补气即可消炎。

（三）气虚体质调摄

1. 生活方式

气虚体质主要着眼调补肺脾肾三脏之气。

（1）合理膳食：三餐定时，膳食平衡，七八分饱。气虚之人脾胃功能往往低下，吃不能过饱，补不能过急。胃口小，消化力弱者，可辅以粥食。粥食享"天下第一食养"之美誉，较之硬食更容易被消化吸收，减轻脾胃负担，补脾益气效果甚好。因此，可适时喝些粥，或粥里加大枣、山药、白果、芡实、莲子等补脾益气的亦食亦药之材。

（2）适量运动：如慢跑、散步、广场舞、太极拳、瑜伽、爬山、踏青等，这些都是从容和缓的有氧运动，能够调整和加深呼吸，具有较好的养肺气、补脾气、固肾气作用，比较适合气虚体质人群。

（3）少思多笑：《黄帝内经》说"思则气结"，过思会导致脾气呆滞，引起气血不足；过思过怒伤肝，肝属木，脾属土，在五行里木克土，如果肝脏"不高兴"，就会"迁怒"于脾胃，导致脾胃不能很好地化生气血。所以气虚体质的人应当谨记放开心怀，开心才能更好地疏肝气、补脾气。《黄帝内经》又说"喜则气缓",在生活与工作高度紧张的今天,如笑口常开,能使脾肝之气上升,心肺之气下降,气机运行有序,则源源不断化生气血,气虚可望得到改善。

2. 饮食宜忌

(1)白参:从地里挖出来晾晒干,未经任何加工处理的、依然色白的叫白参,是人参的一种。因为它是晒干而成,所以又叫"生晒参"。白参性味甘平,补五脏之气,适用于不寒不热的气虚证,是呼吸、消化、心血管系统疾病中气虚证的最常用药,是病后肾气不足的王牌药,是气虚性"三高"必用之药,更是50岁以上常用保健药。

(2)黄芪:甘苦而温,是补气良药。也能补五脏,治虚损。其特点是走表、走上。比如玉屏风散(黄芪,白术,防风)补肺气而固表,是防治感冒的效方;参芪口服液与黄芪精,补元气提高免疫力,用于治防治各种气虚性慢性病。如果说人参偏走体内,治理五脏六腑,让体内气血生化有序,那么黄芪就偏走体表,护卫人体边防,让机体阴阳和谐平衡。站在这个角度看,黄芪就像"军队",抵御着外来侵略者;人参如同"警察",处理着国内不法分子。两者分工虽异,然其治国安邦、补气护卫之功则同。

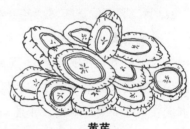

黄芪

(3)山药:甘平稍温,平补脾、肾、肺三脏之气,因含淀粉较多,可常食或作主食。补肾气,如六味地黄丸、金匮肾气丸,能缩泉止小便、涩精止遗尿遗精,是治疗肾虚的基础方;补脾气,如薯蓣丸、完带汤,能止泄、止带,治脾虚的泄泻和白带过多。但若论口感好,入佳肴,以河南铁棍山药最棒。

(4)冬虫夏草:甘平不寒不热,补肺肾、益精血、治虚损、疗"三高"、延衰老、抗肿瘤。因此,各种体质都适用,但最适合的是气虚体质。各种慢性病和虚损病大多可以应用,但较适合肺气肿与肺心病引起的咳喘气短和大病之后虚弱的恢复,其远期疗效无与伦比。但是,近年来因过分强调它治疗肿瘤手术与放、化疗之后的体虚,导致其价格持续走高,普通百姓的经济能力难以承受。就其性价比来说,用它治疗一般的虚弱病,着实是宰鸡用牛刀,好钢没有放在刀刃上,太浪费。因此,我们治疗一般气虚、阳虚病证时,用巴戟、黄芪、人参、鹿角四药叠加取代之,发挥复方作用的优势,价廉而物美,效果反

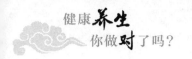

优之。

（5）蛤蚧：性咸温，善补肺气和肾气，是治虚损、抗衰老的老牌名贵药。

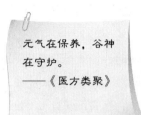
元气在保养，谷神在守护。
——《医方类聚》

与之相类似的还有紫河车、海狗肾、海马、海龙、海参、动物鞭等。但蛤蚧的突出特点是善治肺与气管虚损引起咳喘，其药效成分主要在尾巴上，故以尾巴长者优。

（6）灵芝：甘平微苦微凉，补气兼补阴。其特点是补而不腻，人人可服；提高免疫力，适应面广。善于防治气虚性"三高"，补肾气而抗肿瘤，补心气治失眠，可称之为"虫草第二"而价甚廉之，备受青睐，理当成为老药"新宠"。

3. 药食调摄

（1）补气食品：气虚体质者，宜吃甘平偏温，具有补气作用的食品。果品类有大枣、葡萄干、苹果、桂圆肉、橙子等，谷物类有粳米、糯米、小米、大麦等，蔬菜类有山药、红薯、莲子、土豆、胡萝卜、香菇、豆腐、南瓜、芡实、白果、莲藕（熟吃甘温，健脾益气）、豆类等，肉类有鸡肉、鹅肉、兔肉、牛肉、淡水鱼等。

（2）补气食疗方：烹饪方式最好选择焖、煮、炖、蒸、熬、煲等。

①虫草人参瘦肉汤：冬虫夏草3克，白果肉3粒，白人参6克，猪瘦肉或鸡肉100克，麻油、食盐、酱油等调味品少许。此方有健脾补肺益肾气的功能，适应肺脾肾三脏虚弱病证。

②冬虫夏草鸭（鸡）汤：老雄鸭／母鸡1只（约重1 500克），冬虫夏草15克，虾米30克，精盐、胡椒粉、料酒等适量。有补肺肾之气的作用，适用于肺肾两虚病证。

③黄芪童子鸡：童子鸡1只，黄芪15克，姜、葱、枣、酒、盐适量。此方有益气补虚、除烦宁心的作用，适用于素体瘦弱或气虚体质、贫血、大病或手术之后气血虚弱。

（3）中成药：补中益气丸、玉屏风散颗粒、香砂养胃丸、归脾丸、人参养荣丸、十全大补丸、黄芪精、人参胶囊、参芪精、人参口服液、参芪口服液、人参蜂王浆、洋参丸等。

六、痰湿体质

生活步入了小康，但健康的生活方式及相应的保健理念和养生方法未必同步，所以过去较少见的痰湿体质如今与日俱增。

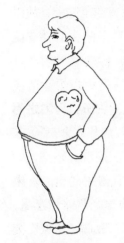

痰湿体质增多的原因之一是过度享用现代科技。科技发展的成果转化为家用电器，以满足人们的生活欲望，其中之一就是懒惰欲望。一些科技成果，在满足人们欲望与感官享受的同时，会不知不觉地形成或加重痰湿体质。

众所周知，水约占体重的60%，儿童稍多些。人体脏器、组织、细胞实际是"泡"在水里。中医认为"阳化气、阴成形"，气血津液随经脉无处不到。生命的基础是因为体内有许多流淌不息的津和液、气和血所形成的"河流"。

一江之水东流去，为有源头活水来。人所喝之水、所吃之食，必须通过二便和出汗等途径，排出体外，从源到流，全程一定要流通无阻。人体内的水液代谢的这些"河流"也是如此。

痰湿体质产生的基础是从食物中摄入的营养物质过多，多余的营养物质在这些"河流"中，不为人体所利用，反而成为病理性的痰、湿等垃圾，污染和堵塞着人体的生命之河，或使气血流通不畅，或使津液流速减慢甚至停顿下来，或"河"中有污浊的"泥沙"堵塞……这为产生痰湿体质提供了病理基础。

然而，人体气血津液代谢异常所产生的痰湿，是食物在代谢过程中形成的有害的半成品，这些半成品非但没有营养作用，反而成为一种致病因素，惹生种种祸端。正是这些原因，痰湿体质成为培育现代富贵病的温床和土壤，促发与加剧着代谢综合征（如糖尿病、高脂血症、肥胖症、痛风或高尿酸血症等）、心脑血管疾病等慢性非传染性疾病。所以，对慢性疑难杂症的病因，中医认为"百病皆由痰（痰湿）作祟"。痰湿在身，并因之而引起种种不适和疾病，这种体质就是痰湿体质。

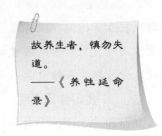

故养生者，慎勿失道。
——《养性延命录》

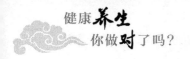

（一）痰湿体质成因

1.先天禀赋

如"三高"症有较明显的家族倾向。所谓"喝水都会胖"的人，不在少数，这类人较易形成痰湿体质。

2.多食

生活中发现，"多吃未必长肌肉，过食肯定生痰湿"。胖子的脂肪并非肌肉，而是痰湿，因为多余的脂肪正是痰湿壅积在皮下的结果。

（1）口味重：过食咸味加多喝水，过则易生痰湿。

（2）过食冰食：冰食寒冷，必伤阳气。所谓"寒伤阳，热伤血，阳伤不能化气血"，故有"病从寒中来"的说法，现在可以加一句"病从冰食来"。在中医看来，冰伤脾阳，肯定会加重痰湿、阳虚、气虚体质，而且吃在青壮年，表现在中老年。临床所见，阳虚、气虚、痰湿3种体质经常兼相互见，"狼狈为奸"，其诱发的肥胖症、"三高"症等慢性非传染性疾病，治疗起来非常棘手。即便是年轻人，长期过食冰冻食物也易产生痰湿体质。

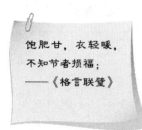

饱肥甘，衣轻暖，
不知节者损福；
——《格言联璧》

3.熬夜

子时一阳初生，胆气始旺，长期熬夜必会影响胆气的疏泄。胆气伤则初生之阳损，阳气损则水湿不化，水湿不化则生痰湿。所以常熬夜者，除了易形成阳虚和气虚体质外，也常形成痰湿体质。较为常见的表现是体肥慵懒、面垢便黏、苔厚腻浊、久久难退等。

4.缺乏运动

华佗说"动摇则谷气得消，血脉流通，病不得生"，适量的运动恰可消耗多余的痰湿脂浊。从中医讲能化痰活血祛浊，从西医理解能降糖、降脂、降压、抗凝、降尿酸等。可见，坚持运动者，痰湿可少生。

【案例】某翁，63岁，血糖、血脂、尿酸升高5年。退休后，闲居喜卧不运动，食少、便黏、神困、舌苔厚腻3年，久服中西药未效。嘱清淡饮食，节食加运动，同时内服四君加陈平汤，取效后再用香砂六君子调治3个月，苔渐薄，食渐增，人始爽，偏高的血糖、血脂、尿酸均降至正常。

（二）痰湿体质表现

湿为水之渐，水为湿之积，聚湿可以成痰。湿性黏腻，致病污浊，缠绵难解。痰分寒痰、热痰、燥痰和风痰等。有形之痰咳之可见，或结聚成块；无形之痰则随气血的全身流动而变化多端。但千变万化的症状中，都有一个基本特征：慵懒污浊，如肥猪之懒动、水管之腻厚。

痰湿壅滞在皮下为肥胖症，在肝脏为脂肪肝；在血管为动脉硬化、冠心病（如胸闷、心悸、心绞痛），脑动脉硬化（如头昏脑涨、耳鸣、目眩、记忆力下降，甚至中风偏瘫等）；在局部皮下为包块、结节、肌瘤、囊肿、脂肪瘤等，真可谓"百病皆由痰作祟"。许多慢性疑难病最后追根溯源都是"痰"或"湿"，"浊"或"腻"，所以中医又有"顽痰生怪症"的理论。久治不愈的慢性疑难杂症，常须着眼于痰。

1. 肥胖

常说"肥人多痰"。因此，痰湿体质者易发肥胖，给人一种臃肿懒散感，而且比较容易发生中风和心肌梗死等心脑血管疾病、代谢性综合征等，且与肥胖程度呈正相关。

2. 身重

尤其腿脚发重、发沉，乃"水往低处流"之故。

3. 口不渴

痰湿本是水生，所以口多不渴。即便口渴也喝水不多，或喜喝少量温水。但有些痰湿体质的人为了美容，认为喝水可以排毒，因此不渴也喝，而且是"一张报纸一杯茶"，一天到晚都喝水。君不知，今天喝下的多余之水，可能就是明天有害的痰或湿，这正是促发或加重痰湿体质的另一原因。因此，要提倡"积渴乃饮"，渴解即止。

4. 小便混浊或起泡

尿浊或带泡，此为痰湿外露之象。仅就小便颜色而言，清稍带黄为正常；白如开水是阳虚或气虚；混浊带泡是痰湿；色黄多湿热；红赤色深为血热。

5. 大便黏腻不畅

大便是排泄痰湿的主要途径，黏腻不畅正是痰湿阻滞肠道的结果。

6. 舌苔厚腻和舌体胖大

痰湿上泛则舌苔厚腻，水湿停聚则舌体胖大。舌是反映体内有无痰湿的一面"镜子"，一照即知，而且很准。

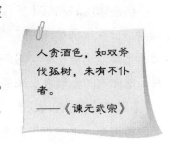

人贪酒色，如双斧伐孤树，未有不仆者。
——《谏元武宗》

7. 思维反应慢

痰湿阻滞阳气，清阳不升，则痰浊上蒙心神、阻塞脑窍，表现为头昏、头重、头胀、思维不敏捷，反应较迟钝，姑且称其为头脑不清爽，同时伴有胸闷、身困、欲睡或睡眠不实不深、精力下降。尤其中年后如果有此等症状出现，谨防痰湿滋生。

8. 痤疮

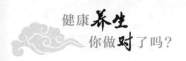

痰湿所生之痤疮多为囊肿型，向外凸出，油垢，挤之有混浊或白黏物，愈后留下结块，坑坑洼洼，皮肤原有的光滑质感被破坏。

9. 月经不调

以闭经、月经量少、月经黏浊而秽垢为多，而且闭经常与肥胖结伴而生，互为因果，即体重越增加月经越减少，月经越减少体重越增加，形成恶性循环，这在中年妇女中比较多见。中医治疗此类月经病，必须先调月经，调月经又必须先化痰，痰化则月经易调。另外，痰湿体质女性经前、经后和排卵期往往伴有白带的异常增多，而且颜色白、气味腥，绵绵不断难除根。

必须指出，不要指望单纯地化痰能调好月经治好白带，必须改变不良生活方式，在适量运动和节食的基础上把体重减下来，才能有效地发挥中药调经止带的作用，所谓"外因要通过内因起作用"。否则即便吃中药月经来了，也可能再度闭止，白带好了也可以再度绵绵。

10. 咽部不适

随着痰湿体质的增多，痰湿性咽喉炎相应增多。其特征是咽中有异物感，吞之不下、吐之不出，中医称之为"梅核气"。治疗这类慢性咽喉炎要化痰，代表方是半夏厚朴汤。

11. 郁症

痰湿体质与气郁体质往往结伴而生。生活中的突发事件，如亲朋亡故、失恋离婚、失业待业，以及长期的家庭不睦或工作关系紧张，必使肝气郁滞，气滞而生痰湿。在这种状态下，不少人会不加节制地吃东西发泄，以得安慰，稍有不慎体重即会猛增，体重猛增的背后预示痰湿跟着猛长。

【案例】某男，30岁，身高165厘米，体重近100千克，胃口好，吃得多，睡得香，二便调，但神疲困倦，精神不振，舌淡苔白腻浊而厚，脉滑而弦。辨证属痰湿阻滞，予苍附导痰汤，并嘱控制饮食，加强锻炼。不及半年，体重减轻 15 千克，从此精神振作，精力充沛，舌苔薄白略腻，脉弦中带缓。

（三）痰湿体质调摄

1. 生活方式

（1）多晒太阳：太阳不仅能振奋阳气，而且能祛除湿气。

（2）洗热水澡：热水澡能令毛孔开张，全身皮肤发红，这是祛除湿气之好方法，但洗澡不能太久，否则又易助湿。

（3）运动后自然息汗：运动出汗之后不要马上吹空调、风扇，毛孔突然闭塞会使湿气留于体内；更不能马上冲凉水，防止外湿（水）与内湿（汗）相互搏结。正确的做法是自然透汗至息汗。

（4）穿宽松衣服：上半身是塑形衣，下半身是牛仔裤，会妨碍湿气的散发，加重痰湿体质。应当穿棉麻、丝绸等天然材质的衣服，容易吸水、透汗，减轻湿气逗留。下面要讨论的湿热体质也是这样。

（5）不熬夜：长期熬夜者，临床上发现其舌象多半会逐渐厚腻，而且刮不尽，难褪去，这是典型的痰湿舌象。乃熬夜影响胆气疏泄，也影响人之阳气蒸腾，使水湿不化的缘故。常熬夜不仅易形成阳虚体质，也易形成痰湿体质。

（6）控制食量：常说七八成饱，然而对于痰湿体质来说七成即可，八成已多。因为节食可健脾，脾健可化痰。

2. 饮食宜忌

（1）少吃酸性、寒凉、甘甜食物。寒伤阳，甘长湿，自不必多说。这里要强调少食酸食。"望梅止渴"，视之思之即垂涎欲滴，其原理中医说是"酸甘化阴"，阴者，津液也。无奈痰湿体质本来就是水湿有余，过食酸味则会增多阴津，从而加重痰湿体质。例如，一位血脂过高又动脉硬化的壮年，听说吃醋蛋＋蜂蜜能软化血管，就天天吃，未料不到半个月就舌苔厚、食欲减。虽然现代医学认为醋有软化血管和降低血脂的作用，但醋与蜜合，正是酸甘化阴，阴液化生过多，所以助长痰湿。

①山楂：尤其是鲜山楂，酸甘两备，痰湿体质不宜多食，因为吃得太多，不仅不能去血脂，反而会伤脾胃、生痰湿。

②寒凉果蔬：寒凉伤阳，阳伤不能蒸化津液，同样会增加体内的痰湿。所以如苦瓜、茄子、苋

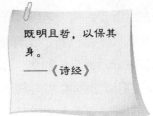

既明且哲，以保其身。
　　——《诗经》

菜、雪梨等寒凉果蔬，痰湿体质少食祛湿，多食又会伤阳助湿生痰，适量才是硬道理。

③含糖饮料：即便是标示"低糖"的饮料，痰湿体质者也不宜多喝。因为"甘能生湿""甘能助湿"，甘甜之物易生痰湿。有人为了减肥不吃主食，只喝饮料、常吃零食，靠喝饮料减肥，实在是丢了半斤，加上八两，难怪其肥不减，痰湿反增。

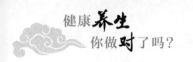

得道者生以长寿。
——《吕氏春秋》

④太甜水果：西瓜、荔枝、哈密瓜、桂圆肉等太甜的水果含糖太多，与其说是吃水果，不如说是吃糖果。痰湿糖脂，可以说是随吃随生。更有甚者，以为西瓜能减肥，以此代替主食，乃大错特错。西瓜者，其性寒凉，其味甘甜，夏季偶尔一吃可解渴消暑，但用来当主食则实属不该。

⑤淡渗果蔬：淡能渗湿，但凡甘淡食物都有渗湿、利尿、化痰的作用。如苦瓜、丝瓜、冬瓜、茄子、芥菜、苋菜……此类果蔬性味甘淡或苦淡，只要吃得不太多，即可达到祛痰利湿的效果。事实上不仅痰湿体质，湿热体质也应吃这类淡渗利湿的果蔬。

⑥反季节果蔬：科学技术的进步，使人能跨越时间的界限而冬吃夏果、夏蔬。但是夏季天气炎热，果蔬属性多偏寒凉，食之可消暑泻热。冬天天寒地冻，果蔬多温，食之可温阳祛寒。西瓜夏天消暑解渴，是一道天然的白虎汤清热方；冬天损伤脾胃之阳，是一剂天然的承气汤泻下方。从健康角度看，冬夏的果蔬应分别为冬夏所用，反季节果蔬还是少吃为好。

（2）进食"四不"：

①不暴饮暴食：暴食短期内增加脾胃消化负担，结果不是饮食积滞就是产生痰湿。

②不挑食偏嗜：挑食是破坏脾胃阴阳平衡的祸首。要杜绝"好吃的吃个死，不好吃的死不吃"，谷肉果菜、酸苦辛咸甘淡，一旦失去平衡，脾胃功能就会受损，接下来也易滋生痰湿。

③不吃夜宵：夜宵是现代人夜间的一种加餐。人与天地相应，当日出而作，日落而息。因此，夜间的 12 个小时，是用来休息脾胃、恢复阳气的，不应在休息时间让脾胃加班加点。现实中，有夜宵习惯者，更容易发胖和患"三高"症，多是脾虚的结果。

④秋冬不强调进补：一年四季，春生夏长秋收冬藏。从饮食养生角度来要求，夏天要泻，对体内进行一次全年的"大扫除"；冬天要补，对人体进行一次全年的大滋补，所谓"冬季进补，来年打虎"。但是，对于痰湿体质者而言，冬季不宜过多进补。因其脾胃已经虚弱，补则易伤。必须与嘴巴"商量"，减少口福以换取寿福。否则越补苔越厚、湿越重、痰越多，糖、脂、尿酸也就随之越高。

此外，夏天要少吃冰镇食物和过度吹空调。现实中，一边吹空调，一边吃冰食，体表与体内阳气同时受伤，脾胃运化功能倍受其损，则痰湿会变本加厉地产生。步入中老年后如仍孜孜于追求口福和饱感，肠胃必受其累，各种疾病必将接踵而来。这实质是享乐在当下，遭罪于未来。

（3）进食"四要"：

①要慢吃：慢，脾胃才能在单位时间内充分地消化所吃的食物，食物消化了才能化生有用的气血，不会产生无用的痰湿。

②要吃早餐：不吃早餐能减肥是一个误区，也是减肥的蠢办法。事实恰好相反，越不吃早餐痰湿越重，痰湿越重，越发胖和得"三高"。

③要清淡：何谓清？少油少甜少腻；何谓淡？少盐。清淡不仅不易生痰湿，而且能渗利出已经生成的痰湿。

④要吃少：为什么痰湿体质者尤其要七八分饱？因为九种体质中，痰湿体质者是最没有口福之辈。他们必须从复杂的生活方式中回归简单：饭菜要清淡，食量要减少，运动要增加，不熬夜，少应酬。这也是为什么相对来说农村气虚体质者较多，城里痰湿体质者较多的原因所在。

3. 药食调摄

（1）生姜：生姜是一味调整痰湿体质的食物和药物，它味辛能散湿促发汗，性温能暖胃祛寒湿。但要吃得恰到好处。

其一，最好夜间少食或不食。所谓"上床萝卜下床姜，夜间生姜赛砒霜"。一天之中，晚如秋冬，上床入睡之时，阳气应该潜藏，所以无须生姜辛散，以免妨碍阳气潜藏；晨似春夏，下床后人的阳气需要升展，所以宜吃些生姜能帮助阳气的升发，这又应验了"冬天萝卜夏日姜，无烦医生开药方"

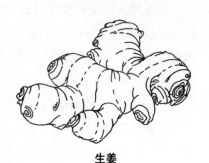

生姜

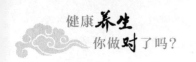

的养生说法。具体食用时，一是要保留生姜的辛辣之味，久煮煲烂无辣味后，缺少了辛辣之性味，则丧失了散湿的作用，也衰减了它的温暖之性。所以，生姜煲汤欲取其药用时，不宜久煮。

其二，泡姜茶（生姜3片、大枣2枚、红糖1匙），尤其夏天用来祛除多余的痰湿、减少对空调的依赖、促进食欲的恢复，善莫大焉。中医看来，"夏月伏阴在里，冬月伏阳在内"，南方人盛夏吃生姜，如同北方人严冬吃冰糖葫芦。因为夏天脾胃虚弱，身体是"外强中干"，阳气往体外走，体内阳气相对不足而肠胃反是空虚，稍有不慎即易腹痛、腹泻，所以特强调夏天不能贪食冷凉。然而恰在脾胃空虚之处，正是生姜用武之时。

> 操切者寿夭，而宽厚之士其年兴长。
> ——《小窗幽记》

同理，立秋之后，生姜也要逐渐少吃，乃自然界生机开始收敛，树叶落、草木枯、虫蛇蛰，秋风劲疾，天气肃杀，人体阳气应之而内敛，此时如过食生姜，则有违阳气的内敛，不仅不能祛湿温阳，反而会增湿伤阳。

同时，当感到湿气太重时，不妨吃一料麻辣烫，以出其汗，湿随汗出，痰随湿消，常可收到厚苔变薄、身重变轻、神困变爽的效果。如仍不出汗，则要辅以运动，或偶尔桑拿，促其汗出。但不太主张游泳，因为水为湿之聚，其性属阴，容易伤阳。人在水中，不仅体内之湿难以排出，而且容易伤人阳气。因此，对于痰湿、气虚与阳虚体质，不主张过多游泳，尤其是冬游。

（2）淡渗药材：山药、党参、芡实、莲子补脾祛湿；扁豆、薏苡仁和茯苓健脾利湿；砂仁、陈皮芳香化湿；冬瓜、冬瓜皮、赤小豆、绿豆、车前草、鸡骨草、土茯苓等淡渗利湿。功用虽异，祛湿化痰则同。

七、湿热体质

温室效应使全球气温升高，热从外来，而多吃少动又使脾胃内伤、湿从内生，尤其是夏秋季节，天暑下迫，地湿上蒸，加上缺睡少动等人为因素，极易产生与加重湿热体质。

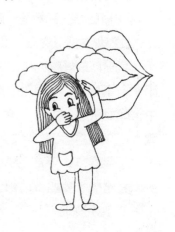

（一）湿热体质成因

1.先天禀赋

和其他体质一样，湿热体质具有明显的先天禀赋特性。

2. 饮食因素

主要指过食肥甘厚腻或长期吸烟嗜酒，两者都是形成湿热体质的独立因素。如果重叠在一起，则是如油入面，火上浇油。

3. 熬夜缺眠

夜间是补充和恢复阳气阴精的时间，睡眠不足，尤其过子时（11 时至凌晨 1 时）以后入睡，阳虚生内湿，阴虚长内热，湿与热合，再加上夜间抽烟喝酒或吃夜宵，湿热内生，在所难免。

4. 情绪压抑

长期情绪压抑，肝气郁结不得舒展，加上借酒消愁，湿热就易滋生在肝胆，不仅舌苔黄腻，而且口苦胁痛、心烦易怒。

5. 无虚进补

在生活小康的今天，这个现象比较普遍。无虚进补，会损伤脾胃，补出的不是气血，而是多余的糖、脂、尿酸，使血液变得浓、黏、稠、聚，这就为滋生湿热体质提供了物质基础。特别是一些女性娇养过度，经前、带后无病吃补药，如乌鸡白凤丸、人参养荣丸、固元膏、阿胶精，甚至冬虫夏草、人参等，恣意补之，结果月经初潮提早，经前乳胀乳痛、脸上长痘、口舌生疮、咽喉肿痛、白带增多，而且色黄味重等湿热的表现纷至沓来。

6. 某些肝病

湿热体质与某些肝病密切相关。如病毒性肝炎和肝炎病毒携带者，病毒属阳热毒邪，与体内的湿相结于肝胆，极易形成湿热体质。这类患者虽然肝功能可能正常，但从中医审视，多有湿热潜伏，外形上也多有上述湿热表现。因此，保护肝胆是湿热体质养生的重点之一。

7. 生活在湿热环境

久居年平均气温高、降雨量充沛的区域，外在湿热容易引动内在湿热，从而产生湿热体质。如珠三角与长三角地区的湿热体质一般要多于北方。

（二）湿热体质表现

1."浊"与"秽"是湿热体质的基本特征和第一感觉

（1）"浊"：

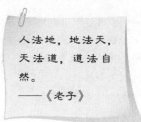

人法地，地法天，天法道，道法自然。
——《老子》

①"浊"在脸：表现较为明显，如面垢、秽黄、油腻，唇赤、齿黄。此外，常说的"香烟面容"（黄枯脸、齿黑唇污，人易老貌）和"烟枪舌"（舌苔黄腻厚浊，甚至发黑，易损牙齿）也是常见湿热脸浊的表现。

②"浊"在体液：湿热煎熬，易生浊液，表现为小便混浊、白带黄稠、大便黏腻、口水稠厚、鼻涕稠浊、咳痰黄稠、眼生目眵等。

③"浊"在皮肤：多表现如脓疱性的痤疮或皮肤病，痤疮色红，有脓点，触之有"根"，初长出时有痛感，而后发痒，终则皮损破相。贾宝玉说"女人是水做的，男人是泥捏的"，所谓"水做的"就是给人一种清洁的感觉：冰清玉洁，干干净净，头发秀丽，头屑少，口气不重，目眵不多，汗味不重，眼睛巩膜无脂质沉淀和缕缕血丝，不长痘、斑、痤疮等。湿热体质的面容与此清洁脸孔恰好相反，此乃湿热从体内向外而发，这类皮肤"不洁"用水是洗不干净的。

（2）"秽"：即秽臭。表现在气味上的"六重"：体味重、汗味浓、口气重、大便臭味重、小便臊味重、白带腥味重。

此外，大便黏滞不爽，排便时有不尽感，解便费时费力；小便黄赤或混浊；白带量多色黄，或伴外阴瘙痒，但检验结果又多无明显的感染证据；口干口苦，舌红苔黄腻或黄厚。这也是湿热从体内向外而发，表现在前后二阴（大小便和生殖系统）的结果，用抗生素和清热解毒中药效果并不好，清化湿热才是正确之举。

2. 脾气大

烦躁易怒、失眠多梦是湿热体质的第二特征。这种体质的人一般行动果敢，精力充沛，但喜欢挑刺，做事粗心。乃肠胃或肝胆湿热扰乱心神，肝魂难以宁藏的缘故。

3. 湿热体质易发疾病

（1）皮肤病：如脂溢性皮炎，酒糟鼻，疮痈疔肿，脓疱性痤疮。

> 从阴阳则生，逆之
> 则死；从之则治，
> 逆之则乱。
> ——《黄帝内经》

（2）泌尿生殖系统疾病：生殖系感染，如盆腔炎、白带黄稠气味重、易发痒；急慢性尿路感染如前列腺炎、尿道炎、肾盂肾炎等。

（3）肝胆疾病：如病毒性肝炎、胆囊炎、脂肪肝、肝硬化等属湿热证者。

（4）湿热性结石病：肝胆结石、胆囊结石、泌尿系结石、前列腺结石等。

（5）湿热性痛证：包括腰背、四肢、筋骨酸痛拘挛，肌肉疲劳、皮肤麻木等，乃湿热阻滞关节、筋骨、肌肉、皮肤，使气血流行不畅之故。

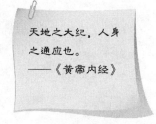

天地之大纪，人身之通应也。
——《黄帝内经》

【案例】某女，35 岁，每年身上发作皮疹一次，成片状，高出皮肤，白带多，色黄黏稠，有气味，常作痒，舌苔黄腻，脉滑数。辨证为肝胆湿热，予龙胆泻肝汤加减，服用一周症状消失，知柏地黄丸善后而愈。

（三）湿热体质调摄

1. 生活方式

湿热体质多见于青壮年，老年人相对较少，即便有也多半是兼夹。因此，只要拥有健康的生活方式，湿热可以随着时间的推移而逐渐减轻甚至消失。

（1）不熬夜：子夜（11 时至凌晨 1 时）为胆经当令，丑时（凌晨 1~3 时）为肝经当令。因此，不熬夜或少熬夜肝胆之气就能自然升发，肝胆湿热就难以生成。

（2）不久居潮湿之地：尽量不买低层、北面、阴暗房子，更不宜长期在潮湿的居所生活和工作，不与湿合，自然减少了滋生湿热的机会。

（3）薄衣：穿棉麻丝绸衣服，尤其是内衣，增加透气性，减少局部潮湿。

2. 饮食宜忌

一是切断湿热产生的源头，二是清化体内已有之湿热。

（1）少食肥甘厚腻：肥甘长湿，厚腻生热；黏腻助湿，肥肉蕴热；甜味虽好，但性温生湿。

①少吃肉食：多吃肉食超过了脾胃的消化功能，非常容易产生脾胃湿热证。现在夏天空调之下室内气温不热，当慎重进补，即便是冬季，在暖气之下，室内温度也不冷，所以也不能跟风大量进补。

②少吃甜食：甜品、甜饮料、甜水果都要加以控制。细观进口水果，并没有把甜度作为好与差的主要指标，这不是没有道理的。

③少吃油炸食品：油炸食品更是如此，肉食经食油高温一炸，湿热之性是热重于湿。

④少吃海鲜：即便是高档海鲜，终归是蛋白质，多吃也易产生湿热。

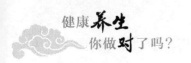

所以饮食宜清淡，肉食应适量，肥甘要控制。

（2）少吃辛辣刺激食物：辛味虽能祛湿，但如果与热相合，则湿蒸热动，形成湿热。所以，如果清淡之粤式海鲜加熏烤之川湘麻辣，两种饮食相加，正可滋长湿热。这大概是深圳人湿热体质多的原因之一，因为深圳是一座多元化饮食的城市，海鲜、麻辣等不同风味共存。

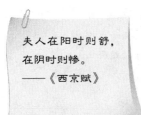

夫人在阳时则舒，
在阴时则惨。
——《西京赋》

（3）少饮酒、不抽烟：酒在性为热，在体为湿，各种食物中，湿热属性莫过于酒。所以说，酒多饮必生湿热。而抽烟则是有百害而无一利，应绝之、忌之。否则，要准备好过足烟瘾后所生湿热带来的无尽痛苦。

3.药食调摄

（1）饮茶：茶能解腻降脂，渗利小便，除烦益智，是一种天然保健饮品，可常年饮用。《本草纲目》说"茶苦而寒，最能降火"。不论哪种茶，也不论哪种茶道，从保健角度看，都应浓茶淡饮。茶味淡则能降糖、降脂、降尿酸，利水、利湿、利小便，清心火、泻火毒，是一类改善湿热体质不可多得的保健饮料。但如果茶味过浓，则反会生火助热，对湿热不利。

茶不分贵贱。绿茶、花茶偏凉，适合阴虚和湿热体质者夏天饮用；红茶带暖，适合阳虚、气虚和血虚体质者；普洱茶稍带几分补意，性平不寒不温，又不影响睡眠，因此男女老少都可饮用。

（2）祛湿热、降脂浊果蔬：以下果蔬能淡渗利湿浊，降脂化痰瘀，降压降尿酸，适量食用，可一定程度改善湿热和痰湿体质。

①瓜类：冬瓜、丝瓜、苦瓜等，都是淡渗祛湿的食物，其中各种瓜皮，性多寒凉可清热，味多淡渗能利湿，是苍天赐予的天然降脂去腻、清除湿热食物，常食无妨，但要在夏天吃才有此效果。

②豆类（油炸除外）：清凉甘润、平补脾胃、消暑降脂、又补蛋白，尤宜高脂血症伴肥胖或糖尿病者。其中西方人将豆腐视为更年期女性雌激素代用食物，深受老妪青睐。

③其他：香菇、木耳乃植物中高蛋白低脂肪食物，能补气祛脂、不寒不热，男女老幼皆得其宜；番薯，甘平无毒，补虚益气，健脾养阴，能预防心血管系统脂质沉淀而抗动脉硬化、减肥，为长寿食品，但淀粉含量高，糖尿病患者要减少相应量的主食；茄子，甘凉滋润、通便，祛血中之浊，现代研究证实

它含大量维生素B，降血中胆固醇，被认作是抗血管硬化、降脂佳蔬，由于茄子性味寒凉，因此脾虚肠滑者不可多食；山楂，酸甘、开胃、增食，尤擅活血降脂，单味山楂50克煎汤代茶，久服即验，市售山楂降脂片也有其功，但胃病尤其胃酸过多者，只宜稍食，太甜的山楂片也不可多吃；其他如白菜、芹菜、海带、苋菜、莴笋、空心菜等蔬菜，性凉味淡、清热利水、解毒泻火，食之有一定的利小便、解烦渴、降血压、降血脂、降血糖和降尿酸作用，并能治小便短少或频数、尿血。荠菜、茼蒿、胡萝卜、洋葱、蘑菇、西红柿、大蒜等蔬菜，柑橘、苹果、荸荠等果蔬，养阴活血，擅祛痰湿和腻浊。

附祛湿热食疗方：

薏苡仁山药五豆粥（两人份）：取薏苡仁30克，健脾祛湿；山药30克，补脾补肾祛湿浊（女性白带多者尤佳，可加至60克）；豆类，性平味淡、补气祛湿，其中绿豆20克补肝，红豆或赤小豆20克补心，黄豆40克补脾，白扁豆20克补肺，黑豆20克补肾。是一款纠正痰湿、湿热体质粥食之方。加少许盐，或少许白砂糖（血糖高者不放），高压锅压或慢火煮粥。可做早餐主食，每日一次，久食有改善痰湿或湿热体质，以及降"三高"的作用。

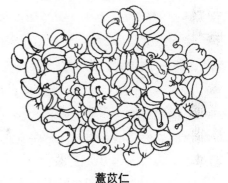

薏苡仁

事实上，适宜湿热体质食用的果蔬都适宜痰湿体质，反之亦然，以其湿气过多也。

（3）祛湿中药：纠正湿热体质的中药不多，常用的有藿香、茵陈、车前草、竹叶、溪黄草、鸡骨草等。其共同特点有二：一是凉而清热，渗而利湿，可煲水当茶饮，也可作为煲汤食材；二是口感欠佳或不如补益药食。

八、气郁体质

气郁体质，自古有之，但进入21世纪后越发多见。原因是七情之偏、压力之大、浮躁之甚、焦虑之重、忧郁之多，较前更为明显。

（一）气郁体质成因

首先是先天禀赋，天性气易郁，心易忧，人易悲，心理较为脆弱，肝气容易郁结；其次是后天七情的冲击，如家庭不和、同事不睦、工作与生活压力

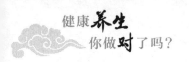
太大等，使生性脆弱的心境更加难以释怀，久而久之，其气则郁，渐成气郁体质。

（二）气郁体质表现

《黄帝内经》说"气为血帅"，血液的运行靠气的推动。因此，气郁体质的特征是气的运行涩滞，或者说"气"在人体内运行过程中"卡壳"了。各种表现都可归咎为"气"上得的病。

1. 性格内向

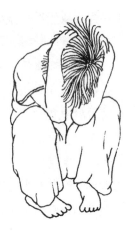

话语不多，反应不激，似有所谓"钝感力"的感觉。但遇事易计较，心胸较狭隘，小事闷心中，大事易悲痛，喜悲伤欲哭，常郁郁寡欢，易自责，老后悔，而且耿耿于怀，难以自拔。如不及时加以心理疏导和必要的药物治疗，容易诱发如失眠、性功能障碍、睡眠障碍、神经官能症等疾病，或者加重某些皮肤病、胃肠病、前列腺炎、月经不调、更年期综合征，以及内科原有疾病等。严重者可演化为"脏躁病"、抑郁症、焦虑症、精神分裂症等神经精神类疾病。

2. 面部表情

多疑面容，眉头紧锁，愁云密布，难开心，缺乏朝气；脸色青黄，目光疑虑。

3. 善叹息

遇事难以释怀，而且下意识长叹一口气，则心胸稍舒。

4. 失眠

表现为难入睡；或容易醒或早醒，醒后难以入睡；或睡眠浅；或整夜做梦如放电影，次日则感头晕乏力。

5. 咽喉有异物感

吐之不出，吞之不下，无奈之下常清嗓子。

6. 疼痛

性质为胀痛且胀多于痛，如女性痛经、经前或经期乳房胀痛、头痛、胁痛、胃痛、腹痛等，女性常伴乳腺增生、月经量少、经行不畅等。

7. 大便易秘

表现为便秘而不干结，排便而不畅顺，且有不尽感，甚至里急后重感，或便意频频，乃粪积肠道气滞难行之故。

8.腹痛腹泻

症状的轻重与喜怒悲惊忧思恐等七情活动成正比。临床上某些消化道疾病如消化道溃疡或肠易激综合征与气郁体质有关，表现为腹痛即有便意、解便即是腹泻、泻后腹痛缓解，这是肝旺脾虚型泄泻、肝郁气滞是其主要原因。

必须明确的是，气郁体质各种症状，其轻重程度与情绪和睡眠的好坏成正比，即情绪和睡眠越好症状越轻，反之则越重。

（三）气郁体质调摄

"肝主疏泄"，气的调节主要在肝。因此，气郁体质主要应养肝、柔肝和疏肝，让肝气舒展，气机和畅，气畅则气郁可去。

中医认为肝"体阴而用阳"。所谓"体阴"，是指肝主藏血，血属阴，所以叫"体阴"，肝能正常藏血，则疏泄根基牢固；所谓"用阳"，是指肝主疏泄，疏泄之功能属阳，所以叫"用阳"，肝能正常疏泄，则肝藏之血盈亏自如。临床上，肝气郁结则肝失疏泄，肝木克伐脾土，可以导致胃痛、腹痛、呕吐、腹泻等病证；肝血不足，要么疏泄过度，表现为烦躁易怒、失眠多梦等，要么疏泄乏力，气滞呆钝，表现为情志不畅、忧思悲怒。这些情况轻则形成气郁体质，重则转成瘀血体质。

弦脉往往是肝气郁结的脉象。生活中，某些清秀苗条之女，其脉多弦，透过弦脉，能看出她忧虑秀丽的外表下常有一颗不安的心：不是心烦易怒就是多愁善感，不是月经不调就是白带异常，即便肤色好，也难长久。

所以，日常生活中肝贵在"疏"与"养"，着力点应在情志的调节上下功夫。常说的"四十不惑，五十知天命"，成年人应该知道如何掌控和平衡自己的七情，努力向《黄帝内经》所说的"恬淡虚无""精神内守""气从以顺"看齐，而不能如少年那般，有身体本钱就可以喜怒任性。

【案例】女，43岁，平素性格内向，生活和工作压力太大。常生闷气、叹长气，甚至莫名鸣冤叫屈，平时易胆怯，常焦虑。结果食渐减，精神困乏，脸色晦暗，睡眠靠安眠药，大便靠通便茶，且生活中有强迫倾向。舌暗紫苔薄白，脉细弱带弦意，辨证属肝郁气滞，予柴胡加龙骨牡蛎汤合逍遥散加减，并建议调换工作，增加运动，加强心理调摄。调整月余，食增睡安，二

> 侮天时者凶，顺天时者吉。
> ——《养性延命录》

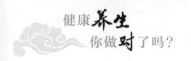
便通畅，精神振作，面色红润。越三月，诸症基本平复。

1. 生活方式

移情易性是改善和治疗气郁体质的有效方法。分散其对疾病的注意力，使思想焦点从病所转移至他处，或改变其周围环境，使患者避免与不良刺激因素接触，称之"移情"；通过学习、娱乐、交谈等活动，排除内心的杂念，或改变错误的认知和不良情绪，或改变不健康的生活习惯、思想与情操，称之"易性"。

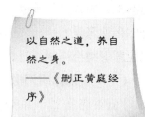
以自然之道，养自然之身。
——《删正黄庭经序》

（1）培养爱好——琴棋书画：习书画者往往身心健康，精力充沛。何乔番在《心术篇》中说："书者，抒也，散也。抒胸中之气，散心中之郁也，故书法家每得以无疾而寿。"人们欣赏和创作书画时，需绝虑凝神，心平气和，从而使大脑处于"入静"状态，所谓"一管在手，万念俱消"。

创作和欣赏需要形象思维，这有助于形成和谐、健康的心理环境和培养乐观的情绪。另外书画作品以宇宙、自然、社会、人生为创作源泉和表现对象，久而久之，容易培养出积极乐观、胸襟坦荡的情怀。书画创作的过程本身就是一种较全面的运动，写生更是一种强健体魄的运动锻炼。孙墨佛 107 岁时说"我的长寿之道就是写字，以书养生"。

琴棋书画确实是行之有效的行气解郁的高雅方法，值得推广。正所谓"取乐琴书，颐养神性，七情之病者，看书解闷，听曲消愁，有胜于服药者矣""止怒莫若诗，去忧莫若乐""情志不遂……开怀谈笑可解"，尤其听些欢快、振奋的音乐，如莫扎特、巴赫的乐曲等，其解郁效果不言而喻。事实上，图书、音乐、戏剧、舞蹈、雕塑、种花、垂钓等都有培养情趣、陶冶情操、寄托思想、舒气解郁、调神解忧从而达到调整气郁体质的作用。

（2）旅游：也是移情易性的有效方法。清代名医叶天士说"劳则阳气衰，宜乘车马游玩"。畅游于山水之中，舒气于繁杂之外。孔子说"仁者乐山，智者乐水"，乐山者能长寿，乐水者得智慧，均会使心胸开朗，人体气机自然舒展，何愁、何忧、何怒、何悲之有？

（3）心理调摄：气郁体质的改善，更多的是体现在当事人的心理调摄，所谓"心病还需心药医"。"心药"者，乃心灵之药也。下面几个方面有助心理调摄。

①心底无事：凡事看淡，做事踏实，为人坦诚，心胸宽广，有抱负但不钻牛角尖，能放下但不懒散，正所谓"心底无私天地宽"，能容天能容地，真能做到这些，哪怕是做到一半，郁滞之肝气多可不药而愈。

②多交开朗朋友：性格内向、外向各有短长。内向之短，是使气机易于窒息滞涩，引起肝气郁结；外向之长易使气机流畅舒达，疏通肝气。因此，从互补的角度来说，沉稳内向者要善于交往开朗外向的朋友，有条件的话，择偶时也应考虑到性格的互补，从而达到移情易性、畅达气机的目的。

（4）擦胁肋部：睡前或天气寒冷时，先双手搓热，均匀上下擦柔双侧胁肋，每次15分钟，每天早晚各1次，每次至微红有发热感，甚至有灌热水感为止，连续15天。其中右胁肋是肝脏实际部位，左胁肋则是肝气上升的通道。治疗时医者也应先搓热双手，再如法搓揉患者双胁肋，令患者有局部有发热感，再行针灸、中药治疗，有一定的疏肝行气防治作用。

（5）保暖不受寒：人体的气血运行有一共同特点，得温则行，得寒则凝。其实，保暖对于除阴虚体质外的其他体质，都是非常重要的养生方法。

2. 饮食宜忌

（1）果蔬：有目的地吃些有疏肝气、养肝血作用的果蔬，如柠檬水、橙子、陈皮、柑橘、柚子、丝瓜、芹菜、地瓜苗、桃子、李子、葡萄干等。

（2）少吃生冷寒凉食物：气郁常会化火，出现心烦、口苦、咽痛、目眵等，这种火多是肝火，只能甘寒疏养，不能苦寒蛮清。即便清热也要小心，不能太凉，点到为止，尤其是女性。

（3）可饮少量酒，以求行气活血，舒通肝气。

3. 药食调摄

（1）药物养肝柔肝：肝在体属阴，改善气郁体质主要在养肝，养肝的手段在柔肝，所谓"以柔克刚"也。如阿胶、当归、白芍、熟地黄、木瓜、桂圆肉、首乌、黄精等，都是养肝柔肝之上品。

（2）药物疏肝达肝：肝在用为阳，调整气郁体质主要在疏肝，疏肝的目的在达肝，所谓"以疏为用"也。如柴胡、香附、佛手、玫瑰花、绿萼梅、香橼、代代花、凤凰衣等都是疏肝佳药。疏柔结合的代表方有逍遥散、柴胡疏肝散、一贯煎等。

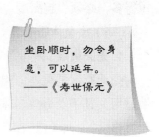

坐卧顺时，勿令身息，可以延年。
——《寿世保元》

（3）疏养兼备果蔬：有些果蔬如柠檬、橙子、

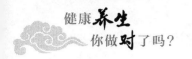

柑橘、丝瓜等，均有疏肝兼养肝的作用。

（4）清火不能苦寒：气郁体质的人常有上火的表现，如咽痛咽干、口苦口干、目眵多、易长痘、大便干等，此肝郁所化之火，所谓"气有余便是火"也。清此肝火，凉不能过寒，苦需要兼甘。比如，吃东西不能太寒太苦，苦寒不仅败胃，而且伤肝。用甘寒滋养兼以疏达的药食最好，女性尤其如此。

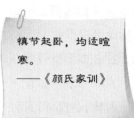

慎节起卧，均适喧寒。
——《颜氏家训》

（5）方药调理：

①养肝血中药：首乌、阿胶、白芍、当归、熟地黄、黄精等。

②疏肝气中药：香附、佛手、香橼、柴胡、玫瑰花、代代花、木蝴蝶、绿萼梅等。

③疏养肝气中成药：逍遥丸、柴胡疏肝散、越鞠丸、杞菊地黄丸等。

【案例】某女，46岁，每年妇科体检无异常。近5个月来因家事而多愁善感、焦虑失眠，食少体重减轻，月经淋漓不尽；3天前感到腹部及左腰部隐隐作痛，B超检查发现2.1厘米黏膜下肌瘤，舌暗红苔薄白，舌下络脉紫黯粗大。此乃肝郁气滞引起瘀血结于子宫所致，用逍遥散合少腹逐瘀汤，并嘱其开心以助肝气疏泄，运动以助气血运行，先服汤剂后服丸剂，治疗半年，肌瘤消失，诸症消除。

九、瘀血体质

瘀血体质就是气郁体质的后期，气郁体质是源，瘀血体质是流，实质是一种体质态势的两个不同阶段。现实中调整偏颇的气郁体质，就能有效地阻止或减慢其向瘀血体质的发展。但一旦形成了瘀血体质，就不仅有气郁而且有血瘀，情况向恶。原因虽与气郁大致相同，但其结果则要严重得多，必须引起高度重视。

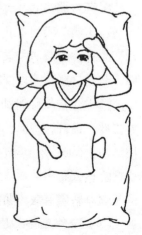

（一）瘀血体质成因

1. 先天禀赋

先天禀赋是重要原因，尤其妇女怀孕期间如果七情过用，其子女为瘀血体质的比例较高，所谓"病从胎气得之"。如《黄帝内经》认为胎儿在母腹时，"其母有所大惊"是导致瘀血体质的原因之一。因此，母亲的性格锤炼十分重要，乃"有其母必有其女"也。对于孩子的教育来说，家长送给他们的最好的礼物不是智商和容颜，而是一个乐观开朗的性格。都说"性格决定成败"，从健康体质角度看也是中肯的。

2. 长期七情过用

人非草木，孰能无情。有度的喜怒悲思忧恐惊是人对周围环境的正常反应，人皆有之。但不可过，过则易使气郁体质变成瘀血体质，进而引起相应的疾病。其机理是：长期的七情过用，影响肝气的疏泄和脾气的健运，使气血流行不畅，形成七情伤肝的气郁体质，再因气滞血瘀，形成瘀血体质。

3. 后天外伤

"伤筋动骨一百天"，外伤痊愈时间之所以长的原因之一，就是出血后形成了瘀血，所谓"瘀血不去，新血不生"。而且即使一百天外伤好了之后，也必定留有瘀血，容易形成瘀血体质。

4. 久病入络

中医讲"久病入络"，即久病之后，人的血络容易瘀阻，局部微循环产生瘀血，使慢性病和疑难病更加复杂化和迁延化。

5. 寒冷凝血

血得热则行、得寒则凝，此自然之道。久处寒冷者，人之血液运行也会凝涩难行，从而形成瘀血体质。

（二）瘀血体质表现

瘀血的病理是血液运行的瘀滞或有形之血块的形成。所以瘀血体质的表现多种多样，难以用一两个特征来形容。

1. 疼痛

中医讲"不通则痛"。为什么会"不通"？乃血脉瘀阻。其疼痛特点是刺痛，痛有定处，不喜按压，夜间痛甚，或痛多于胀，活动后痛可减轻，休息时反而加重。几乎每种疼痛如偏头痛、胁间神经痛、关节痛、颈背腰骶痛、胸痛、胃脘痛、腹痛、跌打损伤痛、痛经等，都有类似特点。

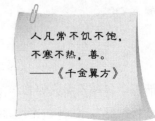
人凡常不饥不饱，不寒不热，善。
——《千金翼方》

2. 色紫暗

瘀血结块，非紫即暗，这是瘀血的本色。

（1）面色晦暗：诸阳经上行头面，血脉浮于表

129

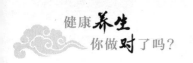

皮，一旦有瘀血，常会表现为脉络瘀阻，如面色晦暗或青紫、欠华润，不光泽，而且不同部位的晦暗常能预示不同脏腑经络的瘀血。此外，还可表现为口唇青紫、鼻头红赤等。

（2）舌唇青紫：唇、舌是反映瘀血与否的窗口。瘀血久居不消，舌质多半黯黑带紫，其血络易变粗和弯曲，甚至舌有瘀斑、瘀点；舌下二根小静脉怒张迂曲，甚至怒张成片，用三棱针点刺之，多为黑血。口唇青紫萎薄而干枯，甚至开裂渗血，这是瘀血不能濡养舌唇的结果。

（3）痤疮暗斑：痤疮色晦暗，虽红痒热痛不明显，皮损不严重，但沉着之色素、痘斑之盘根，十分难去，有些痤疮虽已治愈，但所遗留下的晦暗之色则久久难以消退，甚至成永久纪念。尤其是40岁以上的女性，正是开始长斑时，此前如果曾有子宫肌瘤、乳腺增生、严重痛经史者，脸上再长斑，预示着肾虚夹有瘀血。欲治其斑，补肾与活血两者缺一不可。

（4）红丝盘睛：即眼睛很混浊，常有细小的红血丝。这是典型的瘀血阻滞细小脉络的表现。

（5）皮肤干燥粗糙色暗："瘀血不去，则新血不生"。皮肤对血液滋润的敏感度最高，所以瘀血体质者多皮肤粗糙色黯，严重者张仲景喻之为"肌肤甲错"。

（6）发须脱落暗枯："血主润之"，血瘀则发须失去血的营养而早白、早落、枯槁失泽，而且使得其他原因引起的脱发、白发更加难治，乃其毛发的根部受到了瘀血的损害。简而喻之，犹如皮革制品需定期打蜡、上油等保养，保养缺失则黯枯易落。

3. 肿块

"有形之块，必有瘀血"。瘀血积于皮下或体内则可见肿块，肿块部位多固定不移，在体表则可见局部青紫、肿胀隆起，所谓血肿。事实上，所有有形的肿块、肌瘤、囊肿、增生，只要是病理性的有形之物，都有瘀血的身影。

目宜常运，齿宜常叩，气宜常提，津宜常咽。
——《寿世秘典》

此外，肿瘤也是肿块。不论良性或恶性的肿瘤，从中医看来，都是一种有形的瘀血，与痰浊搏结在一起随着气血运行的轨迹，全身无处不至，从而形成各种不同的肿瘤。

肥胖是脂肪堆积过多的结果，而脂肪从本质上说也是身体多余的"积块"，乃痰浊凝结而成，若见痰困血络则成血瘀，从而形成"痰瘀互结"。因此肥胖之人的体质可以是气虚、痰湿、瘀血三者相互兼夹的结果，因而出现"三高"、心脑血管疾病等慢性非传染性疾病的概率也会更高、更早、更难治，其重要原因之一就是在气虚的基础上，又有"痰瘀互结"。

4. 消瘦

消瘦可以是起因于瘀血。其特点是能吃不胖，而且皮肤干枯粗糙，各种检测指标均无异常，这是因为瘀血体质的"血"，它的"生"与"化"的功能基本正常。但人体脉络即微循环里的血液阻滞不畅，使血液的营养作用不能充分发挥，因而形成"虽吃而不长肉"的结局。这类人还真不少，欲增其重，必须活血，而且要用虫类活血药，如土鳖虫、水蛭、地龙等，因为虫类活血药善于钻透细微脉络（即微循环）。"大黄䗪虫丸"是其代表方。

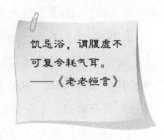

饥忌浴，谓腹虚不可复令耗气耳。
——《老老恒言》

5. 血糖、血脂、尿酸等的升高

血液中升高的血糖、血脂等是一种"污浊之血"，而"污浊之血"就是瘀血。现代临床还认为，血脂与血糖的升高往往伴有血液流变学改变，具有"浓、黏、聚、凝"特点，而这一特点正是中医所说瘀血的微观表现。一旦出现这种血液流变学的改变，瘀血阻络已成定论。

6. 皮肤瘙痒

"痛多瘀、痒多风"，所以皮肤瘙痒与风有关，但风又与瘀血阻滞有关，要祛风必须先祛瘀血，因而中医有"治风先治血，血行风自灭"之说，从瘀治痒，实是治病求本，所以有些顽固性皮肤瘙痒用血府逐瘀汤治疗，收效良好即是例证。

7. 神志方面改变

"心主血""心藏神""血者，神气也"。精神的旺盛、七情的适度，有赖于血液的充养。如果瘀血不去，则新血难生，血不养心，就会表现为如表情淡漠、神情呆滞，或焦虑，或抑郁，或健忘，或失眠多梦，或心烦不安，而且目前此类症状有低龄化趋势。

由于女子以肝为先天，因而对于女性来说，往往从神志方面更易找到瘀血体质的蛛丝马迹，诸如情怀不畅、过度敏感、胸襟不舒、喜悲易虑等，气郁日久即会伤其肝，肝伤太久即易成瘀血体质。

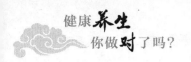

8. 月经不调

表现为月经过少、推后、闭经；或月经过多、月经提前，特点是月经色紫黯有血块；或痛经，痛有定处、得温则减等。

9. 患病容易慢性化

治疗瘀血体质所引起的疾病，用药时间要长，而且需要各种方法综合应用，如情志、饮食、起居、运动等。如果只靠药物单打独斗，疗效较差。

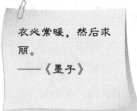

衣必常暖，然后求丽。
——《墨子》

【案例一】某女，35岁，产后脱发，发枯屑多，睡眠欠佳，月经推迟，经量少，血块多，7天净，舌质暗红苔薄白，舌下两根静脉紫曲增粗，脉细涩。此瘀血阻滞头窍，兼气血亏虚，用通窍活血汤合神应养真丹治疗，2个月后脱发控制，做成药丸再服3个月，头发乌黑润泽。

【案例二】某女，22岁，13岁初潮，经来前四五天即小腹隐痛，经期第一、第二天剧痛难忍，有血块，影响学习和生活，月经量不多，四五天即净，平素怕冷，舌质暗紫，舌边瘀点，舌苔薄白，脉细而涩。嘱月经前6天每天吃"佛手蛋"（当归，川芎，鸡蛋，红糖），经期服少腹逐瘀汤，经后用乌鸡白凤丸，连续治疗3个月后，痛经消失。

【案例三】某男，20岁，身高169厘米，体重48.5千克，脸色晦暗，精神疲乏，失眠烦躁，食欲差、食量小，大便秘结（长期靠通便药），舌质紫黯有斑点。进补品食欲更差。此乃瘀血阻于肠道络脉，微循环障碍的瘀血证。不活其血，即便服营养补品，在微循环阶段也难吸收。治疗的立足点必须让微血管在整个吸收、利用过程畅通起来。遂用大黄䗪虫丸加补气药，调治3个月，结果能睡会吃，大便通、精神振，体重增加至52千克，俨然一个帅小伙子。

（三）瘀血体质调摄

瘀血体质的养生原则与气郁体质基本相同，其调摄的重点也在调肝：疏肝以行气，活血以行瘀。《黄帝内经》给肝脏封官加爵为"将军之官"，乃一人之下万人之上。更重要的是，它说话不拖泥带水，做事雷厉风行，令行禁止，刚直不阿，如果束缚它，"将军"必会不悦；不让肝气舒展，肝气必郁，郁久必生瘀血。

生活中，有许多让这位"将军"不高兴后，使其不能正常疏泄的事情，如情绪过用、季节转换、饮食不节、久坐不动、过食冷凉……久而久之，"将军"气上心头，即会形成瘀血，先是形成瘀血体质，进而形成与瘀血有关的疾病。

凡能舒展肝气、畅行气血的方法，都有益于防止或改善瘀血体质。

1. 生活方式

（1）保暖：血遇温则行，遇寒则凝，饮食如此，穿着也是如此。如过食冰冻食物、过吹空调、着装过于暴露，都会诱发或加重瘀血体质。

还有两种情况要注意：一是女性经期要保暖。如经前不洗冷水澡，衣着保暖，不穿露膝、露脐、露肩、露背装，不吃冰镇食物。二是四季多保暖。常说"春捂秋冻"，但这是对一般人而言，如果是阳虚、气虚或气郁、瘀血体质的人，秋暖还是比秋冻好。中医"三因制宜"（因人、因地、因时）中，因人制宜放在首位，治病如此，养生也是如此。

（2）运动："动能运气"。瘀血体质根本原因是气滞血瘀，而运动则是促使人体气机运行的最直接、最基础的方法，气能运行不停，则血液流行不止，瘀血则无由可生。一个人如果老坐在电脑、电视旁，身体长期处于含胸驼背的姿势，不仅影响肝之疏泄和气血的运行，而且还影响心肺功能。静坐对人的影响非但是肝，而且是心和肺，主血的心之"君主"和主气的肺之"相傅"都受到憋屈，气血瘀滞不行，能不生病？难怪现在某些20来岁年轻白领早早得了中老年病，不能不发人深省。

（3）不钻牛角尖：遇事钻牛角尖，考虑问题就会进得去而出不来。事缠心中，肝气久不疏泄，容易产生气郁和瘀血体质。解决问题的方法很多，如培养兴趣爱好能舒展气机、条达肝气；多参加社会活动，唱歌畅气，跳舞运气，交友舒气，气机一旦通泰，则痰湿瘀血难以再生。

2. 饮食宜忌

酒：酒虽对肝脏有影响，但少量饮些红葡萄酒或低度黄酒，尚有疏肝气、养肝血、活血脉的作用；贵在少饮，如果加上些活血养血、疏肝柔肝的药材，如当归、川芎、熟地黄、芍药、柴胡、香附、鸡血藤、三七、丹参、阿胶、黄芪、人参等泡酒饮用，则效果更佳。

3. 药食调摄

（1）活血的食物：如适量吃山楂、韭菜、红糖、醋、菇类、黑木耳、芹菜、金橘（小蜜橘，清甜柔肝中兼能疏肝，润肝之中又助消化）、猪蹄、生姜、肉桂、玫瑰花茶、铁观音茶等。

（2）活血的药物：如针对性选用丹参、三七、

前示养生五诀，一眼食有恒，一饭后散步，一惩忿，一节欲，一洗脚。
——《曾国藩家书》

山楂、当归、川芎等。但活血会伤气，因此，要配合一些补气药，如黄芪、人参、黄精、山药等。

（3）活血兼养血的药物：瘀血到一定程度会形成"干血"，类似于血液浓缩，既有瘀血又有血虚，则需选用既活血又养血的药物，如当归、丹参、鸡血藤、阿胶、制首乌、生地黄等。

（4）药食兼用：推荐"一二三鸡煲汤"用鸡肉（一个鸡大腿）或猪瘦肉（50克），三七2克，大枣3枚。一周三次炖汤服，活血又补血，经济实用又价廉。

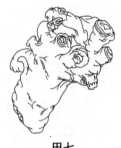

田七

另外，阳虚夹瘀血体质的女性，怕冷，痛经，月经血块多，乳腺有增生，肤色暗斑。冬天推荐糯米甜酒猪蹄当归煲，糯米甜酒150毫升加猪蹄2个，当归10克，生姜6片，大枣6枚，用砂锅炖两三小时，每天（经期两天）一次，服食1个月，能补阳气化瘀血，周身通泰，还能美容。但阴虚、湿热等体质不宜。

（5）中成药：桃红四物汤、血府逐瘀口服液、生化汤、大黄䗪虫丸，应在医生指导下服用。

适当地通过药和食同用来养血活血，对改善瘀血体质有一定效果。

结语

体质的偏颇虽有如此之多的健康问题，而且绝大多数的人都存在体质偏颇，但它完全能通过后天的调养获得纠正，至少可以使其不至于过偏，或控制其不向疾病方向发展，从而获得美好的人生体验。人生固然在于结果，但更多的是在于生命的过程及其养护程度。生命的良好体验才是追求的重点，而纠正各种体质之偏颇正好能够帮助实现这一目的。所以，我们要认识自己的体质类型，进行有针对性综合调摄。如此，虽然有些偏颇，照样享受人生，健康长寿。

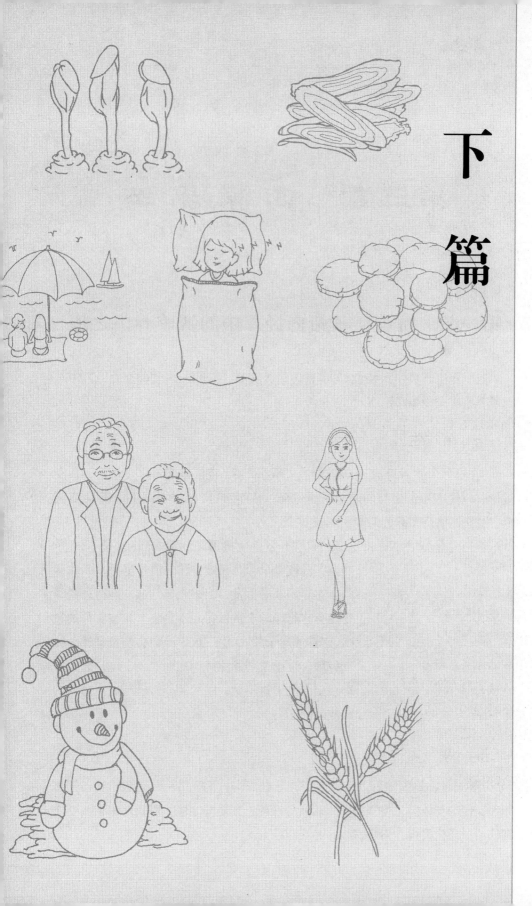

下

篇

第三章　四季养生

第一节　解读《黄帝内经》中的四季养生之道

四季养生颇具中医特色。《黄帝内经》在其《素问·四气调神大论》中对四季养生有一段精彩论述。

一、春"生"

"春三月，此谓发陈。天地俱生，万物以荣，夜卧早起，广步于庭，被发缓形，以使志生，生而勿杀，予而勿夺，赏而勿罚，此春季之应，养生之道也。逆之则伤肝，夏为寒变，奉长者少。"

春三月是万物复苏的季节。阳气升发，生机蓬勃，草木向荣。顺应春季养生，当夜卧早起，舒缓身体，漫步庭院，借助春季自然界阳气的生发，促进人体气血的运行；同时要使神志舒畅，宁赏勿罚，这是春季养"生"的原则。"春气通于肝"，违逆这个原则会伤及肝气，肝气犯脾，夏季就会发生脾胃虚弱泄泻，这是因为春季"生"的力量不足，供给夏季"长"的能力差的缘故。

> 冬日温足冻脑，春秋脑足俱冻，此乃圣人之常洁也。
> ——《养性延命录》

二、夏"长"

"夏三月，此谓蕃莠。天地气交，万物华实，夜卧早起，无厌于日，使志无怒，使华英成秀，使气得泄，若所爱在外，此夏季之应，养长之道也。逆之则伤心，秋为痎疟，奉收者少，冬至重病。"

夏季阳气旺盛，是草木繁茂秀美的季节。此时天阳下降，地阴上升，天地阴阳之气的上下交通，使得草木开花结果。顺应夏季养生，应夜卧早起，日入而息，日出而作，不可厌恶昼长炎热，心中有所郁怒，使情绪平和不躁。气色焕发光彩，体内的阳气自然得到宣散，就像把愉快的心情表现在外一样，这是夏季养"长"的原则。"夏气通于心"，违背了这个养生原则会伤及心气，秋季就易患外感病，这是因为夏季"长"养的力量不足，供给秋季"收"的能力差的缘故。

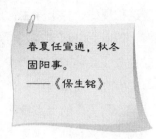

春夏任宣通，秋冬固阳事。
——《保生铭》

三、秋"收"

"秋三月，此谓容平。天气以急，地气以明，早卧早起，与鸡俱兴，使志安宁，以缓秋刑，收敛神气，使秋气平，无外其志，使肺气清，此秋季之应，养收之道也。逆之则伤肺，冬为飧泄，奉藏者少。"

秋季阳气肃降，是草木自然成熟的季节。此时天气劲急，地气清明，显现一派肃杀之气。顺应秋季养生，应"闻鸡起舞"，早卧早起，早卧以避秋季阴寒之气，早起以使神志安宁和神气收敛，从而舒缓秋季劲急之气对身体的影响；同时要精神内守，使秋季肃杀之气得以平和，让肺气清肃均匀，这是秋季养"收"的原则。"秋气通于肺"，违背了这个养生原则会伤肺气，冬季容易生泄泻病。这是因为秋季养"收"的力量不足，供给冬季"藏"的能力差的缘故。

四、冬"藏"

"冬三月，此谓闭藏。水冰地坼，无扰乎阳，早卧晚起，必待日光，使志若伏若匿，若有私意，若已有得，去寒就温，无泄皮肤，使气亟夺，此冬气之应，养藏之道也。逆之则伤肾，春为痿厥，奉生者少。"

冬季阳气潜藏，是万物蛰伏、阳气潜藏的季节。天气寒冷，河水结冰，大地冰凝冻裂。人的阳气如同自然界的植物落叶以培根保其阳气一样而潜藏不露。顺应冬季养生，要早睡晚起，潜藏意志，好像心中很充实，非常满足。还要避开寒凉，避免出汗耗伤元气，这就是冬季养"藏"的原则。"冬季通于肾"，违背了这个养生原则会伤肾气，春季可能发生痿厥，这是因为冬季"藏"

的力量不足,供给春季"生"的能力差的缘故。

可见,"春生、夏长、秋收、冬藏"是自然界的客观规律,养生就是要顺应这种规律,春季养生,夏季养长,秋季养收,冬季养藏。

然而,《黄帝内经》给出的四季养生的养生、养长、养收、养藏的原则比较抽象,具体方法也较少,加上所处年代久远,当时的生活方式与21世纪的今天完全不同。因此,如何践行四季养生原则,并给出有效的具体方法,需要从生活与工作的点点滴滴中去体会、去积累、去践行,并不断完善,才能使四季养生言之有物,行之有效,有益养生保健。

我们试图从顺应四时以养五脏来解析四季养生。因为中医理论是以五脏为中心的整体观,五脏代表着人体5个生理系统,5个系统外与自然环境相统一,内与精神活动相关联,五脏之间更是互为整体,构成了复杂而有序、分工又合作的生理功能。因此,四季养生与五脏养生结合起来,即可踏着四季的节拍,顺从五脏的特性、倾听五脏的呼声,顺势而养,如此就能将抽象

春宣脏腑,夏补丹田,秋温脾胃,冬凉上膈。
——《益龄单》

的四季养生原则与五脏养生的具体功能和特性有机结合起来,使四季养生落到实处,方法具体,并与四季养生的本来原则相一致。

第二节 春季养肝

春季肝气主令。随着时间从寒冬来到春暖，肝逐渐走向了四季舞台的中心，扮演着春季生命的主角。春季养生总体原则是通过肝气的升发使全身阳气升发。

但要升而有度，不可不升，也不可过升。

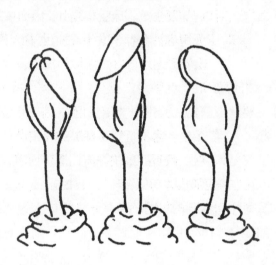

具体说，春季阳气要升而勿伐，不让其亏。阳气亏则肝气升发无力，会使肝木克伐脾土，出现精神困顿和消化不良等症状；春季的阳气又要长而勿亢，不让其过。阳气升发太过，会使肝气上冲脑窍，出现血压升高、头痛头晕、耳鸣目赤、牙痛等肝气升发太过症状。

如何使肝气升而既不太过又无不及呢？

一、顺从肝"喜条达"和"主疏泄"特性

肝的特性是"喜条达"而"恶抑郁"，它的这种功能表述为"主疏泄"。《黄帝内经》命之为"将军之官"：它运筹于帷幄之中，决胜于千里之外，习惯于指挥别人，受不了听命他人。肝脏的这个特性形象地表现了它"喜条达"和"主疏泄"的生理功能，因此，春季养生必须顺从肝脏这种无拘无束的生理特性，让其各项生理功能发挥到极致。

（一）情绪好，肝舒展

肝气条达、疏泄正常，则人的七情平和，无太过也无不及。相反，七情过用，情绪偏激，首先会损伤肝的条达和疏泄功能，使人易怒、易忧、易悲。现在，人际关系比较紧张，肝脏活得较累，尤其是那些站在社会大舞台上的中坚一族，七情感而不能发或不敢发，闷在心里，最终将引起肝气郁结或肝气化火，表现为或怒发冲冠，或悲伤欲哭。这种情绪上的过度收放，尤其在肝气升发的春季，最损肝脏的条达疏泄之性！不论过怒还是过郁，都极易导致肝病的发生。临床上也是如此，许多肝病尤其是慢性肝病容易在春季发生或加重，其原因之一就是春季七情过用伤肝。

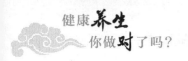

逆春气，则少阳不生，肝气内变。
——《素问》

（二）饮食好，肝解毒

肝脏是人体主要解毒脏器，养生中要倍加保护。人所吃食物，在消化过程中都会产生"毒"，只有解毒之后才能变成有用的气和血，剩余部分变成糟粕排出体外。肝脏就是人体担解毒重任的"化工厂"。生理上，肝脏的条达、疏泄功能有助于人体的解毒功能，反过来，饮食的平衡与安全，又可减轻肝脏的解毒负担，从而达到养肝的目的。但是，生活中人为地加重肝脏解毒负担的做法不少，如肥甘厚腻等食物摄取过多，肝脏必须挺身而出，把多余的"糖""脂"等有关"毒"物拦截下来，并化而消之，但代价是肝脏形成了脂肪肝，进而出现糖尿病、高脂血症、高血压病、肝硬化，以及心脑血管疾病等；过度饮酒，酒性湿热伤肝，肝脏疲于应付，代价也是脂肪肝，有个专门病名，叫"酒精性肝病"（顾名思义，就是因饮酒过度引起的肝病，如酒精性肝硬化）；过食不安全食品，如食物添加剂、色素，以及有病没病吃过多的保健品，肝的解毒功能不堪重负，无力于畅达气机、调畅气血、帮助消化，结果还是导致肝功能受损。

可见，有些"三高"症和心脑血管疾病，源头在肝而结果在心、在血（血液、血管）。其防治重点必须同时立足于肝，而不只是盯着心血管。例如不痛不痒的脂肪肝，平时难以自查，加之无明显体表征象，或只是体检时偶然发现。但它一旦出现，就预示着可能会发展成为后悔莫及的肝硬化和心脑血管疾病，其危害之大，不可小视。

二、活动筋骨，适度用眼

（一）坚持运动，展放肝气

"肝生筋"。"筋"即筋膜，包括肌腱和韧带，附着于骨而聚结于关节，是连接肌肉、关节，主司关节运动的组织。"肝生筋"是说"筋"的生理功能依赖肝血的濡养。肝血充足，则筋得其养，运动才能灵活有力。

反过来，"筋"的滑利柔润有助于肝气的条达与疏泄。生活中，如果久坐不动，关节和筋膜必然不滑利、不柔润，韧带容易钙化，从而影响肝的疏泄功能。为避免这一问题，平时可做一些舒展肢体、腰背、关节的活动，如适度地牵牵手、拉拉筋、活动活动大小关节，尤其是脊柱、髋关节、肩关节、手指关节，还可以做扩胸运动、跑步、骑车等活动，以提高关节、筋脉和肌肉的柔韧性，促使肝气疏泄和升发。

因此，结束了严寒的冬季，春暖花开的季节，多活动筋骨，能帮助肝气舒展。

（二）保护视力，充盈肝血

"肝气通于目，肝和则目能辨五色矣"。中医认为肝藏血，开窍于目。肝血充足，肝气调和，目（眼睛）才能正常发挥其视物辨色功能；相反，用眼过度或不健康用眼，尤其是看电脑、电视、手机，包括读书看报，久用伤的是视力，耗的是肝血。所以中医有"久视伤血"的理论。肝血耗伤则"将军"的指挥力衰减，其条达疏泄功能也会大打折扣。因此，平时切记适度用眼，尤其要少看电视、手机以及电子类读物。

三、春捂不冻

春暖肝气才能升发，所以"春捂"不仅仅是保暖避寒，而且是顺从阳气的春升。因为适度的身体热感会使气血往体表外行走，无形中就帮助了肝气的升发，顺应了肝气舒展的生理功能。

所以，生活中不能稍有春暖就急着减衣，尤其是早春，"倒春寒"一来，感冒发热的背后往往是肝气升发无力。所以春季不仅流感多，而且流感的病情较重。此外，各种肝病也容易在春季发生或加重。

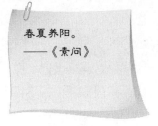

春夏养阳。
——《素问》

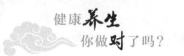

此外，可以夜间温水泡手。民间有说"冬季泡脚，春季泡手"，两者效果一样，都能暖身子、补阳气。而且泡手更方便，使手指关节的韧带更加舒展柔软，肝气更加升发疏泄。

四、春季食疗养肝

（一）饮食养肝三原则

春季由寒转暖，饮食生活必须顺应阴退阳长的"天时"，遵循以下三项基本原则，以养其肝。

1. 适补营养

春季阳气生发，一方面人体各组织器官功能日趋活跃，增加了对补气养血食物的摄取；另一方面不时袭扰的春寒又会加速机体气血的消耗，导致抵抗力下降，甚至引发疾病。为满足机体新陈代谢的需要，增加人体免疫力，抵御春寒，应适当摄入如鱼肉、鸡肉、鸡蛋、豆浆、牛奶、牛肉等优质蛋白质，以及如红薯、黄豆、核桃、芝麻等产热量较高的食物，以补气生血。饮食营养要合理搭配，易于消化，可选用肉丝、肉末、肉丸子等，或用一些富有营养的食物共同炖煮、烩炒，如猪脊骨炖海带、菠菜烩猪肝、莴笋炒肉片、紫菜汤等。

2. 减酸益肝

中医认为，肝禀风木，外合于春，故春季人体肝气易亢。肝旺克脾，影响脾胃对水谷精微物质的传输和消化。所以唐代大医孙思邈有言"春日宜省酸增甘，以养脾气"。此时可适当进食米粥、蜂蜜、花生、山药、土豆之类滋补脾胃的食物，以及具有清肝养脾功效的黄绿蔬菜、豆制品和各种瘦肉，少吃过酸或过于油腻的肥肉及糯米等不易消化的食品，以"甘平"为宜。

3. 温凉适宜

《黄帝内经》有"春夏养阳"的理论。早春乍暖还寒，气温较低，饮食宜偏于辛温，可适当吃些葱、姜、蒜、韭、蒿、芥等，以此祛散阴寒，帮助升发春阳，与充满蓬勃生机和盎然春意的大自然保持一致，而且其中所含的有效成分还具有杀菌防病的功效。此时应少吃寒性瓜类果蔬，以及冷饮等冷食。晚春气温日渐升高，尤其是南方地区饮食宜偏于清凉，可适量饮用绿豆汤、赤豆汤以及绿茶，防止体内积热，不宜进食羊肉、狗肉、麻辣火锅及辣椒、

> 春月阳气闭藏于冬者，渐发于外，故宜发散以畅阳气。
> ——《摄生要义》

花椒、胡椒等大辛大热之上火品。

（二）饮食养肝举例

1. 吃些甘平和缓的食物

因为"肝藏血"，肝血不足，就不会好好地舒展气血，所以春季要有的放矢地"喂"好肝脏，而甘平和缓的食物可以安抚肝脏，使肝不升发得太过或不及，如山药、大枣、莲子、麦芽糖、蜂蜜、胡萝卜、猪肚、黄芪等，均有此功。

2. 适当吃些辛窜香辣食物

"肝主疏泄"，需要在食物中加一些辛香微辣之品以鼓舞肝气，尤其对春困明显者，宜在甘缓养肝同时，加服辛窜之品，以鼓舞肝脏，帮助肝脏升提阳气，振奋精神。如韭菜、葱、姜、蒜、香菜、荆

> 春季天气渐暖，衣服宜渐减，不可顿减，使人受寒。
> ——《寿亲养老新书》

芥、荠菜、春笋、春茶、红酒等。但若有春季耳鸣、失眠、口疮、血压高、脾气躁、眼发红，又不宜吃这些食物，谨防升阳太过加重这些疾病。

3. 适量吃保肝、促进排毒的食品

如春笋、黑木耳、猴头菇、香菇、生姜、鲜辣椒、大枣、绿豆、葱（有言道"香葱蘸酱，越吃越壮"）、洋葱、花菜、西兰花、芹菜、大蒜等。这些食物有些可以保肝，有些可以帮助肝脏排毒，无形中就都有护肝的作用。

4. 少吃发物

万物生长在春季，有些过敏性疾病，或春季容易发生的疾病都容易发生或加重，所以如皮肤病、精神病、呼吸道疾病、肝脏病，春季不要吃"发物"。如海鲜、牛肉、鹿肉、虾、香菜、春笋、香椿等。

（三）春季饮食养肝食疗效方

1. 一品海参

【配方】水发海参500克，猪肉200克，冬笋100克，水发冬菇50克，油菜心10棵，胡萝卜1根，米酒、胡椒粉、盐、鸡油、淀粉、奶汤、姜、葱各适量。

【功用】补肝养心，安神益智。

【适应证】适用于心肝血虚诸症。

2. 胡萝卜炖牛肉

【配方】瘦牛肉500克，奶油50克，胡萝卜150克，马铃薯100克，洋

葱 50 克，淀粉、胡椒粉、盐各少许。

【功用】补肝血，益心气，安神定志。

【适应证】适用于血虚体质之乏力、心悸失眠。

3. 核桃芝麻糯米粥

【配方】核桃仁 30 克，黑芝麻 15 克，糯米 100 克，大枣 10 枚。共煮成粥。

【功用】滋补肝肾，养血填精补髓。

【适应证】适用于肝肾不足、健忘等症。

4. 香椿拌豆腐

【配方】香椿 20 克，豆腐 150 克，食盐适量。

【功用】芳香健胃，益气生血。

【适应证】适用于肝郁体胖或脂肪肝者。

五、春季经络保养肝

（一）点按经络

选择肝经的太冲、大肠经的曲池、胆经的风池、膀胱经的睛明和经外奇穴太阳以及胸部，点按或按摩各穴，均有利于肝气的疏泄、肝血的贮藏。

（二）拔罐刮痧

在南方，春夏季节内热重的人皮肤易发毛囊炎、痤疮、酒糟鼻、青春痘等，对此类皮肤病，可以选肝经穴位放血以泄皮内肉外之伏火，或进行背部拔罐、走罐或刮痧，以排泄瘀积于皮下的热毒，病重者可在患病部位皮肤稍放些血，血出即毒出热消，瘀积之肝气得以伸展，肝血得以清洁，皮肤病随之得以减轻。

当春之时，其饮食之味，宜减酸益甘，以养脾气。
——《寿亲养老新书》

第三节 夏季养心

告别了温暖的春季，时间来到了代谢旺盛的夏天。心接过了四季消长的"接力棒"，成为夏季生命活动的"主角"。

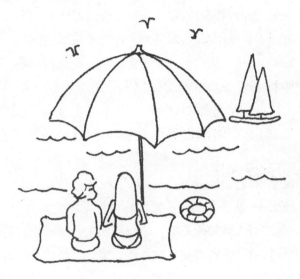

夏季一是炎热，乃阳气升发、暑气当令；二是湿热，乃"天暑下迫，地湿上升"，天暑地湿，氤氲熏蒸；三是"夏气通于心"，正常的夏暑能养心，太过的夏暑必伤心。

心的生理功能主要有二：一是主神明，叫"心藏神"，为"君主之官"，指挥与协调着五脏六腑生理功能和人体气机的升降出入，以及新陈代谢；二是主血脉，推动着全身血液的运行，发挥着血液营养全身的作用。心主神明与心主血脉的功能互为前提。又因"暑气通于心"，即自然界夏季的暑气（阳热之气）能帮助心脏鼓动血脉、促进循环，但这个生理过程也消耗着人体的心气，使人稍感疲倦和辛苦，古人称之为"苦夏"。

因此，如何在夏季让心趋利避害，既维护与促进它的"藏神"与主神志、主血脉和鼓动血液运行的功能，又最大限度地减少心阳的消耗，是夏季养

> 夏脏宜凉，冬脏宜温；背阴肢末，暑夏宜温；胸包心火，暑冬难热。
> ——《褚氏遗书》

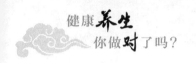

生的重点。换言之"养心"是夏季养生的基本原则。

现代生活中的夏季养心，主要要围绕着心脏的两大生理功能来展开。

一、养心神

（一）莫让信息爆炸扰乱心神

当今世界处于信息爆炸的时代，如睁眼看 iPad，回家看电视，坐下来玩电脑，走路看手机，加上微信、QQ、各种短信，可谓新闻满天飞。资讯的过度发达和便利，在轻易获取的同时，最大的弊端是扰乱心神、迷失自我。现在精神疾病、亚健康、心脑血管疾病、"三高"症急剧上升，应该说都与大脑信息量太大、思想负担过重、心神难以宁静有着密切的联系。从健康角度看，资讯设备适度使用即好，过用则为灾害。

> 夫冬温夏凉，不失四时之和，所以适身也。
> ——《养性延命录》

（二）莫让温室效应扰乱心神

心居人的上部——胸腔，为阳中之阳，中医称之为人身之"太阳"。生理上心阳必须下潜降于肾，使肾水不寒；肾水必须上升交于心，使心火不亢，如此形成"水火既济"即"心肾相交"之态势。因此，心阳下降是心主神明与主血脉的前提，也是肾中阳气能够保持强盛的保证。但是，近年来温室效应逐渐形成，随着气温的上升，心之阳气难以有效地潜藏到肾，形成病理上的"心肾不交"，从而使人变得烦躁易怒，睡眠多梦，浮躁不安，神疲乏力。这是现代人变得急功近利的内在生理病理因素之一。

《黄帝内经》说"心者，君主之官，神明出焉"。故悲哀忧愁则心动，心动则五脏六腑皆摇。如果养护不当，稍有风吹草动，悲哀忧愁就会扰动我们的心神，心神一扰动，全身就会大乱。反之，如果拥有一颗沉稳安分、固守君位的"心"，就能把人引向平和、客观、理性、善良，既可让大人物成就大伟业，也可以让平凡人敬业爱岗，奉公守法，克尽职守，成为一个有益于社会的人。但这些都需要有一颗安定宁静的"心"。

心主神明，并非空泛无物。养心神是一切养生的基础，也非仅是夏季之事。

二、养血脉

（一）不过度使用空调凝滞血脉

心脏借自然界阳气鼓动血行，因此，夏季人体应天地阳气，周身血脉运行较冬季要快，此刻更需要畅通无阻。但是，如果夏季过度使用空调，就会损伤心脏的阳气，阳气伤则鼓动血脉无力，从而使血脉运行不畅，甚至导致气滞血瘀。这是现代人夏季伤心的一种不可忽略的人为因素，冠心病等心血管疾病发病率的上升，不能不说与过用空调损伤心脏阳气有关，必须加以克制。

（二）不过食肥甘厚腻咸伤血脉

过食油腻食物，多余的糖、脂、痰、瘀就会沉积在血管壁，直接损伤血脉和心脏，为各种心脑血管疾病的产生留下祸根。因此，尤其是夏季的饮食，以清淡为宜。

过度摄取盐分食物，会使水钠潴留在体内，进而影响到血脉，即中医通常说的伤心、伤血脉，心血管系统受到损伤，也容易形成高血压病等心脑血管疾病。

三、清暑即是养心

夏天炎热，人体"心为火脏"，阳气最旺，以其温通血脉，振奋精神，使人体生机不息。"人与天地相参"，同气相求，所以说"夏暑通于心"。但是暑热太过又会耗心气、伤心血、损心阳。从这个意义上看，清暑即是清心，防暑就是养心。这里着重介绍几个应对暑热的方法。

（一）以热制热

以热制热是最有效的防暑降温方法。冬季或北方雪地受寒之后，用雪擦身是解除身体冻僵的有效方法，擦雪反能使肢体慢慢地温热起来，权且称之"以寒制寒"。同样的道理，夏季或南方暑热时分，驱散身体酷热的有效方法当然也是热性方法，不妨称之"以热制热"。具体方法如下：

1. 毛巾擦身

夏季汗多，及时擦汗可改善皮肤透气性，但必须用热毛巾，才能帮助人体降温。用冰冷的毛巾擦身当时虽有凉爽感，但汗孔被寒冰遏，寒气滞留肌

冬寒犹可近火，火
在表也；夏热必戒
纳凉，凉入里也。
——《老老恒言》

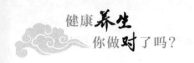

肤不去，不仅解除不了热，而且易为夏天感暑埋下隐患。

2.喝热茶或温开水

就像喝糖水只能解一时之苦一样，喝冷水也只能解一时之暑，弄不好还会损伤脾胃阳气，引起消化不良。所以制伏暑的真正有效饮水方法是喝热茶或喝温开水，如此既散热又解渴，既暖脾胃又防中暑，一举数得，实在是简便易行的防暑降温良方。

3.热水洗脚

人的足底分布有五脏六腑的反射点，尤其有涌泉等三阴经重要穴位。古人说"睡前洗脚，胜似补药"，说的是要暖足，因为"寒从脚起，风从头生"，暖足就是祛寒，就是补阳，即便是夏季，睡前洗脚仍要用热水泡足，正因为泡足的当时脚有热感，才换来了热过之后耐热和持久的凉爽舒适。

4.耐热运动

运动能够调动人的气血运行，气血运行就能够增加人的御寒、御热的能力，不但可增强体质，而且可有效地预防中暑和感冒。我们的体会是"早上有运动，全天抗酷暑""天天有运动，夏季难中暑"。运动是主动适应炎热气候，抵御酷暑的最直接、最有效、最经济的养心方法，贵在坚持。但夏天运动要注意适量、选择合适的运动时间与地点。

> 延寿之法，唯自护其身而已。冬温夏凉，不失时序，即所以自护其身也。
> ——《寿世传真》

初夏耐热锻炼：每天抽出 1 小时进行室外活动，可根据天气情况，选择气温在 25℃ 左右、湿度在 70% 以下的环境进行。可散步、跑步、体操、打拳等，每次锻炼都要达到出汗的程度，以提高机体的散热功能。但也不可过量，尤其当气温高于 28℃、湿度高于 80% 时，要适当减少运动量，以防中暑。同时，在这种气候条件下，适度用电风扇或空调，尤其梅雨季节湿度较大时，可用空调抽湿，使室内温度基本保持在 26℃ 左右，湿度保持在 60% 左右。经过初夏一个多月的耐热锻炼，盛夏来临之后，即使室内气温在 28~30℃，室外气温在 36~38℃，人体也不会感觉太燥热。

（二）充足睡眠

睡眠是夏天恢复阳气和体力的重要方法，也是耐热抗暑的有效措施。可以说，中暑与否和睡眠好坏呈正相关。尤其是夏天日长夜短，气温高、湿度大，人易疲困。这种情况下如能确保充足的睡眠，尤其是有 0.5~1 小时午睡，则阳气充沛，阴津充盈，精神饱满，夏暑无奈。否则，一朝失眠暑易袭，经常失眠常感暑。

（三）心静自然凉

说到睡眠就会联想到"心静自然凉"的防暑方法。因为心静能诱导入睡，还能帮助防暑。因此，酷暑夏热之时，当如冰雪在心，思其寒意热即能减，尤其在高温天感到莫名其妙心烦焦躁、情绪懒散、精力下降的时候，如能心里徐徐默念"寒凉"二字，想象身体泡在水里的那种凉爽感觉，意想冰雪皑皑那种景象，不抱怨，不躁动，口品香茶，耳听幽曲，闭目幽思，肯定能任其天暑我不热，不吹空调心也凉。此法对付因热而烦躁不宁者，非常有效。

四、正确使用空调

空调降暑，善莫大焉。可以说，没有人不喜欢、不想用。但要用得恰到好处，过度使用，又会伤身。如何正确使用空调，实有讲究。

其因何故？除了削弱人体抵抗力而中暑外，重要的一条是，过度使用空调会使体内的"垃圾"增多。这些垃圾包括痰湿和瘀血等，相当于过高的血糖、血脂和尿酸等物质。

（一）空调冷气过度使用有以下几个弊端

1. 敛汗留毒

春生、夏长、秋收、冬藏是自然界的变化规律。与之相适应的是春暖、夏热、秋凉、冬冷的气候变化。

夏天是排湿与排毒季节，身体如同家庭搞卫生，一年四季中，夏季是"大扫除"的季节。体内一年积蓄下来的痰湿、瘀血、浊毒，如同多余或者说是升高的血糖、血脂、尿酸等毒物或废物，都要在这个季节得到清除。冬藏夏泄，乃自然之道。

出汗是天然、自然、直接排湿祛瘀的最佳途径，其中汗是排泄毒物或废物的主要载体。夏天人体就是通过自然出汗实现身体"大扫除"的目的。然而"寒主收引"。空调冷气侵袭，张开的汗孔戛然而闭。玄府（即汗孔）紧闭，汗随即收。汗收即是汗敛，汗敛即是湿滞瘀留，浊生毒长，人虽眼下感觉凉爽舒适，久则会莫明其妙地这"高"那"高"，疾病也因之而成，而且这些

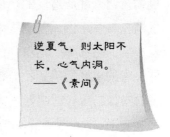

逆夏气，则太阳不长，心气内洞。
——《素问》

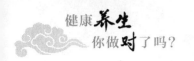
疾病来之渐，去之难，根深蒂固。

不信可去轻刮一次痧、稍拔一次罐。所到之处无不是出黑痧、冒水珠，实乃人体内环境因"垃圾"太多、血液污浊太脏的缘故。

【案例】深圳十月仍骄阳似火。某君贪图凉爽，不顾汗出未消，就尽享空调之爽。次日头身疼痛，有束缚沉重感，不思饮食，恶寒怕冷。此为开放的毛孔得空调冷气的侵袭，毛孔为保护机体，瞬时闭合，但寒气留着体内的结果。用辛温发汗方药：蜜麻黄、桂枝、葛根等温服，接着喝热粥一大碗，再加厚衣盖被子取汗，遂周身汗出，头身疼痛随即缓解。此寒随汗出，所以效也。

> 当夏之时，其饮食之味，宜减苦增辛，以养肺气。
> ——《寿亲养老新书》

2. 蓄积为毒

夏天是能量消耗的季节。能量的消耗和积蓄相辅相成。老一辈人都知道，夏消冬补、夏泄冬藏乃天道。夏天"无病三分虚"，带有几分虚意，才能为秋冬进补奠定基础。但是，冬补的前提是夏天已把冬春之毒浊湿瘀借夏泄时机消耗掉了。

现在过度使用空调，凉风爽爽，多余污浊、湿毒、瘀血难以消耗，加上运动少，吃得多，这些毒物蓄积在体内，或沉积在血管和内脏，或在四肢皮下，或在五官九窍，导致高血压、糖尿病、高脂血症、痛风等所谓的"富贵病"发病率急剧攀升，而且有低龄化和兼相并见的趋势。

虚虚实实才是健康之道，寒热温凉才入臻长寿之乡。因此，一年四季中老天爷安排好了夏季使人半虚半实和温热排泄，才能少病、健康和长寿。如果整个夏天都空调一冷再冷，汗腺无所事事，加上运动太少缺乏消耗，吃得太多进多出少，久而久之，必病无疑。

亚健康在现代都市白领中十分流行。究其原因不少是痰湿或湿热过盛，机体代谢紊乱所造成的。从门诊接收亚健康人群分布来看，多属贪凉、少动之辈。某君来诊，苦于腹痛、泄泻，清水样便，伴随发热、怕冷。称前夜朋友小聚，喝冰啤、吃海鲜，加之吹空调。此乃寒湿外袭、湿热酒毒内积、内外夹击的胃肠型感冒，当在外温散寒湿、在内消食积与湿热，予五积散，三剂而安。

3. 除湿太少

夏天是四季中湿热交蒸的季节，叫"天暑下逼，地湿上蒸"，人居其中，最易受到湿热困扰。还好老天爷作了安排，夏天通过出汗，既是散热的季节，也是祛湿的时分。这个季节就是要通过出汗来散去多余的热和过重的湿。

不幸的是，如果过度使用空调，会使得体内多余之热和弥漫之湿不能全部排到体外，而留蓄在体内，这是人为蓄积湿热。湿热作为第二致病因素，反过来为非作歹，变生种种病端。

显而易见的是长疖子、生痤疮、长痘痘（尤其是脓性痘或血热痘）、生溃疡，这叫无热无火不生疮，加之热与湿合，会使如痢疾、肝炎、胆囊炎、泌尿生殖系感染等湿热性为主的疾病随之而生。

深层次的弊端是使人的热适应能力下降，而且是越依赖越下降。这就不难理解为什么现在吃得好，但耐热力则不如忍饥挨饿的父辈们。有些学生烈日下稍站即晕倒，跑不到千米即气短退场；有些壮年人只要连续热上几天，就会中暑或感冒……这其实是因为过度使用空调使体质下降、热适应能力差的缘故，必须引起高度重视。

（二）空调过度使用与疾病

屈指数来，许多疾病都与夏天空调过度使用有关。

1. 伤暑与中暑

空调减弱了人对环境尤其是对"热"的适应能力，进而削弱人的生存能力，使得人在炎炎夏季，一离空调，稍受其热，轻则伤暑，表现为头昏乏力，脘闷食少；重则中暑，表现为心神烦躁，胸脘痞闷，身热有汗，甚至神昏倒地，俗称"发痧"。空调是一把双刃剑，能防暑也会中暑，就看你会不会用。空调过用应该是一些人夏天怕热、冬天怕冷的重要原因之一。

2. 呼吸系统与免疫系统疾病

有了空调，一步之遥跨过夏秋二季。门外又湿又热，闷热如蒸笼，到屋内又凉又爽，干爽似深秋，如此一冷一热，一燥一湿，很容易损伤呼吸道、降低免疫功能，进而引起呼吸系统和免疫系统的疾病。如本应秋冬"上市"的慢性支气管炎、哮喘、肺气肿、慢性咽喉炎等呼吸道疾病，现在也是夏天常见病了。另外，与免疫系统有关的荨麻疹、神经性皮炎、过敏性鼻炎等发病率也在渐升，其因也与过用空调密切相关。

3. 脾胃病

中医认为肺与大肠相表里。空调过度使用，汗出减少，容易影响大肠的传导功能，进而引起排便不畅。其特点是大便不干不燥，但排便不畅不爽，而且黏腻易粘马桶。

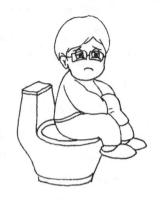

另外，长期在空调环境下，加上过食冰食和缺少运动，容易损伤脾胃的消化与吸收功能。因此，现在夏天食少纳呆、腹痛腹泻，急慢性胃肠炎、结肠炎的发病率也随之上升，成为夏天头号疾病。

4. 关节病

自然界"热则行，寒则凝"，人为的寒（如空调）热（如暖气）也是这样。

本来，夏天是人的体表阳气最旺的季节，冬季易犯的各种关节炎、骨节痛、肌肉酸之类的毛病，夏天能在一定程度上得到减轻或缓解。但如果空调过度使用，使得这些本应夏天缓解的疾病（比如颈椎病、肩周炎、腰痛、风湿性与类风湿性以及老年性关节炎等）不减反增。尤其是直吹局部关节与肌肉，会导致局部的血脉运行不畅，"不通则痛"。因而关节痛、肌肉酸等"酸痛"问题自然而然地会加重或发生。这就能够解释为什么颈椎病提前到了二十多岁，肩周炎、骨质增生，甚至椎间盘突出的患者夏天也非常普遍，并总体呈现上升态势。

> 冬朝勿空心，夏夜勿饱食。
> ——《抱朴子》

尤其要强调的是，头顶百会穴、颈部风池穴、腰部肾俞穴等，如果空调直吹，其所引发的头痛、肩颈痛、腰背痛，皆因其风邪夹着寒毒，顺着督脉和太阳经脉，长驱直入，而且深入络脉，引起的颈椎病和骨质增生症，其来也早，其成也渐，其去也难，成为当今的常见病。

5. "三高"症

"三高"症乃血压高（高血压病）、血糖高（糖尿病）、血脂高（高脂血症）的通俗说法。实际上，还包括了尿酸高（高尿酸血症和痛风）、肝脏里的脂肪含量升高（脂肪肝）、体重升高（肥胖症）、血液黏稠度升高等，这些过去少见的"高"，与空调过度使用有一定关系。

为什么老天爷要人过"苦夏"？是因为全年积累下来的多余能量和污浊要

在夏天得到一次大消耗，人体的气血津液要在夏天得到一次大扫除。用现代语言来说就是进行一次新陈代谢。如此体重因出汗而减轻，血管因天热而变软，血压因此而下降，这是大自然赋予我们的最基本的养生之道……但是空调过度使用情况就正好相反了。体重没有因夏暑而瘦身，血压没有因酷暑下降，多余的糖、脂、尿酸浊物等依旧盘踞高位，加上夏天湿气过重、血黏稠度增高，以及现在盛夏时吃得并不比冬天少，体力运动也没比冬天多，人所承载的"这高"与"那高"当然居高难下。

6. 亚健康

现在亚健康人群持续上升，这其中就包括了年轻力壮的大学生。除了学习和工作压力太大外，与人们常年关闭在狭小的、装有空调和暖气的室内工作及生活有关系。吹惯了室内的凉风，受不住室外的酷暑，稍热即感头昏脑涨，加上门窗紧闭空气不流通、家电的辐射、家具与装修的污染等，不少青壮年虽查无异常，但常感疲惫乏力、失眠健忘、心烦焦虑、胃口变差、排便异常、工作效率下降、生活情调索然、月经不调、性功能下降……这些都是亚健康的表现，严重影响着工作能力和生活质量。

7. 加重体质偏颇

有些体质在夏天能得到一定程度的减轻。如痰湿体质可借夏天出汗而减轻体内多余的痰浊；瘀血体质能借助高温而使血液流通；湿热体质更是能通过出汗，既散热又排湿；阳虚体质则可借夏天自然界之骄阳来补充人体的弱阳。

然而，如果过度使用空调，这一切都将打折扣，不仅不能减轻，甚至反而会加重这些偏颇的体质。如使阳虚体质更加阳虚，阳虚易得之病更加易得。

（三）正确使用空调建议

空调是把双刃剑。如同汽车有交通事故但人们依然离不开它一样，空调使用的关键是要把握好度。

1. 把握温度

建议公共场所空调温度控制在 26℃，阳虚怕冷之人还可高到 28℃，这种稍带凉意的温度，既无酷热，又不至于过度依赖。特别在高温、酷暑、又湿又热的时候，这个温度夜晚帮你入睡，中午帮你打盹。如果过了 26℃ 就感觉闷热难耐，那就可

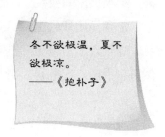

冬不欲极温，夏不欲极凉。
——《抱朴子》

能对空调已经过度依赖、上瘾了。

2. 注意室内清洁和湿度

面对空调的种种弊端，有一条要注意，就是保持空调的清洁，防止细菌的侵入。使用空调之前将空调与房间打扫干净，并将杂物移去，同时给密闭的室内开启一扇小窗，通过空气的流通，减少室内的污染，也减少人对空调的依赖及其对身体所带来的损伤。另外，空调久用，室内容易干燥。因此，在空调房内，人应多补充水分、维生素等。

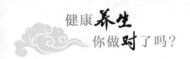

养心莫善寡欲，至乐无如读书。
——《古今名人对联》

3. 睡前定时开

睡前设定 2 小时开空调时间，不整夜开，让凉风诱导入睡，心静自然凉。

4. 在室内温度大于 29℃、室外温度达 32℃以上时才开

尤其在初夏季节，要有意识地进行耐热训练，即不要天一热就将空调温度调得太低，时间开得太长。耐热有助抵挡即将到来的酷暑，减轻高温天气时对空调的过度依赖。

5. 不对着身体直吹

不直接对着身体的任何部位，尤其不对着以下部位直吹：

百会（位于头部，当前发际正中直上 5 寸①，或两耳尖连线的中点处），体质阳虚、气虚之人即便是风扇直吹几分钟都会头痛、头晕，更何况冷气直吹。

风池（位于项部，在枕骨之下，与风府相平，胸锁乳突肌与斜方肌上端之间的凹陷处）、肩井（位于肩上，前直乳中，当大椎与肩峰端连线的中点上）、肺俞（位于背部，当第 3 胸椎棘突下，旁开 1.5 寸）与风门（位于背部，当第 2 胸椎棘突下，旁开 1.5 寸）。空调对着这几个穴位吹数月即可能患上颈椎病，即便是年轻人亦难幸免。临床上许多二十开外的少女壮男得肩颈综合征的越来越多，其原因之一就是空调直吹太多。生活中，女性喜用披肩并非全为了装饰，给小孩夜间掖被子即是让颈肩背部不受凉，保护这些怕吹空调的部位。

6. 用风扇取代空调

老年人或阳虚和气虚体质之人因阳气渐虚，即便是酷暑当头，也最好选自然风、手摇扇或电扇，空调慎用。

---

① 本书所出现的寸均为同身寸法丈量所得。

（四）"五个一"应对空调危害

对于常年在空调环境中工作的人来说，不妨试一下"五个一"，一定程度上能减轻空调的伤害。

1. 一块披肩

当空调风口从背部袭来，或者有肩颈痛、肩背痛时，不妨肩上披一条长毛巾或披肩，保护最易被空调吹伤的颈肩背部。肩颈部有风池、肩井、肺俞与风门穴位，这些穴位都是阳气出入的重要地方。一块披肩虽小，护肩作用可大，举手之劳，何乐不为？

2. 一顶帽子

当空调风口从头顶部吹来时，或者易头痛的人，或经期头痛的女性，头戴一顶帽子、系个头巾，不失为务实之举。因为头顶部正是督脉百会穴所在之处。"百会"顾名思义，是百脉交会的地方，它的阳气最为旺盛，但是如果空调对着百会穴直吹，又最容易伤人之阳气，尤其是阳虚之人，不要说空调，就是电风扇直吹几分钟就会感到头痛、头晕，甚至感冒。

3. 一件衣服

当在公众场合不能控制低温运行的空调时，外加一件衣服是明智之举，否则很容易感冒，甚或诱发中暑。

4. 一杯热茶或热水

长期在空调环境待着，要养成饮热茶、热开水的习惯。比如有目的地喝上几杯铁观音、红茶、普洱茶等暖性热茶，省事的话热开水也行，靠水中的热来驱散空调的寒。这时，冰凉饮料建议少喝，免得人体受内外夹击、腹背受寒。

5. 一圈走动

在空调环境中伏案工作，或久坐不动，很容易受到空调冷气的侵袭。应对的办法其实不复杂，就是尽可能时不时地动一动、走一走。因为"动能生阳"，肌肉动就气血动，气血动就阳气动，阳气动就能驱散空调之寒。

所以，建议能站不坐，能走不站，步行爬楼梯不乘电梯，能饭后尤其是午饭后，室外阴凉处稍事走动，不要饭后马上卧床休息，能做工间操就做工间操，这叫作"积小步也行阳气、阳气行则驱寒气"。坚持下去，必有效果。

养生以养心为主，故心不病则神不病，神不病则人不病，理固然也。
——《医学汇海》

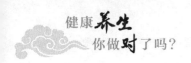

（五）缓解空调依赖的方法

1. 锻炼运动

要强调的是，真正能解决过度使用空调问题的办法是运动，运动出汗才是防治空调病的治本之举，这叫"正汗驱邪汗"，与稍动即出汗的"邪汗逼正汗"

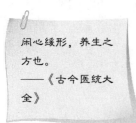

闲心缘形，养生之方也。
——《古今医统大全》

完全不同。因此，不要认为汗易出就不敢运动、不能运动；相反，越是气虚汗出，越要主动运动，否则永远终止不了汗多要吹空调，吹空调又易汗多的恶性循环。

（1）要坚持每天1小时室外运动，如快走、慢跑、做操、打拳、骑车、爬山等，让身体经常出几身透汗，毛孔开了，则热适应能力强，同时对空调的心理和生理依赖也将随之下降。

（2）运动应从初夏时开始，早晚凉快时进行。如同用雪擦身来抗寒一样，夏天必须靠运动来抗热，而且越热越要运动。研究表明，获得或提高热耐受能力的最佳方法是进行耐热锻炼，经常处于高温环境中，使人体的热耐受力增强，再进入高温环境中，人体细胞的受损程度就会明显减轻。初夏日平均气温变化具有逐渐升高的特点，因此，在初夏锻炼，更容易获得高温耐受。但步入盛夏，酷暑易伤元气，故大夏天锻炼应避开烈日炽热的时候，而应选择早晚清凉时间。

2. 多年未运动汗难出者，饮热水后再活动

先运动让脸发红、身上稍痒，运动前喝些热水和热粥，或洗个热水澡，喝杯生姜茶，让毛孔在将开未开、蓄势待发之际，即去运动，这时的运动效果会更好。运动后须等自然汗退，不能马上吹空调、冲凉水，否则不仅前功尽弃，而且会寒留肌肤催生疾病。

3. 居室不全都安空调

比如只在卧室安装空调，家里其他地方不装。需降温时，打开窗户，开启电风扇，让家里既避暑，又通风，尤其还能让汗腺有用武之地，锻炼其耐力，不使其废退。

4. 中成药与艾灸等应对空调

（1）中成药：容易感冒、遇凉风吹即喷嚏流涕者，上午用补中益气丸，晚上女性加服乌鸡白凤丸，男性加服金匮肾气丸。一般被空调吹之太久、太冷

时，预防性吃上一周有预防感冒的作用。

（2）艾灸：常在空调环境下有腰酸背痛者，用艾条灸脊柱，从颈部发际开始，一直灸到尾骨；因常吹空调而易感冒者，灸足三里穴 [位于小腿前外侧，当犊鼻下 3 寸，距胫骨前缘一横指（中指）]，也可前灸神阙穴（肚脐），后灸肾俞穴（位于腰部，第二腰椎棘突下，旁开 1.5 寸）。当灸到全身有温热感，尤其能感到一股暖流涌上全身时，则有较好的抵御空调寒气之效果。因过度使用空调而使月经异常，如痛经、月经推后、月经量少、经色紫黑、血块增多等，艾灸肚脐与关元穴（脐下 3 寸，即丹田）效果较明显。

因吹空调使急性咽喉炎演变成慢性而咯咳不已、经久难愈时，可灸天突穴（位于颈部，当前正中线上，胸骨上窝中央）及后背颈椎两边，再泡服连皮生姜茶，效果更好。注意这种慢性咽喉炎其性质是寒郁咽喉，要温散兼补兼散，不能清热解毒，也不宜饮凉茶。

（3）拔罐与刮痧：因吹空调而使肌肉酸楚疼痛，尤其是肩胛部、颈部，可在这些部位拔罐和刮痧。往往稍拔即能拔出紫斑甚至紫黑斑，紫为瘀，黑为寒，寒瘀毒出，即有效果。

（六）喝水敌酷暑

夏季汗多，及时补充水分是最基本的解热祛暑方法。

首先，经常喝、主动喝。夏季要养成主动喝水的习惯，因为口渴一旦出现，就表明身体已经缺水了。其次，注意喝水的量与时间。正常成年人每天饮水 2~3 升。一般每天清晨起床后、上午 10 点、下午 3~4 点、晚上就寝前 1 小时这 4 个"最佳饮水时间"要饮用 1~2 杯水。

1. 白开水

诸饮料中，首推白开水，经济、方便、卫生，更重要的是因为"白开水是百饮之王"。事实上，任何含糖饮料都不如白开水的价值大，但要喝温白开水，冰镇的不可常喝。

2. 盐开水、盐茶水

当出汗过多时，盐从汗出，体内盐分就会减少。盐者咸也，专注入肾，有补肾气、点肾"火"的作用，少了它，阳气必虚，肾气易衰，易发中暑。从西医角度看，盐分丢失过多，体内的渗透压就会失去平衡，从而诱发或加重

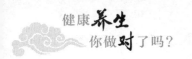

中暑，而有的放矢地在白开水或淡茶水中加入少许食盐（以氯化钠含量为0.3%~0.5%为宜），可以补充人体因出汗而失去的盐分，从而达到解热防暑的效果。

3. 茶水

茶水有"饮料之王"美誉，这是因为茶叶既清心利尿，又能益气解暑。喝茶水还能降体温、抗酷暑。西医讲茶中含钾、咖啡因等物质，夏季出汗过多会缺钾，多饮些茶水能防止缺钾。但喝茶要注意两点：一是要饮热茶，不要凉服；二是浓茶淡饮，以清淡为宜，过苦过浓容易伤脾胃，尤其是慢性胃病和失眠的人，要淡饮。

4. 绿豆汤

绿豆汤有独特的消暑清热功效。中医认为，绿豆甘凉益气养阴，具有消暑益气、清热解毒、润喉止渴、利水消肿功效，能预防中暑。此外，现代研究还表明，绿豆对预防及延缓动脉粥样硬化、减少血液中的胆固醇及保肝等均有明显作用。

5. 凉茶

尤其是南方地区夏季酷暑炎热，多雨潮湿。天暑下逼，地湿上蒸，人居其中，备受湿和热的煎熬，加上南方人喜食煎炒燥热，习惯晚睡，睡眠不足，很容易生"热气"，即"上火"。为应对这炎炎酷暑和黏黏潮湿，广东人有了"凉茶"。

（1）凉茶功效与组成：凉茶的功效概括起来，主要有四个方面：一是清热泻火，以消天之炎炎暑热；二是祛湿化浊，以去地之黏黏潮湿；三是清热润燥，以滋秋燥；四是疏风清热，以治四季风热感冒。因而凉茶大致可分为四类：①清火凉茶。适于内热重、火气显，口舌生疮、咽喉肿痛、嗓子干痒等夏秋两季和上火有热之人。药物要用甘寒清热的金银花、菊花、桑叶、栀子、夏枯草、蒲公英等。代表凉茶有夏桑菊茶（夏枯草、桑叶、菊花等）、邓老凉茶（金银花、菊花、蒲公英、霜桑叶等）。加多宝（甘草、夏枯草、金银花、菊花、布渣叶、鸡蛋花、仙鹤草等）。②祛湿凉茶。适于既有热又有湿，口气大，面色秽，食欲不佳，大便黏滞等夏秋季或梅雨季节和湿热较重之人。药物要用甘淡稍寒的茯苓、土茯苓、薏苡仁、白扁豆、赤小豆、茵陈、淡竹

> 当食暴嗔，令人神惊，夜梦飞扬。
> ——《三元参赞延寿书》

叶、车前草等。代表凉茶有车前草茶（车前草、茯苓、薏苡仁、金银花、菊花等）；此外，市售的鸡骨草茶、西瓜皮凉茶、冬瓜皮凉茶、茵陈茶也属此类。③润燥凉茶。适于口舌干燥、咽干喉痒、咳嗽少痰或有痰难咯、大便干结、小便黄少等秋燥津伤，平时内热伤津化燥（即平时有点上火又有点干

燥的津气损伤）之人，以及带燥的支气管炎或慢性咽喉炎、上呼吸道感染。药物要用甘寒清热生津润燥的沙参、麦冬、天冬、玉竹、花旗参、石斛、龙脷叶、雪耳、桑叶等。代表凉茶有潘高寿、上清饮、龟苓膏、邓老凉茶等。④风热感冒凉茶。适于发热重、怕冷轻、咽喉痛、头身痛、咳嗽流涕等风热感冒或流感之人。药物常用辛凉清热、疏风治感的金银花、连翘、菊花、薄荷、荆芥等。代表凉茶有邓老凉茶、夏桑菊、清开灵等。

现实中，有人既上火又有湿气，既有热又有燥气，感冒兼着咽喉炎或气管炎，针对这种情况又有另外一类凉茶，即把上述四种不同功效凉茶辨证使用在一起，既清热泻火，又祛湿疏风，还生津润燥，病轻可防，病重能治，不论季节，四季饮用。代表凉茶有加多宝、二十四味凉茶、邓老凉茶系列方等。最典型的是王老吉凉茶（仙鹤草、鸡蛋花、布渣叶、菊花、金银花、夏枯草、甘草、岗梅、淡竹叶、五指柑、山芝麻、布渣叶、金沙藤、金樱根、木蝴蝶、广金钱草、火炭母等）。

（2）凉茶优点：不论哪一种凉茶，所选药物一般药性凉但不伤脾胃；药味甘淡不碍胃口。因而，凉茶具有以下四个优点：①药性平和。多数凉茶用药，药性平和，亦药亦茶，无病可防，有病可治，以防为主，重在消火，合适的人可以经常饮用。由于现在上火的人比较多，所以凉茶成为南方甚至全国常用的饮料。②四季可用。尤其南方地区，不独夏秋季节，四季皆可，它春可祛风，夏可清火，秋可滋燥，长夏祛湿，冬可祛寒。事实也是这样，只要体质和病证合适，四季都可饮用。所以王老吉、邓老凉茶、夏桑菊、龟苓膏四季有卖，只要合适，天天可用。③人人可用。凉茶甘中带苦，气香可口，加上适当的煲煮和配方，在中医配方史上，是不可多得的不苦口良药，只要对准热证或热性体质，男女老幼都可饮用。④煮服方便。凉茶所选之药，质地轻，含有较多挥发油，一煮即能煎出其味，所以如同沏茶，人人会做，放药加水，随煮随泡，制作方便。

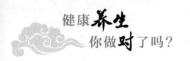

（3）凉茶弊端：凉茶种类较多，品种繁杂，优点不少，但弊端也有。选饮凉茶时，无论是自己煲制还是购买成品，建议优选药材和有口碑的品牌，避

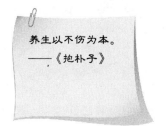

养生以不伤为本。
——《抱朴子》

开几种常见弊端：①糖太多太甜。凉茶味虽不是药物意义上的苦，但绝对也不是食物意义上的甜。为了迎合口感，不少凉茶放糖太多，包括一些百年品牌的凉茶。糖性温味甘，吃多了会上火，与防暑治热滋燥相左。加上糖多对糖尿病、高脂血症、高血压病、脂肪肝、肥胖症的患者不利，这种情况下如需喝凉茶，建议自己动手，一般不要额外放糖，即便放也不宜太多。②久冻太冰。凉茶，是指药性多数偏于寒凉，而不是指凉着饮，更不是冰镇着喝。有可能的话，要热着饮用。一是凉茶热饮能加强它的清热泻火、生津止渴的作用；二是凉茶冰饮易伤脾胃阳气，脾胃阳气一伤，更难祛湿，而且对于阳气虚易感冒、脾胃虚易腹泻者，热饮为上策，而现煲现饮则更好。③名为茶实为药。凉茶是中草药植物性饮料，凉茶是药，不是茶水。"是药三分毒"，即使它不苦口，能常服，也有它的适应证。不论什么体质、年龄、性别、疾病、季节、区域，都一股脑地喝凉茶，天天喝王老吉、夏桑菊、二十四味凉茶，无病都会喝出病来。一般不是天暑地湿、阳重火盛、感冒咽痛等，就没有必要喝凉茶。即便是口渴想喝，也要适量饮用，不可恣饮。④药寒伤阳。"热者寒之"是中医用药的一条基本原则，即治疗热证用寒药。"凉茶"之凉，顾名思义，指药性寒凉，其适应证只能是热证或热性体质，而对于寒证以及阳虚、气虚、痰湿等寒性体质，只能用温药，不能喝凉茶，否则更伤阳气，事与愿违。现在街边卖的凉茶有些多达30多种中药，其中不乏黄芩、栀子等苦寒败胃伤阳之类，这类凉茶断不可喝。即便是王老吉、二十四味凉茶，也因含有许多清热泻火的中药，寒证、偏寒体质的人也不宜喝。

（4）不适合饮用凉茶的疾病：中医辨证的五类寒性疾病不宜喝凉茶。包括：①寒性慢性肠胃炎。平时易腹痛腹泻，得冷加重。②寒性关节炎。平时遇变天潮湿或吹风受凉关节就痛。③寒性气管炎、过敏性鼻炎。平时受寒即咳，遇风即打喷嚏等。④寒性咽喉炎。经常咽中如有物堵不适，咯咳似有痰出，稍劳即作，遇寒加重，咽热水反感舒适，舌淡苔白等。⑤寒性感冒或流感。平时伤风即易感冒，表现为怕冷较重、发热较轻、口不干、咽不痛，与发热较重、怕冷较轻、咽喉痛、口干、舌红干的热性感冒正好相反，寒性感冒饮凉茶则会适得其反，加重寒邪，使感冒难愈。尤其在空调普遍使用、寒性感冒日渐增多的今天，凉茶在防治感冒和流感方面的作用已渐缩小。有些凉茶制造商有意夸大凉茶疗效和适应证，更没有警示凉茶对寒证和寒性体质，尤其是老弱妇儿阳虚体质的伤害，这一点其实是不甚妥当的。

（5）不适合饮用凉茶的人群：四类容易寒重的人群，不宜饮用或过分饮用凉茶。包括：①经期女性。经期子宫血室大开，气血相对虚弱，此时非常重要的一条就是要保暖，如要少吹空调、少吃冰食、少吹凉风，同样要少喝凉茶。否则，凉茶寒凝子宫，容易导致子宫气血凝滞、经血排出不畅，引起痛经、月经不调（包括月经推后、月经量少、月经血块过多等）。事实上，对于有痛经或月经不调的女性，即便在非月经期，也要少饮凉茶尤其是冰镇的凉茶。临床上，过吃冰食和过喝凉茶一样，都是现代青年女性月经不调、痛经、月经过少的原因之一。②阳虚与气虚体质者。阳虚与气虚这两种体质的本质特征就是因虚而寒、因寒而虚，它们的共同表现是平时怕冷，手足容易发凉、汗多脸白、腹泻便溏、不敢吃生冷油腻、不喜吹空调风扇、神疲乏力等。当"寒者温之"，岂能寒者再凉、雪上加霜？③孕妇和新产妇。凉茶是药，孕妇肩负着孕育胎儿的重任，即便对症，但胎儿未必可以喝；即便孕妇与胎儿都对症，也不能天天喝。《黄帝内经》有"久而增气，物化之常；气增而久，天之由也"，说的就是吃药要中病即止。对于新产妇而言，都说"产前一把火、产后一盆冰"，再强壮的产妇都是气血虚弱、体内虚寒和瘀血阻结胞宫的。产后调养总的原则应该是温补气血和活血化瘀。凉茶药性偏寒，不仅直接损伤脾肾阳气，而且"血得寒则凝"，还会使子宫急待排出去的瘀血和恶露不能及时排出体外，妨碍子宫复旧，留下"月子病"祸根。因此，产妇即便有火也不宜饮用凉茶。④老人和孩子。老年人的脾胃功能相对减弱，婴幼儿脾胃功能尚未健全，而多数凉茶中含有苦寒的黄芩或栀子等中药；有些凉茶的药味甚至多达20种以上，真可谓集寒凉中药之大成。此类凉茶实则是"寒药"，稍饮即易损伤本来就虚弱的脾胃，引起消化不良、厌食、腹泻等。加多宝、王老吉等凉茶成分中金银花、夏枯草等七味中药都是寒性药材，苦寒败胃，特别是儿童，正处于发育期，五脏六腑比较娇嫩，容易受到侵害，饮用凉茶不利于成长。即便是药性平和的凉茶如邓老凉茶、

节食则无疾，择言则无祸。
——《西畴常言》

夏桑菊，因其整体寒凉，由于老年人阳气渐弱，器官功能衰退；小儿为稚阳之体，阳气幼嫩未充，若长期饮用这类凉茶，也易损伤人体阳气和脾胃，导致神疲体倦、怕冷肢凉、面色㿠白、食少便溏、多汗、容易感冒等全身阳气不足和消化功能下降的情况发生。

（6）凉茶饮用注意事项：如同泡茶品茶，煮中药服用中药，凉茶煮服也有讲究。①凉茶热饮效果更好：比如板蓝根凉茶，加热后更能起保健作用。"凉茶凉着喝"是一种误解。广东传统凉茶基本上都是热着喝。夏季暑湿当道，喝的是热凉茶，一是热茶更能喝完之后浑身出汗、清凉爽快；二是凉茶冷服尤其是冰服容易损伤胃肠阳气。因此，喝凉茶不能图冰镇之爽，因为生活经验告诉我们，"爽"并不代表有益健康，相反还会有损健康。②不喝隔夜凉茶：过去，很多百姓会在晚睡前把凉茶料放进陶制带拎把的大茶壶里，一夜浸泡后格外清凉，第二天一家人能喝上一天。其实这样做是不健康的。任何茶都不要喝隔夜的，哪怕你用的是紫砂茶壶。③凉茶可煮可泡：最初古人饮茶，是把茶叶放到釜中煎煮，与当今的煎药法大致相同。到了宋代，随着品茶现象的普及，煎茶法才过渡为今天的直接将茶叶投入茶碗，冲入沸水的泡茶法。凉茶亦可直接冲泡，但因为凉茶的配料较之通常意义上的"茶料"要特殊，大多带有功效性质，煮的话，更易发挥其效用。因此，以煮为好。最适合的容器如玻璃壶、瓷碗、茶杯都可以。④心急喝不上凉茶：虽然凉茶只需煮 5～10 分钟，但要等它凉至温时再喝却要花半天工夫。有节约时间的办法，可以往煮好的凉茶里加入凉白开水，这并不影响凉茶的功效。

推荐三款凉茶：①风热感冒茶。金银花 10 克、薄荷 10 克、板蓝根 10 克、竹叶 5 克、蒲公英 10 克、荆芥 10 克、甘草 3 克，为 1 人份。煮 5 分钟或用沸水泡 10 分钟，代茶饮。有疏风散热、防治风热感冒或流感的功效，也是夏秋季防暑解暑的饮品。②祛湿凉茶。藿香 10 克、佩兰叶 5 克、薏苡仁 30 克、金银花 10 克、竹叶 10 克、栀子 5 克、甘草 3 克，为 1 人份，切碎，加红茶 5 克。煮 5 分钟或用沸水冲泡 10 分钟，代茶饮，有祛暑、化湿、和中功效。适应于流感及热中夹湿者，也是夏季防暑佳饮。③参麦枸杞凉茶。花旗参 3 克、麦冬 5 克、枸杞 5 克、甘

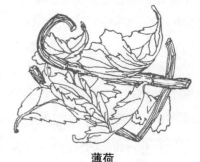

薄荷

草 2 克。煮 5 分钟或用沸水冲泡 10 分钟，代茶饮，有生津养阴、益气滋燥的功效，也是夏季防暑、秋季防燥的饮品。

"生命源于水，健康源于凉茶"，道出了广东人对凉茶的钟爱。许多凉茶是百年老字号，享誉华夏，广传海外，以其深厚的历史文化和独特的功效博得华夏儿女的钟爱。因此，我们要学习凉茶，知其利弊；传播凉茶，惠益大众；享用凉茶，益于健康。

（七）食疗消暑

1. 酸甘化阴消暑热

夏天高温汗出，不仅易伤心阳，而且伤心阴。夏季通过养阴，不仅能补心之阴，还涤夏之暑。如何补阴？中医不是通过输液等直接补充的办法，而是靠酸味和甘味两类药食在体内自身变而"化"之，来产生阴液，中医称之为"酸甘化阴"。这种阴液的产生来得纯正和天然，解渴消暑作用较之输液来得靠谱和有效。

节饮自然脾健，少
餐兴定安神。
——《类修要诀》

食疗中，食醋和乌梅是酸甘化阴的最简便实惠食物。研究也表明：一是适量食醋还可以增加胃酸的浓度，生津开胃，帮助消化；二是在烹调时加些醋，可使胃酸增多，从而增加食欲；三是夏季易闹肚子，适当食醋还能提高胃肠道的杀菌作用。但从中药药理来分析，食醋与乌梅都是酸味有余而甘味不足的食物，如果能稍加配伍一些其他甘味的食物（如蜂蜜）或药物（甘草）（如：食醋＋蜂蜜，食醋＋枸杞），则更能发挥其酸甘化阴的作用，其口感与化阴作用能明显增强。

（1）食醋＋蜂蜜水：以温开水为溶媒，以总体稍酸带甜的口感为度决定放食醋和蜂蜜的量，每天早晚喝上一两杯，常有生津开胃、滋阴止渴的效果。在高温酷暑的野外作业，或旅游感到口渴欲饮时，其止渴和防暑的效果，优于其他饮料。

（2）乌梅枸杞茶：乌梅酸甘，故能望梅止渴，如果直接嚼食，更能满嘴布津。然其酸多甘少，如果再加甘平的枸杞，使酸甘相当，则有非常好的补肾生津作用。用乌梅 1 份、枸杞 2 份的比例，泡茶饮用，甜中有酸，酸中带甜，口感甚好，不仅酸甘化阴，而且滋肾开胃，是阴虚体质，或天热解渴、夏月防暑的佳饮。早晚各 1 次即可，无须多饮。

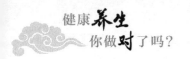

2. 浆汁粥食消暑热

天暑无义，地食有情。兹介绍"一浆一汁一粥食"，以御酷暑。

（1）消暑二豆浆：黄豆与绿豆按1：1混合。用普通豆浆机磨制成豆浆，稍放些白砂糖，以改善口感。

豆之一物，甘平补气。其中，黄豆甘平稍暖，重在补气补蛋白；绿豆甘平稍凉，偏于清热利尿涤暑气。两者合用做出的豆浆，可谓强强联合，优势互补，不仅防暑降温，而且可以补充夏季不可多得的植物营养。做成豆浆饮料，在补充水分的同时，还有降低胆固醇、减轻动脉硬化和降低高血压的作用，堪谓一举三得。

> 乐莫大于无忧，富莫大于知足。
> ——《道德经》

制作方法：将黄豆和绿豆用凉水浸泡至发软，一起放入豆浆机网罩内，杯体内注入适量清水，机器安装到位。启动机器，不到10分钟就做好了。

（2）三瓜三果汁：苦瓜、西瓜、黄瓜＋西红柿、杨桃、橙子，其中三瓜侧重祛暑热，热去暑易退；三果侧重养阴液，水充火易消。比例据口感和喜恶自定，也可根据所在地域所产瓜果种类有所更换，总以甘淡、汁多、水分足者为佳。

制作方法：榨汁机榨成果汁，一天1~2杯，每天1~2次。

脾胃虚易腹泻者热服，脾胃素健的自然凉服，均有较好的防暑、涤暑作用，而且还有预防动脉硬化，防治"三高"和夏月津亏便秘，以及消除脸上斑痘、熬夜眼圈发黑等效果。

（3）百合莲子薏苡仁粥：百合20克，莲子30克，薏苡仁60克，东北大米或泰国大米100克，白砂糖适量。百合甘凉，养阴润肺，清心安神；莲子甘平不温，补脾益肾，养心安神；薏苡仁甘凉而淡，健脾利湿又渗水。三物合用，口感宜人，可作主食，是防治夏月湿热偏重、心烦失眠属气阴两虚的佳肴。

制作方法：用高压锅压制成粥。

"一浆一汁一粥食"，乃取地之食驱天之暑，应验了《黄帝内经》"天食

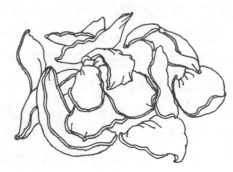

百合

人以五气，地食人以五味"的大道理。

3. 应季果蔬消暑热

夏季蔬果具有三个共同特点：

（1）含水分多：含水量都在90%以上，蔬菜本身就能解渴。冬瓜含水量居众瓜之冠，高达96%，黄瓜、金瓜、丝瓜、南瓜、苦瓜、西瓜、菜瓜、甜瓜等也是含水量高的果蔬。有人测算，一天吃500克瓜果等于喝450毫升优质水，而且解渴与耐渴能力强。因此，夏季用瓜果解渴，不失为上策。

（2）性多甘凉：夏季蔬果本身就是凉性食物，食之能清热解暑，这叫"时蔬时果才养人"。夏季蔬菜除南瓜、金瓜等属温性外，其他蔬菜如西红柿、茄子、芹菜、生菜、芦笋、豆瓣菜、凉薯等，都是性质寒凉。凉性果蔬正好能敌炎炎酷暑，此天助之解暑之道，大自然之奥妙如此，不可尽数，只能遵从。

但是，必须是时蔬。换成了冬季，即便是吃同样的果蔬，不仅不能养人，而且因其寒凉而会损伤人之脾胃阳气。这其实是四季养生非常重要的方面，反季节果蔬，不宜成为时尚。

（3）甜中稍带酸味：不少夏季水果，甜中稍带酸味，从降暑角度来看，酸甘才能化阴，阴化才能涤暑。所以，夏季果蔬以甜中稍酸者更好，如杨桃、菠萝、草莓、西红柿、李子、橄榄、葡萄等。但不能太甜，否则反生内热。

西瓜：西瓜解暑，人皆共知，中医有"天然白虎汤"之美称。但太甜的西瓜，糖尿病和高血脂患者不宜多吃，即便口渴消暑，也不可多吃。西瓜皮甘寒味淡，清暑利尿，还能解毒、减肥、去腻，效果不亚于冬瓜皮。买上一个西瓜，如果只吃瓜瓤弃其瓜皮，似有丢帅保卒之惜。西瓜皮可以清炒，是一道不错的消暑时菜，而且味道相当不错。

苦瓜：如果说西瓜是补阴津而解暑，那么苦瓜则是清暑热而消暑。"苦能清热"，苦瓜味苦性凉，能清热泻火，其清暑之力优于西瓜与冬瓜，而且味越苦败火力越强。中药有"苦能健胃"的药理理论。现代药理发现：苦瓜之苦，能刺激人体唾液、胃液的分泌，使食欲大增，达到清热益气、防暑涤热的效果。苦瓜还可制作成凉茶，消暑怡神。如果用鲜苦瓜捣汁或熬成汤，清暑之中又泻肝火，对目赤、烦渴、湿热痢疾有食疗辅助作用。正可谓：先苦后甜数苦瓜，夏食苦瓜正相宜。但用化肥催成的苦瓜，个头虽大而味不苦，其

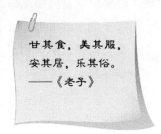

甘其食，美其服，安其居，乐其俗。
——《老子》

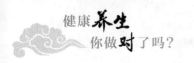

消暑之力大减。苦瓜以个头小、颜色深、口感苦为佳。

绿豆：绿豆甘淡，益气祛湿清火。小暑过后，喝上一碗绿豆汤或粥，不但解暑，还可祛湿，更可健脾，是清热利湿的佳品。

4. 合理膳食消暑热

儿时听大人说"能食不怕天酷暑"。现在有饭吃了，这句话该换成"合理膳食防酷暑"。夏季高温炎热，人体阳气集中在体表，内在脾胃阳气即消化能力相对薄弱。只有合理膳食才不会额外加重脾胃负担，脾胃健康气血才充足，气血充足才有本钱抵御酷暑。因此，夏季必须讲究合理膳食。

> 夫善养老者，非其书勿读，非其声勿听，非其务勿行，非其食勿食。
> ——《千金翼方》

（1）总体清淡：主食为主，不可主次颠倒，青菜和水果可适当增多。

（2）"五畜为益"，补益精气：蛋白质、脂肪类补充适量即可，不可贪吃。比如蛋白质成年人每日摄入量100~120克即可，以补炎炎夏日的消耗。但不可多吃，尤其是肥腻煎炒炙烤之品。多吃就容易伤及夏日本已亏虚的脾胃。

（3）切忌节食：即便是胖人也不要在以消耗为主的苦夏季节进行减肥，否则难保生理上所需要的基本营养。

（4）少吃多餐：老少病弱尤其如此。因为一顿吃得越多，特别是肉食酒类吃得太多，产生的热量也会越多，脾胃不堪重负，很容易闹出消化不良。分而食之，少量多餐，每天控制总量，则可避免此类弊端。

（5）饮食卫生：暑天尤其不要吃变质的食物；膳食要现做现吃；生吃瓜果要清洗消毒；凉菜应加蒜泥和醋，既调味又杀菌，还可增进食欲。

（八）成药防治中暑

1. 藿香正气液（水、丸、胶囊）

这4种剂型的作用及药理基本相同，具有祛暑解毒、化湿和中的作用。用于外感风寒及内伤湿滞的感冒、呕吐、泄泻。

2. 十滴水

具有祛暑散寒、和胃健胃的作用。用于中暑所致头晕头痛、恶心呕吐、腹痛及胃肠不适等症状，特别是夏季旅行、高温环境下工作者，可用此药预防中暑。

3. 仁丹

具有清热解暑、避秽止呕的作用，是夏季防暑的常用药。用于因高温引起的头痛、头晕、恶心、腹痛、水土不服等症。

4. 清凉油

具有清凉散热、醒脑提神、止痒止痛的作用。用于伤暑引起的头痛、晕车及蚊虫叮咬等，亦是夏季旅游常备的良药。

5. 附子理中丸

具有温补脾阳的作用。用于脾胃虚寒，或过食生冷，损伤脾胃阳气而导致的腹泻、腹痛、食少等肠胃虚寒病症。

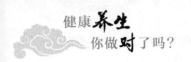

第四节 秋季养肺

告别了酷暑，时间走进了秋天。秋季肺气当令，肺成为秋季生命活动的主角，秋季养生保健的重点自然而然地落到了"肺"，通俗地说是清润养肺。如何在秋季养护好肺？其中非常重要的一条是要顺其性。

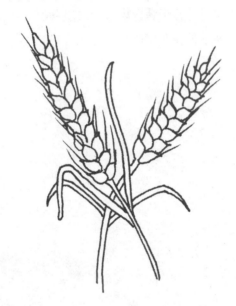

一、顺着肺之特性养肺

肺之特性，要点有四：

（一）主肃降

《素问》中有一段经典的论述"出入废则神机化灭，升降息则气立孤危。故非出入，则无以生长壮老已；非升降，则无以生长化收藏。是以升降出入，无器不有。"春夏阳气升发，秋冬阳气潜藏。秋季气温开始下降，树叶飘落，蛰虫将去，呈现在眼帘的是一派萧瑟之象。人体气机与之相适应，人体秋季的阳气也是"贵降不贵升"，然而是"肺"启动了阳气从升发到潜藏的过程，按下了人体阳气"肃降"这个"按钮"。所以《黄帝内经》说"秋气通于肺"。比如，肺气肃降，则心肝阳气得降。生理上，一是心火如果上炎，靠肺气的肃降

168

使之不会过旺；二是肝气容易上亢，同样要靠肺气的肃降才能使之不会过亢。

所以，病理上，如果心上火、肝冒火，可能归咎于肺气肃降乏力。比如有些年轻人长得一脸青春痘，可能就是肺虚无力肃降，使心肝之火亢旺于头面的缘故。治疗这类青春痘，办法之一是清肃肺气，如枇杷清肺饮、普济消毒饮即是对证效方。

那么，现代生活中有哪些情况会使得肺气难以肃降呢？

1. 气候变暖，天火非常

夏热秋凉，阳气应之夏升秋降，是因为秋凉使得自然界阳气潜降。天阳潜降的自然规律正好有助于肺气的肃降，人之阳气在肺气肃降作用下，于秋季渐降渐藏，"天人合一"也。

如今，温室效应使夏季酷热无比，而且延续到秋季仍然是骄阳似火，有时"秋老虎"一点也不逊色于夏季的炎热，并且全年气温渐渐升高。在这种气候环境下，秋季的阳气升发有余，潜藏不足，使肺失去了天道相助，难怪人们变得心浮气躁，肺系的疾病如过敏性鼻炎、支气管炎、支气管哮喘等明显多于从前。

常常思恋儿时的那种感觉：经过长夏的苦捱，到了秋风凉起之时，不禁长舒一口气，秋高气爽、风轻云淡、热去凉来，心情也无比舒畅。学中医后才知道，此乃阳气开始潜降的缘故。可是，现在这种感觉离我们渐行渐远了。

2. 空气和环境污染，肺难清肃

肺主呼吸，呼吸功能的正常发挥，必须建立在清净空气的基础之上。现在，路上是汽车尾气，天空中弥漫的是灰霾，进门是装修的浊气，家中是各种家电污染……人们一边吃着肥甘厚味，一边呼吸着污浊之气。肺主呼吸之艰难可想而知，其宣发与肃降的效果也必当困难重重。

除了肺气的肃降功能受到影响外，空气污浊还会产生其他弊端：肺被外邪侵袭，容易感冒；肺金不能克制肝木而肝火上冒，脾气容易急躁；污浊之物吸入体内，使人的血液和内环境酸化，使人容易疲劳；脑为清阳之府，空气污浊容易使人的思维与判断变得迟钝；污浊堵塞了毛孔，使人的皮肤得不到营养，变得粗糙不洁……

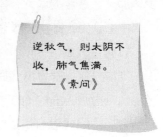

逆秋气，则太阴不收，肺气焦满。
——《素问》

"肺主皮毛"。治疗此等疾病，可在皮肤上先行刮痧。刮痧后，其痧多为紫黑甚至伴随着血泡，轻

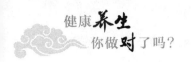

轻一刺甚至可以出血，血几乎是紫黑色的。这说明体内环境污浊到了令人担忧的程度，也说明现代科技产品给人的"舒适"是一种"糖衣炮弹"，专打人之

健康。当然，更好的办法是运动，通过运动让体内的浊气从皮肤随汗而出，这是养肺的基本方法，经济而实惠，关键是能坚持。

秋冬养阴。
——《素问》

（二）为娇脏又挑大梁

中医说"肺为娇脏"。言其娇脏，是因其形态柔弱，空虚如巢，且恶寒燥气，喜温润清洁；言其挑大梁，指其具有十分重要的生理功能，《黄帝内经》喻之为"相傅之官"。实乃一人之下，万人之上。

肺既然为娇脏，就应加倍贵养。

然而，除了气候变热和环境污染等大环境因素外，运动太少也是肺之娇脏难挑大梁的重要原因之一。

现代人运动太少，静坐太多，许多时光在弯腰弓背中度过，这对颈肩腰背部，尤其是脊柱的影响很大。然而，脊柱、颈、肩还只是皮肉筋骨之疾，往深处分析，影响的是五脏六腑。肾主骨，脾主肉，肝主筋，肺主皮毛，心主血脉。骨、肉、筋、皮、血脉形态上的长期异化，必定会对相应的脏腑产生不良影响。

比如，含胸塌背坐姿，在没有相应的运动矫正情况下，直接影响心肺功能。如果加上肥胖，呼吸质量肯定不会很好。上焦一塌、中焦一堵，气不能下沉到丹田，含胸使肺受压迫、塌背又使肺受挤压，肺的呼吸受到阻碍，容易造成慢性缺氧。难怪当今不少人年纪轻轻的就动则气喘吁吁。

（三）主气而司呼吸

一呼一吸、一升一降，形成了人体气机最重要的生理基础。因呼吸关乎存亡，呼吸的好坏体现了肺气的强弱。一个人若是气息低浅、气若游丝、呼多吸少，那必定是含胸塌背、体弱多病的肺虚之人。

中医认为，肺主呼吸有以下几方面的生理作用：

1.化生气血

气能生血。脾胃消化后的水谷精微不能直接被人体利用。此产品仅是"初产品"，必须通过脾气的"升清"作用，再送到肺，与肺吸入的清气（氧气）相结合，才能成为有用的合格"成品"，发挥其营养作用。这个过程叫作"气血的化合"。然而，人们总是强调脾能化生气血，却忽略了肺主气的重要作用。

中医治疗血虚立足点是补气，在补气的基础上才能补血。补什么气？当然是补肺气和补脾气。如李东垣的当归补血汤，名为"当归补血"，而其君药则是用量6倍于当归的黄芪，黄芪是补肺气的代表药。中医有"气为血帅"的理论，更有补气以生血的实践，归脾汤就是通过补肺脾之气，以生心肝之血的代表方。

2. 协助排便

肺与大肠相表里，肺气的肃降有助于推动大肠向下蠕动，确保大便的顺利排出。肺气虚或肺气闭也是大便不通的原因之一，因此，补肺气或开肺闭是通大便的有效方法。

3. 协助排汗

"肺主皮毛"，其实现的途径之一便是肺气能开阖毛孔（汗孔），使汗得出。治疗感冒发热，一定要考虑到肺的这一功能，从肺而治，宣肺发汗，往往可汗出病解。其实，许多慢性非传染性疾病，如"三高"症，通过宣肺、补肺、肃肺，使汗孔开，多余的糖、脂、痰、瘀从皮毛排出，也不失为有效的治疗途径之一。落实到保健养生，就是运动，使汗出而毒排。

往深处说，肺主皮毛是人与大自然天人合一的桥梁。肺有"开鬼门"（鬼门指的是汗腺）的作用，实际上是汗孔的一开一合，其开合节律即是皮肤的呼吸节律，看不见、摸不着，不知不觉中，小到天气之变化，大到季节的变换，以及阳气的升发和潜藏，都与肺和皮毛相关联。这是为什么多数人在季节变换时不会生病的原因所在。

皮毛在无时无刻地感知着外在环境的变化。外在气候一有风吹草动，皮毛便通知宰相（肺），宰相立即报告君主（心），君主即让将军（肝胆）指挥着五脏六腑、气血阴阳，人体内部的千军万马盯着胆敢来犯的风寒暑湿燥火，绝大多数的感冒也因此与人擦肩而过。

然而，一个不出汗或出汗太多的人，多是肺气闭郁或肺气虚弱，别人不感冒他易感冒，别人季节变换没事他有事。对于这种感冒与季节变换的疾病，补肺、宣肺、肃肺都是治疗的基础。

> 秋时气凉，当将息以温；冬时严寒，当食以热，君子扶阳气以养阴之时也。
> ——《类证活人书》

4. 排出小便

按五行理论，肺属金，肾属水。生理上肺金生

171

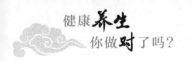
肾水，水液的生成与肺气有关。人体的水液代谢是动态平衡的，即喝得进来、排得出去，因此，水之上源在肺，水之下源在肾，《黄帝内经》称肺的这种功能是"通调水道，下输膀胱"。正因如此，病理上，肺气不肃降，水道难通调，水液就难以排出体外，易形成水肿、小便潴留等毛病。这时下要温肾化气，上要宣肺肃降，上下联动，才可能排出多余的水和潴积的小便。这种治疗方法《黄帝内经》概括为"开鬼门，洁净府"。

5. 排出毒物

肺主呼吸功能，与人体的几个排毒通道有着密切关系。如肺吸入的清气（氧气）、呼出的浊气（二氧化碳）是肺主呼吸直接结果；排出小便与肺主肃降密切有关；解出大便与"肺与大肠相表里"息息有关；出汗是"肺主皮毛"主要功能。可以说，几乎所有排毒功能都仰仗着肺。难怪呼吸功能差、表现为呼吸轻浅或呼吸阻塞的人，总会显现出一系列的慢性排毒障碍：如容易生病感冒，常感疲惫短气，而且寿命短，难尽天年。这绝不只是肝脏不解毒、肾脏不能排毒的问题。平时没有保养好肺，也是原因之一。

（四）肺开窍于鼻

肺开窍于鼻，说的是肺气主持人体的嗅觉功能，鼻子通畅与否也与肺气密切相关。一旦鼻难闻香臭或鼻塞流涕，原因多半不是肺寒肺热，就是肺气虚弱。当下各种急慢性鼻炎发病不断增多，本质上就是肺气虚弱的表现。

二、秋季进补重在养肺

一说到进补或抗衰老，现代人首先想到的是补肾，似乎十男九肾虚。实则不然，《理虚元鉴·治虚有三本》说"治虚有三本，肺、脾、肾是也。肺为五脏之天，脾为百骸之母，肾为性命之根。治肺、治脾、治肾，治虚道毕矣"。

秋月当时，阳气收敛，不宜吐及发汗，犯之令人脏腑消烁。
——《摄生要义》

因此，人之保健，不可一味地只知道补肾壮阳、补脾益胃、疏肝养心，补肺也是养生立命的基本原则。尤其是秋气当令季节，肺得其养，就是踩准了养生的节律，为养护生命的链条提供了基本的保证。

现代研究也发现，普普通通的补肺药却有明显的抗衰老、延寿命的作用，如果对症下药治其肺，其效果不亚于补肝肾和补脾胃。

看来，无论是养生保健，还是防病治病，肺都是重要一脏。而且自古都有"养肾不如养肺"的观点，虽有些失之偏颇，但也不无道理。就肺肾相较而言，许多情况下，补肺养肺实亦不比补肾养肾来得次要。因为用五行理论解释，肺金能生肾水，秋降能助冬藏。所以《理虚元鉴》进一步强调养生要注意"清金保肺""凡专补肾水者，不知补肺以滋其源"，说的就是"金水相生"的道理。是则，秋季对肺脏的保养，并不亚于冬季对肾的固护，而且秋季养肺是冬季养肾的基础。事实也是如此，经过炎炎的苦夏之后，秋阳开始潜降，人们常有秋乏之感，尤其在现代生活方式与环境下，肺脏饱受秋燥和浊气的煎熬，其肃降功能的受损前所未有。因此，认真养肺，是养生保健和防病治病的老观点、新课题，值得重视。

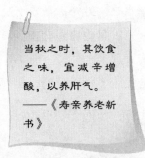

当秋之时，其饮食之味，宜减辛增酸，以养肝气。
——《寿亲养老新书》

（一）减辛增酸益肺气

五行中金克木，即肺气太盛可损伤肝的功能。因此，所谓"减辛"，是因为肺属金，肺气盛于秋，秋天要少吃辛味的食物，既防止金气太盛，克伐肝木，又防止辛散升发，与肺气的潜藏相忤逆。是则，秋季要少吃过辛过辣食物，如辣椒、生姜、葱、蒜、香菜等。

相反，可稍稍多吃些酸味的果蔬，因为酸甘养肺，能够帮助肺气收敛，使肺气符合秋天阳气潜降趋势。此外，"增酸"能防止肺气肃降太过而伤害肝脏，从而起到护肝的作用。下列食物酸为主，符合减辛增酸原则，秋季食之有益。如苹果、石榴、葡萄、杧果、杨桃、柚子、柠檬、山楂、橙子、苹果醋等。

（二）秋后食补要清润

秋季养生，立足在肺，帮助阳气肃降，体力慢慢恢复；冬季养生，立足补肾，帮助阳气潜藏，意在精强力壮。必须明确的是：如果从防病延衰的角度看，对多数人来说，某种程度上补肾不如补肺。因此，与其推及冬养其肾，不如前置秋养其肺。

"肺恶燥"，秋季天气干燥有余，滋润不足。食补养肺也应顺从肺之属性，用滋润之品，逆其天之燥气，使肺肃降。从食物属性看，热升凉降，甘润辛燥，秋季养肺，总宜凉润，以润肺、滋肺、降肺。下面所介绍的都是秋季凉润的食物。

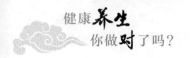

1. 凉润水果

苹果、香蕉、雪梨、柑橘、柿子、石榴、葡萄、甘蔗等。这些都是秋季应季水果。另外，不要吃反季节的温性水果。

2. 其他凉润食物

莲藕、马蹄、茄子、萝卜、猪肺、鸭肉、蛇肉、龟肉、甲鱼肉、牡蛎、百合、蜜枣、黑芝麻、山药、坚果、银耳、燕窝、菠菜、乌骨鸡、鸭蛋、蜂蜜、花生等。这些食物，或凉润肺燥，或凉补肺气，或滋润肺阴，符合《黄帝内经》"秋冬养阴"的原则。

> 秋食温，冬食热，以养于阴。
> ——《重广补注黄帝内经素问》

秋季饮食养肺，还有两点要注意：

一是秋天不可马上大补，更不可大鱼大肉，荤腥腻脾。正确的做法是：先让脾胃休息一段时日，为冬季正式进补奠定基础，这叫"冬季进补秋垫底"。也可先行健脾和胃药食，如胡萝卜、山药、莲子、扁豆、芡实等，也可适当泡些大麦茶、山楂水（或再加既祛湿又消食的萝卜或莱菔子），让中焦脾升胃降，肠胃虚位以待。

二是防止"秋瓜坏肚"。西瓜是夏季的消暑佳品，是天生的"白虎汤"。但是立秋后，不论是西瓜还是香瓜，都不能恣意多食，否则会损伤脾胃的阳气。所以秋冬季节不宜过食夏季盛产的水果，尤其是西瓜。秋季如此，冬季更是如此，反季节水果，从养生角度确实不可多吃，尤其是阳虚气弱者。

（三）粥食补脾养肺

中医养生提倡秋天每天早晨吃粥。乃因初秋时节，脾胃内虚，晨喝热粥，有益于脾胃生气血和肺气主肃降。明代李梴在《医学入门》中提到"盖晨起食粥，推陈致新，利膈养胃，生津液，令人一日清爽，所补不小"。明代蔡传尤其重视早上喝粥，称"凡朝起，食粥甚益人"，说的都是喝粥的妙处。

粥的主料是粳米或糯米，两者均有极好的健脾胃、补中气的功能。《本草经疏》誉粳米为"五谷之长，人相须赖以为命者也"，而《随息居饮食谱》谓"粳米甘平，宜煮粥食"。粥饭实为世间第一补品。

下面介绍一些健脾养肺粥：

1. 黄精百合粥

取干净的黄精 10~30 克，百合 10~30 克，煎取浓汁后去渣，或用新鲜黄精 30~60 克，百合 10~30 克，洗净后切成片，煎取浓汁，去渣，同粳米煮粥，粥成后加入适量白砂糖即可。本药膳能补脾胃，润心肺。适用于脾胃虚弱、体倦乏力、饮食减少，或肺虚燥咳，或干咳无痰、肺结核咯血人群的辅助食疗。

2. 玉竹粥

取新鲜肥玉竹 50 克洗净，去掉根须，切碎煎取浓汁后去渣，或用干玉竹 20 克煎汤去渣，入粳米适量，再加水适量，煮为稀粥；粥成后放入冰糖，稍煮一二沸即可。本药粥滋阴润肺、生津止渴，适用于肺阴受伤、肺燥咳，感冒高热热退后，烦渴、口干舌燥，阴虚低热，以及某些属阴虚燥热的心脏病，或心功能不全的辅助食疗。

3. 白果山药粥

取白果 15 粒洗净，山药 100 克切成片，入糯米或粳米若干，加适量水煮稀粥，即可食之。本药粥补肺、脾、肾之气，帮助肺气肃降，肾气吸纳，脾气运化。适用于慢性咳嗽、呼多吸少、大便溏稀的辅助食疗。

4. 胡萝卜粥

取胡萝卜 250 克，洗净切碎，加粳米 100 克，和水煮粥。此粥对秋天人体出现的皮肤粗糙，口唇干裂，两目干涩，头屑增多有一定效用；同时还可辅助治疗夜盲症及眼干燥症。

5. 荸荠粥

取荸荠 250 克，洗净去皮切碎，粳米 100 克，加水煮成粥。荸荠有生津润燥、开音化痰的作用，煮粥后可用于治疗秋季咽干、口燥、声嘶以及咳痰不爽。

6. 莲藕粥

取鲜莲藕 150 克，洗净切碎，粳米 100 克。先将粳米煮熟，加入莲藕。秋藕最补人，此粥不仅是秋季老幼妇孺适宜的良好滋补品，而且兼有润燥之功，可辅助治疗秋燥引起的口干舌燥、鼻干出血等症。

（四）养肺食物

1. 梨

梨，性味甘、微酸、凉，归肺、胃经，有润肺消痰、止咳化痰、清热生津的作用，适用于上呼吸道感染或急慢性气管炎引起的热咳或燥咳，如咽干喉痒、咳嗽音哑、痰少难咳等症。《随息居饮食谱》言其"润肺、清胃、凉心、涤热、息风、化痰、平

> 调和脾胃，为医中之王道。
> ——《古今医统大全》

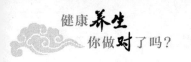

嗽、养阴润燥"。《新修本草》称其"主热嗽，止渴"。《本草纲目》也称之"润肺凉心，消痰降火"。

从季节上来说，梨确实是秋季养肺润肺、治咳治燥的好水果。

（1）川贝蒸梨：川贝粉5克，大雪梨1个（不去皮），冰糖适量。将雪梨洗净，切块，与川贝、冰糖同入碗中，隔水蒸熟服食，每日1~2次。可化痰止咳，适用于咳嗽、痰稠痰黄等痰热夹燥咳嗽。

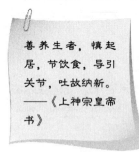
善养生者，慎起居，节饮食，导引关节，吐故纳新。
——《上神宗皇帝书》

（2）参姜炖梨：西洋参15克，生姜30克，梨1个（不去皮），蜂蜜100克，煎汤代茶频服，治疗咳嗽久治不愈、咽痒喉干、咳声似喘、痰少气怯等。

（3）秋梨燕窝：秋梨1个，燕窝、冰糖各3克。将秋梨去核，燕窝泡软，冰糖捣碎，将二者同纳入梨心中蒸熟，早晚各服食1次。本品滋阴润肺、化痰止咳，适用于肺阴虚所致的咳嗽、痰喘、咯血及秋燥咳嗽等。

（4）白梨蜂蜜：大白梨1个，蜂蜜50克。先将白梨去皮、去核，将蜂蜜填入，上笼蒸熟吃，每日早晚各1个。可生津润燥、止咳化痰，适用于阴虚肺燥、久咳咽干、手足心热等症。但糖尿病患者不宜服用，肥胖和高脂血症之人不可久用。

（5）雪梨百合红枣羹：取鲜雪梨2个，百合30克，大枣6枚，加水煎煮2次，每次大火煮开、小火再煮30分钟，两次汁液相合，分2次午、夜睡前2小时服。本品有清肺润燥、养心除烦的作用，适用于咽痒、干咳、久咳，因咳而影响睡眠者。

2. 莲藕

秋季燥气主令，肺气容易生热。其实，民间有一种亦果亦蔬的食物，既可补身，又能润燥，它便是"出淤泥而不染"的水芙蓉——莲藕。

中医认为，藕味甘，无毒，生则性寒，熟则性热。《本草经疏》认为"生者能凉血散瘀、除热清胃、解渴、止吐、止衄血、疗金疮、治霍乱、解酒。熟者甘温，能健脾开胃、益血补心、消食、止泻、生肌"。取藕、梨等量，洗净后切碎捣汁饮服，可治肺热咳嗽、咽干喉痛；取鲜藕、葡萄等量，捣汁每次服10毫升，每日2次，可治尿频、尿血、尿路感染等；用糯米100克煮粥，将熟时加入切成块的鲜藕50克，用少许白砂糖佐餐，每日1次，可辅助治疗热盛伤津、口干舌燥、烦渴不止。

（五）养肺食疗汤煲

1. 沙参玉竹银百汤

组成：沙参1段，玉竹数片，百合1小把，银耳2朵，猪瘦肉100克。沙参，甘凉补气，养肺胃阴津；玉竹，甘凉养肺胃肾之阴气；银耳，甘平，养阴润肺润肠；百合，甘凉养心肺之阴，安心神；猪瘦肉，咸平补精益气。

功效：补肺胃气阴，养阴不滋腻，补气不上火，口感好。

适应时令与人群：四季皆宜，秋季尤可。适合夏秋暑热伤阴耗气，口燥干咳，心烦失眠，大便干结，精力不继人群。

制作方法：

①将沙参、玉竹、百合、银耳洗净。

②将百合、银耳放入水中浸泡10分钟（直到泡发）。

③然后将猪瘦肉与其他材料（沙参、玉竹、百合、银耳）一同放入锅中，煲2小时。

④最后起锅，起锅后加盐调味即可。

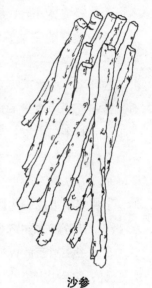

沙参

2. 石斛西洋参灵芝煲乌鸡

组成：乌鸡1只，石斛10克，西洋参片15克，野生灵芝25克，大枣2枚，生姜1块，盐1茶匙（3~5克）。

功效：滋阴润肺、清热生津、健脾养胃。

适应时令与人群：四季皆宜，秋季或经常熬夜人群，可以尝试着用作日常的调养。

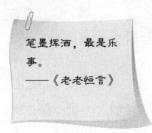

笔墨挥洒，最是乐事。
——《老老恒言》

制作方法：

①将乌鸡内脏去除，鸡头切掉不用。洗净后放入汤煲中，一次性加入2 000毫升清水，大火煮开后，用勺子撇去浮沫。

②姜去皮切成片，将姜片、石斛、西洋参片、灵芝和大枣倒入汤煲中，盖上盖，调成小火煲2

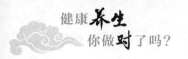

小时。

③喝前加入盐调味即可。

3. 虫草花山药鸽子汤

组成：鸽子1~2只，山药50克，虫草花10克，赤小豆20克，薏苡仁10克。

功效：清热补气、利湿消暑，是夏秋季补肺益肾、滋阴健脾的滋补好汤。其中虫草花性质平和、不寒不燥，含多种植物蛋白质，其氨基酸能够调理机体内环境、增强人体免疫功能，有益肝肾、补精髓、益肺气的功效，适合大多数人的体质。

> 道法清净，精气内持，故其气从，邪不能为害。
> ——《重广补注黄帝内经素问》

适应时令与人群：秋冬皆宜，适合大多数人的体质。

制作方法：

①将鸽子去皮、去内脏后清洗干净，把山药、赤小豆和薏苡仁清洗后用凉水浸泡十几分钟，注意虫草花不要过多清洗，这样容易把有益物质洗掉。

②鸽子洗净后放入砂锅中注入开水，将山药、赤小豆和薏苡仁一起文火炖90分钟；之后将泡好的虫草花连同泡好的水一同倒入，继续文火炖30分钟。

③临出锅前加入适量的盐调味，一道鲜美营养的虫草花山药鸽子汤就完成了。

注意炖汤时间不能太长，用火不要太大，否则会加速虫草花有效成分的分解和挥发，使香味散失、营养破坏。最普遍而有效的方法就是在汤快煲成前加入虫草花，再以文火煲30分钟，最多不超过1小时。

4. 白果炖猪肺

组成：白果10克，麦冬10克，猪肺150克，生姜适量，佐料若干。

功效：滋敛肺气，白果甘平补气敛肺，麦冬甘凉养肺阴，猪肺咸平补肺肾之气。

适应时令与人群：四季皆宜，秋季尤可，宜于肺虚气弱、容易咳嗽，或有慢性气管疾病的人群。

制作方法：

①将猪肺洗净，切成小片。而后放入汤煲中，一次性加入2 000毫升清水，大火煮开后，撇去浮沫。

②生姜去皮，切成片。将姜片、白果和麦冬倒入汤煲中，盖上盖，调成小火煲 2 小时。

③喝前加入盐调味即可。

三、秋季运动养肺

（一）"匀、细、长、绵" 呼吸养肺

金秋时节，秋高气爽，是运动锻炼的好时期。但人体的生理活动随自然环境的变化，处于"收"的阶段，这时阴精阳气都处在收敛内养状态。因此，秋季运动养生也不能离开"收养肺气"这一大原则：即运动量不宜过大，呼吸必须"匀、细、长、绵"，宜选择轻松平缓的运动项目，以强化肺主呼吸和主肃降的功能。同时，还要出汗不会太多，谨防耗损阳气。

符合这一运动原则的首推传统运动项目，如太极拳、太极剑、八段锦、易筋经、五禽戏等。它们都强调呼吸要"匀、细、长、绵"，气沉丹田，这些呼吸要求尤其有助于养肺。因为所谓的亚健康或身体虚弱所表现的神疲乏力、胸闷气短、失眠多梦等，实际上是脑力过度疲劳、长期缺乏运动，使得呼吸长期轻浅短促，肺活量差，血氧不足，导致该抑制不能抑制，该兴奋不能兴奋的结果。

遇此情况，如能坚持打拳练剑一段时间，基本都能有所改善。如果无暇习练，坚持每天做 20~30 分钟的扩胸运动，或呼吸吐纳操，或悠曲漫唱，也可以增加肺的吐故纳新功能，从而使脑过度所引起的神疲气短和失眠多梦得到一定程度的缓解。需强调的是：必须结合匀、细、长、绵呼吸的运动，才能有效地缓解或减轻这种脑力疲劳。

相反，如果体力过度的疲劳，呼吸短促，也会神疲气短，这又要用坐、卧、躺等静养方式来恢复体力疲劳。《黄帝内经》讲"阳气者，烦劳则张"，过度的体力劳动、气喘吁吁，清气吸入与浊气呼出过度，消耗了过多的阳气，所以"静以养气"才能解决问题，然而静养之功，首先也在养肺气，使呼吸均匀，肾气平均。

可见，两种疲劳的恢复方法不一样。

（二）腹式呼吸养肺

短浅的胸式呼吸只是肺的上、中部的肺泡在呼吸，而肺的下部由于运动较小，肺泡则处于不用的

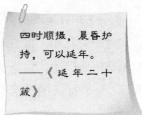

四时顺摄，晨昏护持，可以延年。
——《延年二十箴》

休眠状态。"用进废退"，长期的胸式呼吸，会使长期不用的肺泡老化，弹性减退，清气不能尽入，浊气不能尽出，这不仅影响全身清浊之气的交换，而且肺本身的氧气供应也因之不足。所以，肺炎多发生在这些容易退化不用的部位，即肺的下叶发炎。

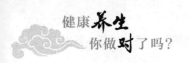

凡四时之气，顺之
则安，逆之则病。
——《类经》

秋季养肺尤其要注重锻炼腹式呼吸，目的是提高呼吸的深度。

相反，匀、细、长、绵的腹式呼吸，腹部一鼓一落，胸腔充分地扩张，不仅使吸入的氧（清气）和呼出的二氧化碳（浊气）增多，氧供充足、气血生化有源，而且还使肺下部的肺泡不断地得到运动，弹性不断强化，肺的呼吸能力随之愈发强壮。

这就是中医为什么强调"气沉丹田"，呼吸要深长的道理所在。而所有的传统运动方式都无一例外地强调气沉丹田，采用的都是腹式呼吸。

如果无暇于传统运动，即便是做做腹部按摩，也能通过膈肌的上下运动，间接促进肺叶的一张一缩，强化肺呼吸一进与一出，达到气血吐故纳新和养肺的目的。除此之外，腹式呼吸和腹部按摩还能促进胃肠道蠕动，有助消化功能。锻炼腹肌能减少肥胖，有利于腹腔甚至盆腔中众多血管的血液循环而有活血作用。

所以，腹式呼吸是最好的补肺强壮剂，因为肺气肃降，肾水即能得到肺金的补充，形成金水相生；肺气肃降是最好的清热解毒药，因为肺气降，则心火、肝火、胃火随之也降，即能少生头面上部的热证和火证；肺气肃降是最好的镇静安神药，因为深吸有助心肾相交；肺气肃降是最好的通便药，因为长呼深吸有助大肠的通降功能；当然也是最好的活血化瘀药，因为气行则血行。如此以观，小小的腹式呼吸和腹部按摩，善虽"小"，却是体内新陈代谢的保证，深长的腹式呼吸实是养肺的要举。

秋季养肺，得从腹式呼吸做起。

（三）户外运动亦养肺

对于青壮年，或许耐不住性子练习传统体育项目，而长跑、慢跑、登山、游泳等户外运动，也能达到强身养肺的目的。如登山能增强人体的呼吸和血液循环功能，使人的肺活量及心脏收缩力增大，对哮喘等疾病还可以起到辅助治疗的作用，并能降低血糖，增加贫血患者的血红蛋白和红细胞数；爬山时温度变化较为明显，可使人的体温调节机制不断处于紧张状态，从而提高人体对环境变化的适应能力。

不过，老年人、儿童以及体质虚弱者，不论哪种运动项目，都要防止持续时间过长、出汗过多，以免耗损阳气。

四、中医养肺四法宝

1. 晨起披衣，闭目叩齿，口中津液自生

将舌尖翘起，渐能口中津液满布，此"金津玉液"，缓缓下咽，可内祛燥清火润枯，外嫩皮丰肤泽毛，广濡五脏六腑。

2. 养眼明目

秋季人易目涩，掌心相对对搓，待热捂住双眼，早晚1次，能养肝润肺明目。

3. 少说、低声说，"慎言以节气"

多言高语声响容易伤肺气。平时注重少语言、低语速、低分贝地说话，不经意中就在养肺气。

4. "匀、细、长、绵"的腹式呼吸

忌屏住呼吸的无氧运动，匀、细、长、绵的腹式呼吸更养肺气。

五、秋冻养肺

古人云"春捂秋冻，不生杂病"。秋冻，是说秋季不要急于添加衣服，可以再冻一段时间。因为初秋天气，余热还在，即使到了中秋，天气渐凉，晚一点添衣加被，可以锻炼耐寒能力。等到深秋来临，气温明显下降时，再去添加也不迟。《诗经》有"七月流火，九月授衣"的句子，就是说农历七月的初秋，天气开始转凉，直到农历九月深秋，天气真正转凉，才是添加秋衣的最佳时节。

秋冻内敛收守阳气，是一种积极的健身办法。狭义地说，有意识地薄衣让机体"冻一冻"，避免秋季天气稍凉即添衣捂热汗出，从而伤阴耗津，使阳气外泄。这实则是顺应了秋季阴精内蓄，阳气内守的养生需要。广义地说，不仅在穿衣保健方面，而且引而广之，秋季做事都应时刻不忘"冻"、不

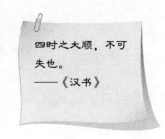

四时之大顺，不可失也。
——《汉书》

181

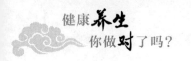

无故大汗淋漓的养生原则，以保证阴敛阳潜和肺气肃降。

　　但是，"秋冻"也要适度。绝不能为了美观，只要风度而不要温度。秋季毕竟和夏季不同，秋后每下一场雨，即降一次温，昼虽热但早晚已凉，早晚温差大，衣着也应随之添加，特别是老幼体弱或已病之人，不可拘于"秋冻"之说，该加的衣服还是要及时添加，以免受凉生病或加重病情。

> 人的健全，不但靠饮食，尤靠运动。
> ——《蔡元培全集》

第五节　冬季养肾

冬季在天之气为寒，在地之五行是水，在人体五脏属肾。放眼冬季，夜长日短，万物生机潜藏：虫兽在安静地冬眠，树木在落叶培根，地上江河冰封，地下泉水温暖……这些景象喻示的是阳气生机的潜藏。在人体，肾悄悄地接过了冬季生命活动的接力棒，成为严寒的"主角"。

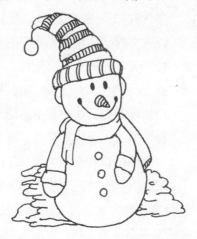

中医认为"肾藏精"，为先天之本。张景岳说"五脏之阳非此不发，五脏之阴非此不滋"。因此，人之生长因肾气长而盛长，人之衰亡因肾气衰而凋敝。肾之根本，恰如家庭的保险箱，不会轻易示人，因其藏了人体最宝贵的东西——"精气"，它是生命延续与生长发育的源泉和调控器。

因此，冬季养生立足点在养肾，养肾的关键是顺从其"封藏"的本性。否则，冬不养肾，如同伐树木之根本，动大厦之根基。人之"根本"或"根基"的不牢就是常说的肾虚。

一、肾的生理功能

中医的"肾藏"与西医的"肾脏"名类实异。人体生、长、壮、老、已，都是肾中精气盛衰的结果。肾中精气的盛衰，既与先天禀赋有关，更与后天的养护相连。

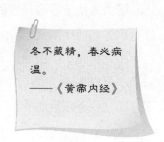

冬不藏精，春必病温。
——《黄帝内经》

（一）肾藏精，主生殖

肾主持着人体生殖繁衍的生命主线。从男子二八、女子二七之"有子"，到男子八八、女子七七的肾气衰败的"无子"，都是肾中精气盈亏的结果。只有当男精女血充盈到一定程度时，此精（精子）此血（卵子）才有机会孕育和繁衍后代。所以，肾虚之辈可能是不孕不育之人；或者虽孕虽育，也易胎死腹中；即便顺利分娩产子，也多半体弱多病、发育迟缓。

（二）肾主生长发育

肾中的精气决定着人体的生、长、壮、老、已，而且精气的盛衰有着规律性的质量互变"节点"。《黄帝内经·生气通天论篇》中女子以七岁、男子以八岁为一个量变到质变的时间节点，而《黄帝内经·天年篇》则不论男女，都以十岁作为一个质量互变的节点，而这些生命过程中质量互变节点的内在物质基础，就是肾中的精气。支撑到最后的还是肾中精气，肾气盛则健，肾气衰则竭。说明正是肾中精气维持着人体的生、长、壮、老、已的生命过程。《黄帝内经》的"人始生，先成精，而后脑髓生，骨为干，脉为营，筋为刚，肉为墙，皮肤坚而毛发长"，这又说明肾气的盛衰决定了生长发育，包括发、筋、骨、脉、皮肤的发育。

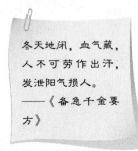

冬天地闭，血气藏，人不可劳作出汗，发泄阳气损人。
——《备急千金要方》

（三）肾藏精，精生髓，"脑为髓海"

肾中精气充盈，则思维敏捷、精力旺盛、心灵手巧。《黄帝内经》说"肾者，作强之官，伎巧出焉"，即包含此番意义。

（四）肾藏精，精生血，血养发

头发的生落与黑白、光泽与枯萎，某种程度上反映了肾中精气的盈亏，《黄帝内经》说"五八，肾气衰，发堕齿槁"，说的正是肾气与头发的关系。

（五）肾藏精，开窍于耳

听力取决于肾中精气的充盈状态。老年人之所以容易耳聋、耳鸣，说到底还是因为其肾中精气已经虚弱、枯竭。

由此可见，中医的"肾"是何等之重要，它主宰着人体的生长发育和生殖繁衍，远非解剖上的视之可见的肾脏所能为。因此，冬季养肾，不仅内容繁多，而且任务艰巨。

二、养肾之道——藏精气

肾主藏精，为先天之本，生长、生殖之根。所以，养肾之道，在于藏精。即精固在内，如同家里的保险箱，牢不可破。精气外泄，则人之根基不牢，而肾之根基不牢因有先天精气的不足。但从养生保健角度看，肾精的亏虚更多的是因乎后天摧残。

那么，现代生活方式中有哪些会影响到肾脏、摧残其根呢？

（一）保暖养肾

"冬气通于肾"。生理上，肾恶寒，寒气过重，会直接损伤肾中阴精阳气，尤其是老幼、女性、久病等生机薄弱之人。所以，冬季一定要注意保暖。保暖避寒是冬季养生的一条红线，贯穿于冬季一切养生保健之中。

1. 4 个部位保暖

古代气候比现在寒冷，保暖水平又远不及今天，所以，古人在养生保健和疾病治疗与康复过程中，十分重视冬季避寒和保暖。尤其是以下几个部位：

（1）关节和穴位：头颈部的穴位如太阳、百会、颈肩胛之间，背部穴位如大椎、肺俞、肾俞，腹部穴位如神阙、天枢、关元、气海，以及全身大大小小的关节，这些关节与穴位如高速公路上的"休息站"，都是人体气血流注的"节点"，但又与"休息站"不同，它们同时又是人体气血流注的"薄弱点"。换言之，这些部位是外在风寒湿气侵入人体的孔隙和途径，因而是全身最怕冷的部位，也是最容易招风受寒的地方。

这些部位受寒，年轻气盛时并无大碍，但等年老之后就会感到疼痛、酸楚、麻木，而且遇劳则发，得寒加重，甚至痛无休止。这是典型的健康上的"秋后算账"。因此，年轻人不能穿得太露、太薄，更不能穿得"上身像皇帝，下身如乞丐"。寒从足起，寒风刺骨的大冬天还穿着裙子、露着膝盖，有了风度却失去温度，展露漂亮身姿却伤着了关节和身子骨，等老了以后再买健康的"单"，实在不合算。

比如，英国几乎一年四季都较湿冷，但曾经一度男女秋冬季节都习惯穿裙子。所以英国人得关节病的机会比其他国家的要多、要早、要重。因此，女性冬季应尽量避免穿裙子，即便穿也要遮盖过膝，而且要厚袜严实。

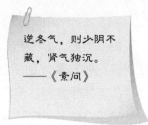

逆冬气，则少阴不藏，肾气独沉。
——《素问》

（2）头部：中医认为"头为诸阳之会"，六条阳经都上行头面部，因此比起身体其他部位，头部阳气更足。但正因为阳气足更耐寒，人们往往未予足够的重视。这样，头部反而更容易遭受寒气的侵袭，引起头痛、感冒等问题。现代医学认为，头部受寒冷刺激，血管会收缩，头部肌肉会紧张，容易引起头痛、感冒，甚至会造成胃肠不适等。

其实，木秀于林，风必摧之，头部高高在上，风寒必袭。老怕冬冷少怕秋凉，秋冬时分，时时注意头部保暖，是有效而务实的养肾与补肾措施。

（3）胸背部：中医认为背部是阳经所过，尤其是督脉分布的区域，所以是保暖的重点。大椎、肺俞、肾俞、关元俞等重要阳经穴位即在背部。寒冷刺激可通过背部的穴位影响局部肌肉，进而可循经传入胸部和腹部内脏，危害健康。除了引起腰酸背痛外，背部受凉还可以通过颈椎、腰椎影响上下的肌肉、关节和内脏，引发各种不适和疾病。

尤其有高血压病、冠心病和慢性肾炎的中老年人，还要注意保护胸部不受凉，不能迎风吹，以暖和为准，因为心脏与肺脏以及肾脏正在其内。

（4）足部："寒从足起"，入暮和深夜更是寒气袭人。暖足是保暖的第一要务，尤其肾经的涌泉穴得暖，则肾气充、阳气旺，真可谓足暖则全身暖，足凉则全身寒，暖足，功课必须做足。可从以下几方面做起：

①热水泡脚：双脚离心脏最远，血液流经的路程也最长，加上地心引力的影响，血液回流时就特别费劲，而且由于脚部的脂肪层薄，导致保温性能差，因而非常容易受到冷刺激的影响。从中医角度看，脚部汇聚了全身的六条阴经，脚部受凉，就意味着全身受寒，机体抵抗力将会下降，疾病就有可能乘虚而入。热水能使血管扩张、血流加快。如果每天用适度的热水泡泡脚，就等于在身体的下部加了一个热水"泵"，不仅暖足而改善脚部局部血液循环，达到缓解和消除腿足疲劳的目的，而且可以助心脏与肾脏一臂之力，加速全身血液循环，达到暖身子的目的。当然，如果在热水中加入一些温阳散寒的中药如桂枝、麻黄、附子、艾叶等，则效果会更好。

当冬之时，其饮食之味，宜减咸增苦，以养心气。
——《寿亲养老新书》

②穿袜睡觉：睡前被子盖得虽严，但常会半夜双脚露在被子外而冻醒。这时如果穿着袜子，问题就迎刃而解了。美国的海伦伯格斯博士提出，脱掉袜子

睡觉，会降低脚部的温度，对促进睡眠不利。在脱衣上床后，刚开始体温肯定是会有所降低，如果这时穿着袜子，可以使双脚保持在一个比较高的温度，有利于快速入睡和提高睡眠质量。

看来，双脚的温度和睡眠的质量是密切相关的，冬天穿袜睡觉不失为暖足的举手之劳。

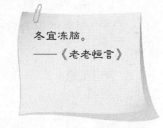

冬宜冻脑。
——《老老恒言》

③常按涌泉：涌泉穴是人体足少阴肾经中的一个重要穴位，也是肾在脚部的"反射区"。肾为先天之本，阳气之根。经常按摩涌泉穴，能补阳强肾，抵御严寒。闲暇时可举起双脚用劲地相互摩擦足掌心，至脚底部感到温热而止，如此不仅能提高局部温度，而且有助身体保温，所谓"脚温全身暖"。睡前还可用手的劳宫穴和脚的涌泉穴相互按摩刺激，能使心肾相交。这样不仅可以加速脚部血液循环，而且还能提高睡眠质量。

2. 泡温泉暖身

真正的温泉之水，辛温而热。辛可以使气机通畅、肌表疏松出汗排毒；热可以温经活络、畅通气血、平和阴阳、怡悦心神。不论它含有什么具体成分，中医都认为温泉温可驱寒，辛可发散，四季皆可，冬季尤宜。此乃借水之热助体内之阳、散体表之寒，可谓是避寒保暖之智选。

现代研究也发现，在温泉中沐浴，身体在水温、压力和浮力的影响下，可提高神经系统的兴奋性，引起周围血管扩张，血液循环加速，促进新陈代谢，减低肌肉张力，消除疲劳，缓解痉挛和疼痛。由于温泉的种类很多，水中含的各种离子和微量元素不同，疗效也不一样。

但温泉虽好，并非无弊。冬泡温泉，还需注意：

（1）选择合适的时间：一般每次 20~30 分钟即可，不可久泡。毕竟温泉是水，水为阴邪，久泡在温泉之中，水虽不冷，阴邪伤人阳气，也会形成或加重关节痛等痹证。

（2）选择合适的温度：一般从舒服的温度开始。温度过高，会使血管过度扩张和汗出太多，容易损伤心阳，这对心脑血管等疾病不利。所以，病情稳定的高血压、心脏病患者，在服药前提下，泡温泉一次不超过 30 分钟，而且温度不宜过低与过高，以心率不过快、人无不舒服为前提。

（3）不宜人群：患有急性发热性疾病，急性传染病，活动性结核病，出血性疾病，严重的心脏、肾脏疾病，糖尿病伴有周围神经病变，严重湿疹、皮炎

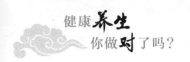

及皮肤有溃烂伤口，妇女经期、怀孕的初期和末期等，均不宜泡温泉。此外，空腹、饱食、酒后、过度劳累，应避免马上去泡。

（4）出浴后注意事项：出浴后及时擦干身体，穿好衣服，以防着凉感冒。泡温泉后，要喝杯白开水或蜂蜜水（糖尿病患者除外），以补充体内丢失的水分。

3. 黄酒御寒

酒性温热，天性御寒。诸酒当中，黄酒为最。黄酒性热味甘而辛，有补气血、长阳气、通血络、厚肠胃、润皮肤的作用，冬季饮之更是补而不僵、封而不凝，能有效抵御寒冷，预防感冒，是行之有效的养肾好饮品。

冬季经常出现肠胃虚寒疼痛的人，每日饮用一小杯热黄酒可以散寒止痛，有很好的食疗效果；对于一些冬季出现腰背疼痛、手足麻木或震颤的老年人，少量饮用黄酒能补脾胃、息肝风、止痹痛；黄酒中加点生姜和大枣煮沸饮用，既可活血祛寒，又可以开胃健脾，还能预防感冒，而且口感不错，除孕妇外的健康人群冬季都可小酌；黄酒隔水炖鸡加当归15克、生姜15克、大枣10枚，对女性冬天暖补身子，经前、经期、经后痛经，产后子宫复旧和催乳都是蛮不错的食疗煲。

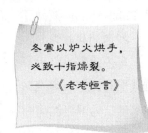

冬寒以炉火烘手，
必致十指燥裂。
——《老老恒言》

但饮用黄酒也要注意将黄酒隔水烫热至70℃左右再喝，酒中有些有害物质就会随温度升高而挥发，而且酒中的酯类芳香物质也会随温度升高而挥发，使酒味更加芳香浓郁。因此，冬季饮用黄酒最好是烫热了喝，将盛酒器放在水中烫热或隔火加温，但加温时间不宜过久，否则酒精挥发后又会淡然无味。

其他酒类也可饮用，作用类似。但对于国人来说，啤酒太湿，红酒太甘，白酒太火，香槟酒度数不够，用来冬季御寒补肾，酒精浓度30%左右的黄酒最佳。

4. "三灸" 御寒

（1）神阙灸（肚脐灸）：适用于痛经，尤其经期食冷、淋雨、受凉的痛经，阳虚性顽固性失眠、头痛和慢性结肠炎，虚寒性更年期综合征（潮热、阵汗、怕冷多于怕热、心烦、夜尿频数）、向心性肥胖和"三高"症，以及阳虚体质四肢怕冷和耐夏不耐冬等。

（2）气海、关元灸：这两个穴位能壮元阳、益精血，还有提高性功能作用，治疗早泄、阳痿、滑精、性欲偏淡、血压偏低，以及低血糖、消化力弱等均有一定作用。此外还有延年益寿、抗衰延老的作用。一般男性灸气海穴，女性灸关元穴（下丹田）。

（3）足三里灸：足三里穴乃长寿之穴。因为它一能补脾胃，使气血生化源源不断；二能提高免疫力预防感冒，使人体卫外之阳气强悍旺盛；三能提高食欲，使腹泻者大便成形，大便秘结者软通；四能预防中风（尤其当耳鸣、目眩、手麻、胸闷时），使脾胃清升浊降，肝之风阳不蹿升而降息，有防治高血压的作用。

灸法有温阳补阳、散寒通络、补益气血的作用。"三灸"逆严寒之冬季，暖寒袭之身体，有病能治，无病可防，偶用治病，常用添寿，对于阳虚、气虚、血虚、痰湿、气郁、血瘀、平和体质，以及寒性或阳虚体质，常年可用，冬季尤宜。

5. 拒绝冬泳

身体强壮固然可以"冬练三九，夏练三伏"，阳气极强之人甚至可以冬泳。但毕竟是竞技，并非保健，对绝大多数人来说冬季避寒唯恐不及，岂敢泡入冰水之中？

曾有新闻报道在俄罗斯西伯利亚零下25℃的气温下，一幼儿园老师带幼童去冬泳，这对国人来说不能想象。中医一直主张冬季保暖为第一要义，是不是《黄帝内经》的养生标准，赶不上人家的国际标准呢？非也。其实，让孩子冬泳甚不可取。因为这是一种挑战极限的运动，它可气盛一时，强壮十载，但有悖自然养生。如同治病对抗细菌用抗生素、高血压病用降压药、高血脂用降脂药一样，这是西方"对抗性"文化在养生保健中的表现。固然有可取的一面，但过度取寒，绝对是竭泽而渔，可兴一时，不可长久，对一般人来说并不可取。

顺天者寿，逆天者短也！《黄帝内经》说"夫四时阴阳者，万物之根本也，以从其根，故与万物沉浮于生长之门；逆其根，则伐其本，坏其真矣"。道法自然才是养生的基本准则，更何况还有人种基因的不同。

水属阴寒之邪，冰水更是阴中之至阴，寒力甚烈，极易伐伤阳气。即便是普通人冒雨涉水，都易引起感冒，何况是冬泳。从养生角度看，人过50

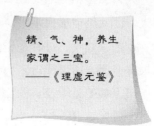

精、气、神，养生家谓之三宝。
——《理虚元鉴》

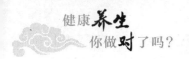

岁，非但不宜冬泳，即便是冬天室内恒温游泳也不能过久、过频。稍有不慎，先伤肺气而感冒，继伤肾阳而削弱人体免疫力。因此，冬可寒，但不能过寒，否则会伤肾之阳气。

（二）生活方式养肾

1. 不过暖

数九寒天当然要取暖避寒。但是我们的祖先确实未曾料到他们的子孙们能冬季人工取暖。不过，这个取暖要有度，太过了冬天就不冷了。冬不冷又何以道法自然？

> 谨和五味，骨正筋柔，气血以流，腠理以密，如是则骨气以精。谨道如法，长有天命。
> ——《素问》

取暖过度的主要弊端是使人的阳气升多而降少，升发有余而潜藏不足。阳气潜藏在哪？藏在肾。

阳气是生命的根本。明代大医张景岳说"天之大宝，只此一丸红日；人之大宝，只此一息真阳"，真阳贵降不贵升，贵藏不贵泄，降在何处？藏在何处？在肾也。如果该冷不冷、阳气既不能下降又不能潜藏，那么就会成为人产生各种疾病的根源。

从浅处说，最大危害就是使人的冷适应能力下降，即免疫力与抵抗力下降。突出的表现是遇寒即病，平时也特别怕冷，尤其是头背、四肢特别怕冷，如冬天着厚衣，夏天怕空调，稍不御寒即感冒、打喷嚏。冬天不能受寒就意味着夏天不能受热，反之亦然。关键是，冬怕冷夏怕热的人，比单纯怕过冬天或只是怕夏天的人要麻烦得多，这种人本质上就是阳气不足，夏天空调过用、冬天暖气过度使用，对造成这种体质的"贡献"最大。

还有一种情况是上面有火，如咽喉痛、口干苦、目眵多等；下面有寒，如腿足怕冷、下肢乏力、小便清白、大便稀溏等。这种情况也是肾中阳气虚弱、无力潜藏，导致虚火上冒的缘故，较之单纯的阳虚寒证情况更糟糕。这在暖气过用的冬季并不少见。许多人不知其理，以为这是"上火"，猛喝凉茶，甚至有人自服用抗生素"泻火"。殊不知此"火"为阳虚之浮火，非阳热过盛之实火，因此越清虚火越大。

往深处看，过暖是伤人之元阳、动人之根本，成为许多疾病发生与发展的根本原因。所以《黄帝内经》说"阳气者若天与日，失其所，则折寿而不彰"。所以，冬天要冻着点，冻就是顺应自然，适应自然就是冬季养肾。

阳气有升有降，才有生命和健康。只有阳气能够降下来，阴阳相抱，阴中有阳，阳中有阴，人体才能不寒不热，和谐健康。冬季过度使用暖气，也是一种人造变暖的"人工气候"，其危害不亚于自然界气候异常的暖冬，而人工气候的暖冬其实对五脏都有影响。

如乱肝火而烦躁易怒，乱心神而失眠多梦，乱脾胃而食少胃痛，乱肺气而咽痒咳喘，乱肾气而削弱人的免疫力。人就会应之出现阳气上浮而少潜藏，上浮就会表现如躁动心烦、失眠多梦等病症。

整个冬季阳气如果不能潜藏而养精蓄锐，来年体质即会下降，它所影响的是全身五脏六腑的功能和人的元气（精气）储备。《黄帝内经》的"冬不藏精，春必病温"，讲的正是在这种情况下，人的整体素质下降了，就会为各种急慢性病的产生或加重留下了巨大的后患。

看来，过去冬天人要与自然界的严寒做斗争，现在尤其还要与自己创造出人工气候"冬天过暖"做斗争。

2. 不久坐

现在人们"坐"成为生活和工作中的主要姿势。如坐皮椅、坐工凳、坐沙发等，而且一坐就是几个小时，上班坐着打电脑接电话、下班看电视玩手机、开汽车听音乐……肌肉附着于骨，《黄帝内经》曰"久坐伤肉""肾主骨""腰为肾之府"。实则久坐不仅伤肉更且伤骨，损伤的是人之脊柱骨。脊柱者，颈椎、胸椎、腰椎、骶椎、尾椎，乃人之"脊梁"也。大梁一倒，不仅颈、胸、腰、骶、尾骨百骨受累，引起颈椎病、腰椎病、骨质增生及椎间盘突出等病，而且"悬挂"于脊柱上的五脏六腑也会受到影响，使内脏百病丛生。然其本质仍是肾虚，治疗此类疾病，也必须着眼于肾。

纠正的方法是坐姿正确：挺胸、拔背、挺腰，而且坐硬不坐软，坐直不坐弯，坐高不坐低，垫腰坐，护颈坐，以及坐、行、卧交替进行，这些坐姿常识落实到生活与工作中，习惯了就是一桩易事，坚持下去，就能补肾。

3. 不极听

《黄帝内经》曰"肾开窍于耳"，正常听力要靠肾中精气充养。反过来，久闻极听，用耳过度，超出了听力所能承受的范围，就会损伤肾中精气。肾精受损，则不仅听力下降，而且其他靠肾精滋养的精力、体力、智力、生育力均会同步下降。

现在，各种噪声太多，且噪声之久、分贝之

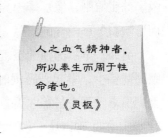

人之血气精神者，所以奉生而周于性命者也。
——《灵枢》

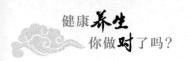

高，让人耳朵不堪重负，尤其是半夜的卡拉OK、平时戴的耳机、公众场合的高音喇叭，更是震耳欲聋……稍加注意即可发现，现在中青年耳鸣、耳聋患者也越来越多，发病呈现低龄化和大众化，其中多数是神经性耳聋，治疗起来非常棘手。极听伤肾并非危言耸听。

> 气之清者为精，人之清者为贤。治身者以积精为宝，治国以积贤为道。
> ——《春秋繁露》

推而广之，不单听觉如此，《黄帝内经》指出：肝开窍于目，脾开窍于口，肺开窍于鼻，肾开窍于耳，舌为心之苗。感官过度享用，干扰的是气血运行，影响的是对应的五脏，成为伤及五脏的主要杀手。

大凡享受之举都要有所节制，过度享受必伤身体。因此，声色滋味，应该把握其度，尤其是昼短夜长的冬季，夜晚卡拉OK太频太久，不仅是金钱的耗费，更严重的是肾精的透支。

还有一个古人未曾料及的是光污染。现代的华灯夜市，是损伤肾气的新杀手。"火树银花不夜天"，光污染作为一种损人睡眠的物质，严重影响着肾气的封藏。尤其是冬天，自然界夜长的目的是要有充足的时间去养精蓄锐，封藏肾气。如今的城市黑夜如白昼，人体的阳气与阴精的封泄规律必被打破，肾就很难担当其封藏职能。

冬天也应少去喧嚣的地方，避免躁动的情绪妨碍阳气封藏；少去灯光太亮的地方，以免精神兴奋而失眠、次日精神不振。

因此冬夜还是长点好、暗点好、静点好。为了健康、为了肾精，要少熬夜、早熄灯、不喧哗。

4. 科学运动

（1）晨练不太早：根据《黄帝内经》所说冬季要"早卧晚起"。早上运动时间要晚些。冬天日短夜长，清晨阴寒凝敛，阳气少阴气多。仅以钟表时间为准过早运动，忽略了四季阴阳之气的升降和多少，这本身就悖逆了《黄帝内经》养生原则，像夏季一样也早上六七点就去运动，必受冬天严寒之气的侵袭而影响着冬季阳气的潜藏。

另外，早晨污浊的空气短期难以消散，太早锻炼弊大于利，尤其老年人睡眠时间偏少，早起则睡眠时间变得相对更少。所以冬天得顺应自然睡个懒觉，太阳出来后再去晨练才更养生。这样有利于阳气潜藏、阴精蓄积，其本质就是"养藏"的正确做法。现代医学也发现，冬季早晨气温低，人体交感神经兴奋，寒冷会引起全身皮肤毛细血管收缩，血液循环阻碍增加，血压容易升高，心肌耗氧量增加，尤其老年人晨练容易引发心肌梗死或脑溢血等意外情况。因此，冬季晨练时间要适当推迟，提倡日出而作。

（2）室内预热后再户外运动：为了抵御晨起的严寒，户外运动前不妨先饮一杯热开水或一杯蜜姜热水（糖尿病患者除外），穿着稍带暖意，先在室内稍事活动一阵，调动潜藏的阳气到体表后再到户外活动。如此逐渐适应室内外温差，不仅效果更好，而且无碍阳气的封藏，尤其是对心肺功能不好的人大有好处。

事实上，冬季的准备活动完全可以先在室内完成。因为冬季气候寒冷，人体各器官保护性收缩，关节活动范围减小，肌肉、肌腱、韧带的伸展性降低，空气干燥寒冷，身体感觉比较僵硬，如果不做充分的准备活动，易发生肌肉损伤、韧带拉伤、关节扭伤等。为此，在健身锻炼之前，必须做好充分的准备活动，使身体主动进入健身锻炼的备战状态，最终达到户外健身的效果。

（3）运动量不过大：冬天要"无泄皮肤"，因此运动量不宜过大。否则，不仅阳气不能充分潜藏，而且大汗淋漓易伤心阳，心阳伤肾阳也随之受损。这样，肾中阳气不能很好地潜藏，容易诱发冬季感冒，而且因为阳气过分消耗，也可能来年春天由于阳气升发乏力，导致各种温病。即《黄帝内经》所说的"冬伤于寒，春必病温"。

（4）选空气新鲜的地方运动：运动地点不宜在马路或机动车旁，这些地方浊气太多，运动时容易吸入带毒的浊气（即被污染的空气）会使机体处于慢性缺氧和中毒状态，使血液黏稠度增加，血液酸化，整个代谢速度减慢，容易使人处于疲困乏力等亚健康状态，久而久之，人的外形也会变得老貌，面容污浊，如皮肤晦暗、面色无华，甚至最后还可能发展到肾虚夹瘀和夹毒的种种慢性疑难杂症。

（5）情志养肾：肾主恐，喜怒忧思悲恐惊中，惊恐极易伤肾。冬季的惊恐等七情过用，首当其冲的是伤肾气。

如过度的消沉，尤其是卒惊大恐，最为伤肾。小儿怕惊吓，惊吓过头长不高，智力受影响，成绩下降；老年人也怕惊恐，惊恐过度会意志消沉，二便不藏，不是大便难解就是小便频数，甚至二便失

积气以成精，积精以全神，必清必静，御之以道，可以为天人矣。
——《脾胃论》

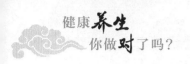

禁；中年人气虽盛，但照样怕恐惧，过度忧思惊恐容易诱发抑郁症、焦虑症、神经官能症，甚至精神分裂症。其根本病机就是过恐伤了肾。防治这类疾病，疏肝泻火、化痰活血是一个方面，更重要的是不要忘了从其本治其肾。

> 固精以养气，固气以养神。
> ——《养生秘录》

《黄帝内经》说冬三月要"使志若伏若匿，若有私意，若已有得"。冬季把七情适度隐藏起来，如有私意不轻易告诉别人，活泼中隐含沉稳，正是阳气藏匿的表现。一年之计在于春，一年之根在于冬。没有冬季的沉静思考，哪来的春季蓬勃发奋！工作事业如此，思维也必须有一个沉潜的过程，不深思熟虑，哪能有正确的抉择和冲天的干劲！养生保健也是如此，要向"肾"学习：注意封藏、沉稳，守得住、积得起、养得深。

冬季养肾有启发：生活节奏能否慢一些？不急不躁悠着些？潜移默化地积累些？像肾一样，不急躁、不惊恐、不焦虑、不喧哗。"任凭风吹雨打，胜似闲庭信步"。养肾、护肾、补肾，不仅仅限于吃这补那，而是包含在生活的点滴之中，日复一日，年复一年，顺应自然，时时处处地注意去固护它、补充它、养护它，四季如此，尤其冬季：睡眠早点好、天色暗点好、环境静点好、心情悠点好、养护久点好。

（三）饮食养肾

"冬季进补，来春打虎。"相对来说，冬季是进补的最佳季节。

1. 多食黑色补肾食物

五色之中黑色通于肾，五味之中，咸味归于肾。所以，黑色的食品入肾补肾，有固肾抗衰的作用。因此冬季应当适当多吃黑芝麻、黑米、黑豆、黑木耳、黑枣、黑蘑菇、乌骨鸡、海带、紫菜等色黑食物；另外食用一些味稍咸的干果和坚果，如核桃、板栗、松仁、榛子、首乌等，具有补肾固肾的作用。上述食物还兼具健脑乌发、补肝血、益肾精的功效。

2. 温食忌凉

冬季天寒地冻，食宜温热，意在补阳祛寒。少吃生冷，意在不损伤脾肾阳气。

3. 酌吃肉食

寒气内应于肾，寒冷消耗热能更多。所以，冬季要相对增加肉食，一是增加热能以御寒，二是补益肾精以补阳。因此，可适当多吃些动物性肉食和植物豆类。其中，狗肉、牛肉、鹿肉、羊肉、鸡肉等热性肉食，以及大豆、核桃、栗子、芝麻等温性食物，这些食物都含大量蛋白质，均有补精益气、驱寒温阳之功，正是冬季适宜的食物。

4. 四种温阳补肾肉食

（1）羊肉：冬季吃羊肉非常合适，因为羊肉性温，能给人体带来热量。中医说它是助元阳、补精血、疗肺虚、益劳损之妙品，是一种良好的滋补强壮食物。所以东汉名方"当归生姜羊肉汤"历1 800余年，愈发呈现出它温肾补阳、养血驱寒的功效，而广泛用于内外妇儿各科疾病。尤其羊肉温而不燥，四季皆可食用，这是它与狗肉温而兼燥的不同之处。

（2）狗肉：狗肉性较热，只有冬季进补较妥，其滋肾壮阳的作用，对素体虚寒、阳气不振者尤其有益。对于肾之阴精亏少、阴阳渐衰的中老年人来讲，还可配食乌龟、甲鱼等护阴之品，以求阴阳平衡。

（3）鸡肉：相对来说，鸡热鸭寒，所以鸡肉尤其公鸡肉善补肾中阳气精血。

（4）鹿肉：鹿肉是最温补的动物肉食，可以喝鹿血、品鹿肉、嚼鹿筋，性功能低下者，还可吃鹿鞭，除鹿毛外，几乎全可亦食亦药。但非阳虚之体者，不能过食，否则腹泻难消化，或者冒火流鼻血。

5. 几款温阳驱寒汤煲

（1）驱寒温补第一汤——当归生姜羊肉汤：

原料：当归10克，生姜50克，羊肉500克。可加大枣、陈皮少许，大枣补中益气、养血安神，陈皮理气健脾、调中；需要时还可加黄芪10克、红参10克，补气生血效果更佳。

做法：

①将所有药材都放入砂锅大火烧开，再小火慢煲；然后在锅里放点麻油，小火炒出姜片的香味；再放羊肉片快速炒几分钟，加点黄酒，注意不宜炒太久，因为肉片很薄，肉会很快变老；炒好后放入盘中，等汤熬好后，吃的时候加到砂锅里。

②当归、生姜切成薄片洗净，羊肉剔去筋膜切成薄片，三者一起放入砂锅中，加入清水、一两匙黄酒；大火煮开后撇去浮沫，再改用小火炖煮约2小时，以羊肉煮得烂熟为度；再加入食盐、小

> 神者，精也。保精则神明，神明则长生。
>
> ——《养性延命录》

茴香、八角等调味品，即可吃肉喝汤。1天食用1次，一料吃2天；10天为1个进补疗程，每个疗程中间可以停食2~3天，冬天一般连续食用3个疗程，约40天。

> 身劳则形散，气竭则命终。
>
> ——《抱朴子》

作用：温阳补肾、养血驱寒。

适应人群：

第一类是预防保健为主，包括：

①虚性体质：即是常说的阳虚、气虚、血虚体质等。这些体质共同表现为虚象，如头昏、神疲、乏力、怕冷、心悸、脸色差、易感冒等。

②女性长斑：尤其年过40岁女性，脸上长暗斑，色淡难消，越长越多，这是肾气不足、血虚有寒的表现，本方食用一段时间有消斑作用。

③冬天进补：只要不是"火体"，如咽痛，口渴，便干，平素怕热不怕冷，喜冬不喜夏等，当归生姜羊肉汤都是进补首选。冬天补一料，气血充盈，精神振奋。

第二类是治病为主，包括：

①虚寒性疼痛：如胃痛、腹痛、头痛、痛经、关节疼痛、神经痛等。虚寒性疼痛的特点是喜温喜按，得热则舒，得寒则重。

②慢性虚寒疾病的恢复期或缓解期：慢性虚寒性疾病三个特点，一是气血虚弱的头昏目眩、气短乏力、心悸失眠；二是肾阳虚弱的怕冷怕风，四肢发凉，冬天厚衣，夏天不喜吹空调；三是病势不急，五脏六腑的功能低下，疾病处在慢性迁延期、恢复期或者缓解期。

虚寒性呼吸系统疾病：如慢性支气管炎、肺气肿、肺心病、支气管哮喘、过敏性鼻炎。

虚寒性消化系统疾病：慢性胃炎、慢性肠炎、胃与十二指肠球部溃疡、慢性肝炎等。

虚寒性肾脏疾病：慢性肾炎、慢性肾盂肾炎等。

虚寒性免疫功能与造血功能下降疾病：如经常感冒、慢性荨麻疹、过敏性疾病、缺铁性贫血。

③大病之后康复：大病之后多数是气血虚弱、阳气不足的虚寒性体质，比如肿瘤手术或放疗、化疗之后。

当归生姜羊肉汤确实是一款平实易得、价廉物美、有病可治、无病可防的治病名方和养生名煲。用了 1 800 多年是越用效果越好、越用适应范围越宽。

（2）温阳补血第一煲——当归炖鸡煲：

原料：当归 30 克，生姜 10 克，鸡肉 500 克。

做法：一锅熟，大火煮开后用文火隔水煲，佐料可同当归生姜羊肉汤。

作用：补阳气、益阴血。

适应人群：尤宜产后血虚、阳虚体质者，是广东客家人妇女冬季补血传统煲。

（3）糯米甜酒 + 大枣 + 荷包鸡蛋：

原料：糯米甜酒 200~300 毫升，大枣 10~15 枚，鸡蛋 1~2 个，鲜生姜丝若干。

做法：糯米甜酒与大枣和鲜生姜丝煮开后，打入鸡蛋煮熟即可。

作用：补气又补血，女性冬季连续服之，去冬之斑，又长春之色。但其弊在易于发胖。

适应人群：阳虚、气虚、血虚之中年女性。

（4）黄酒鸡汤：

原料：黄酒 100~200 毫升，老母鸡 1 只，生姜丝若干，大枣 3 枚（去核）。

做法：老母鸡加姜枣佐料煲汤，将熟时加入黄酒即可。

作用：益气补血，"逢酒一只鸡，来年好身体"，喝黄酒鸡汤可也。

适应人群：血虚、阳虚、气虚和大病之后需要进补之人。

（5）猪肚胡椒生姜煲：

原料：猪肚一具 250~500 克，清水漂净，切成细片，胡椒 10 克，生姜 30 克。

做法：一锅熟，大火煮开后用文火隔水煲至烂熟。

作用：温脾暖胃，散寒止痛。

适应人群：适宜于冬季肠胃虚、脾胃气虚、脘腹隐痛之人。

（6）芡实 + 杜仲 + 核桃 + 猪瘦肉炖汤：

原料：芡实 50 克，杜仲 30 克，核桃肉 50 克，猪瘦肉 250 克。

做法：一锅熟，大火煮开后用文火隔水煲熟。

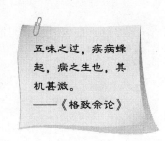

五味之过，疾病蜂起，病之生也，其机甚微。

——《格致余论》

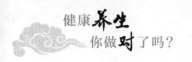

作用：温肾摄纳。

适应人群：老叟因肾气虚损、阳气衰弱导致的前列腺增生症，如冬季尿频失禁、夜尿多、尿湿鞋等；老妪尿频属肾虚者也可食用。

（四）冬季进补养生话膏方

中医进补，四季皆可。但膏方进补，冬季最宜。随着生活水平和养生意识的提高，膏方重新迈进了百姓家门。细滑如饴、乌润似漆的冬季进补精粹——膏方，着实是一个冬季进补的利器，用得好，其效无双。但如何服食膏方，让它良药不苦口，花钱买健康，大有学问。在进补盛行的冬季，兹将膏方知识略作介绍，以资读者。

1.膏方服食时间

按四季的"春生、夏长、秋收、冬藏"规律，冬季最宜。冬季封藏，天气寒冷，食欲旺盛，不论是滋补保健还是治病疗疾。因为膏方的总体组成是补肾、温阳、补气血、暖五脏。按我们的实践经验，以冬至日起45天左右，即头九到六九为最佳时间，或者从冬至开始，服至来年立春。

2.膏方适用范围

包括体弱多病需要提高免疫力者、大病之后需要滋补调理者、体质过偏需要纠正者（如气虚、阳虚、阴虚、气郁、瘀血、痰湿体质）以及亚健康、男女性功能低下或不孕不育、小儿发育不良、中年人未老先衰、老年人欲防衰抗老等情况，只要辨证属"虚"为主，都是膏方的适应人群。

如我们研制的针对阳虚、气虚体质的补气益元膏和培本固元膏，针对阴虚体质滋阴润燥膏，针对气郁、血瘀体质逍遥膏，针对痰湿体质的祛浊清脂膏，针对亚健康人群抗衰膏，针对体弱多病人群的延衰膏，针对斑痘皮肤润肤膏，针对儿童食少体弱发育较慢的肥儿膏和八珍膏，以及针对妇女血虚的养血膏，效果都非常不错，深受认可和好评。

此外，也非常适宜慢性疑难疾病的调治。因为这些疾病大都是多脏腑累及、气血阴阳俱损，而且虚实夹杂、寒热并存；相对汤剂，膏方正好能多药味、多靶点、多层次地选方用药，药量也可突破常规，起到既治标又治本、既顾及并发症又顾及继发症，融补五脏六腑、温清补泻、补气养血益阴壮阳于一方，用好了确能较好地发挥其治疗慢性病、疑难病的特色和优势。

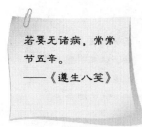
若要无诸病，常常节五辛。
——《遵生八笺》

3. 膏方优点

（1）口感好：膏方一般尽量不用苦寒药，且会加相应的矫味药；加工后不腥不腻，且稍甜稍香，良药不苦口，甚至有一种享受感。

（2）三省：省时间，冲着吃；省精力，不用煎；省费用，相同的药物相对汤剂而言。一般一剂吃一天的水煎中药熬制膏后能吃5~6天，15~20剂水煎中药为一料，每料能服50~60天；处方药物的味数，一般在20味左右，相当于汤剂的2倍（1张普通煎剂处方是10味药，1张膏方的处方则是20味药），如此才能发挥药力互助、副作用互抵的功效。如此以观，与单服虫草、参茸比，膏方价仍廉、效更优、口感好、服用便，何乐而不为之？

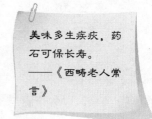

美味多生疾疢，药石可保长寿。
——《西畴老人常言》

（3）能辨证使用药材：与大家熟知的中成药丸、胶囊、片、酒等剂型比，膏方和汤剂一样，能辨证处方，充分体现中医理、法、方、药、量的特色和优势，即不同的病症或个体，能量身定做制作成不同的膏方，实现"一人一方一膏"。事实也是如此，开出一张好的膏方既要有深厚的理论功底，也要有丰富的临床经验，否则膏方不灵。比如，在具体的药物、辅料、食品以及矫味剂的选用上，也要辨证处理。

通过膏方的慢调缓治，对慢性病有抽丝剥茧的质量互变作用。青少年和儿童可以助长发育，提高智力；中年人能增强体质，青春焕发；老年人可以延缓衰老，健康长寿；体弱多病者可以增强抗病能力，提高免疫功能，有利于疾病的控制和缓解；亚健康者能够调节情志、缓解压力、强身防病。

4. 膏方用量

一料膏方之中，每一种胶类药（阿胶、鹿角胶、龟甲胶、鳖甲胶、黄明胶、鹿胎胶，功效各异，是膏方的基础用药）常用量为300~500克；人参（白参、西洋参、红参、太子参各有功效，可相机使用）用量都是150~200克；有条件者可加移山参30~40克；野山参粉10~15克，野山参1~2（支）酌情选用；冬虫夏草（补元气、益肺肾、抗肿瘤）20~30克；藏红花（养血活血）5~15克；蛤蚧（补元气、益肺肾）2~3对；紫河车粉（补元气、益肺肾、填精血）60~80克；海马、海狗肾（壮肾阳、补元气、益精血）40~60克；珍珠粉（养心宁神、养颜润燥、养阴利咽）15~50克等。

普通中药每味药总剂量一般可掌握在200~300克；磁石、牡蛎、石决明

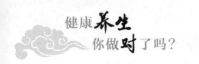
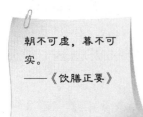

等金石介壳类药物，用量要大一些，可用 500 克左右。可以完整开出处方后乘以 15~20 剂，服 50~60 天。

朝不可虚，暮不可实。
——《饮膳正要》

此外，与丸、散、汤、丹等剂型比，膏方当以优质药材为主，尽量不用草药、矿物类药物、味苦药、有毒副作用的中药。同时，尽量多选那些适宜用作膏方的药物，如熟地黄、黄精、首乌、山药、黑芝麻、小麦、芡实、莲子等，以及同类药中口感好的药物，如人参、黄芪、桂枝、茯苓、山萸肉、白术、炙甘草、大枣、桂圆肉、当归、葛根、麦冬、天冬、石斛、玉竹、百合、莲藕等，以利于膏方的成形和总体口感宜人。

5. 膏方中糖和部分食品的选用

（1）糖的选用：如脾胃消化功能差者，用饴糖；阳虚和气虚者，用红糖；阴虚血虚者，用冰糖；高血压、糖尿病、高脂血症者，选用木糖醇或元贞糖。

（2）相关食品的选用：如高脂血症、高血压、糖尿病者，用黑芝麻；便秘便干者，用黑芝麻、蜂蜜、生地黄、黄精、当归、桃仁、柏子仁、郁李仁、松子仁等；老年人或肾虚者，用核桃肉；气虚血少者，用桂圆肉、大枣等。

6. 膏方服用方法

以调理为主者，原则上服用膏方之前，先用 2 周"开路方"，以摸清"底细"，通利肠胃，为正式膏方滋补打下肠胃基础。以治病为主者，则要先治疗 2~3 周，基本取得疗效后，再继以膏方去病"抽丝"。因为"汤者荡也"，水药开路易取效；"膏者缓也"，膏方殿后讲巩固，质变疗效之后取量变。如此质量互化，正宜于慢性病慢治、慢调、慢理的取效要求。

7. 膏方的注意事项

（1）服膏方前先调脾胃：如果肠胃不好、消化不良、体质虚弱，此时用膏方进补，就会出现厌食、腹泻等不良反应。医生在给这样的患者开膏方前，要开些汤药进行调理，这就是"开路方"。吃了"开路方"，一方面可以消除宿积，改善脾胃功能，另一方面可作为试探性的调补，及时把握药味、药量、药效以及患者适应药物的情况，从而最终开出适合患者的膏方。

（2）服用膏方期间饮食宜忌：服用膏方期间不能吃萝卜。因为膏方里常常含有补元气的人参，而萝卜"破气"，同时服用就会弱化人参的补益作用。服膏方还应少食油腻生冷食物，不吃海鲜和油炸食品，忌烟酒，不与咖啡、可乐、茶、牛奶等同服,少用海腥、油腻食品,不饮浓茶、咖啡,戒烟酒,以防膏方难吸收。可吃些粗纤维蔬菜,以减轻滋腻,有利于膏滋吸收。感冒、腹泻、慢性病发作期、妇女月经期暂停服用,待症状缓解或经期结束后再以续服。

(3)贵在坚持:一料膏方服以月计,必须持之以恒才能收到预期疗效。但如果患者在服用膏方的过程中出现感冒发热、咳嗽痰多、腹痛腹泻等症状时,应立即暂停服用膏方,等病好了再服用,以免把邪气留在体内,反助邪气损补力。

(4)原来的其他治疗不能放弃:服用膏方期间不能中断原有基础病的中西药的治疗,如高血压病、糖尿病等,让膏方之功与治病药力相得益彰。

(5)膏方也有禁忌证:和其他剂型一样,膏方也非包治百病,它更多的是用于调理和保健,治疗疾病时有其严格的适应证和禁忌证。至少以下几方面情况,不宜用膏方,如各类疾病发作期患者,孕妇,婴幼儿,肝炎、结核等活动期患者等。

(6)膏方用药也是药:是药三分毒,即便是名贵药材,也不能过服滥用。不论是调理还是治病,一般每年冬季服用2个月即可。

(7)服药期间更应注意综合调摄:任何药物功效的发挥都是建立在人体自身的阴阳平衡和气血和顺的基础上,膏方也不例外。在服用膏方调养期间,更应注意情志的调摄、饮食的调节、适度的运动、良好的睡眠,使膏方的作用发挥到最大。获得健康更多在于药物之外的自身调养和付出上,这点务必有清醒的认识。

(8)其他具体注意事项

①每天早、晚空腹各服1次,每次1汤匙,15~25克,可以直接服用,也可温开水调服。最好是与正餐间隔一段时间,以免影响食物营养和药物成分的吸收。有胃病者,可以饭后5分钟左右服用。

> 少视听,寡言笑,俱足宁心安神,即却病良方也。
> ——《老老恒言》

②初次服用先以半量开始,饭后15分钟内服完,适应一周后,改为常规用法用量。

③用汤匙服用:不要每次更换一只汤匙去取膏,避免反复将水分带进罐里,使其发霉变质。应该放一只固定的汤匙在罐里。

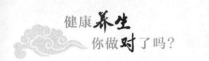

④存放：膏滋药应储存在瓷罐（锅、钵）中，亦可用搪瓷烧锅存放，但不宜用铝锅、铁锅作为容器。由于膏滋药服用时间较长，故应放在阴凉处。如能放置在冰箱里则更佳，可防变质。如遇冬日气温回升，可隔水高温蒸烊，但忌直接将膏锅置炉火上烧烊，这样会导致裂锅和焦底。

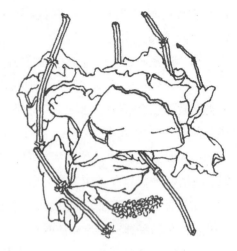

鱼腥草

（9）消除膏方可能带来的副作用：服用人参和黄芪等补气药后，如果出现头昏头胀、胸闷、腹胀、食欲不振等，要暂停膏方，让脾胃歇息几天，同时可饮些浓茶，或吃些萝卜、陈皮等食品，或服用保和丸，较重者可用中药莱菔子 10 克煎汤送服。服用龟甲、鳖甲、地黄、阿胶等滋阴药后，如果出现中上腹闷胀、胃口不好、恶心、身重困倦、舌苔黏腻等症状时，一方面暂停膏方，另一方面可用一些醒胃化湿消导药，如陈皮、佛手片、白豆蔻、砂仁、山楂、神曲等。服用鹿茸、高丽参（红参）、附子、海马、海狗肾等温补后，如果出现上火、烦躁、失眠、血压升高、口干口苦、大便干结等症状时，也要立即暂停服膏方，同时用一些养阴泻火药，如麦冬、玉竹、茵陈、鱼腥草等中药，或如知柏地黄丸等中成药。

8. 岭南地区也可使用膏方

相对来说，膏方在地处岭南的深圳却不温不火。其原因主要有三：一是误解，认为地处南国、气温偏高，又夹湿热，不能用膏方；二是不知，大家尚未尽知膏方之妙，把钱拿去买人参、鹿茸、虫草等补品了；三是失职，医者未尽其告知和践行应尽之职。

《黄帝内经》说"天不足西北，地不满东南"，宋代《太平圣惠方》指出"夫岭南土地卑湿，气温不同，夏则炎毒郁蒸，冬则湿暖无雪，风湿之气易于伤人"，而《岭南卫生方》则谈及"岭南既号炎热，而又濒海，地卑而土薄。炎方土薄，故阳燠之

乐而有节，则和平寿考。
——《汉书》

202

气常泄；濒海地卑，故阴湿之气常盛"。从这些论述中不难发现，即便是古人也认为岭南疾病特征与体质特点是比内地气虚更多、阳虚更多、痰湿更多。

事实也是这样，岭南从地理位置上，北靠五岭，南濒大海，居亚热带气候，日照时间长、气温高。天热地湿，温高湿重为气候特征。一方水土养一方人，岭南人体质及病症有其特点，除了容易形成湿热体质，不适宜用膏方外，其他如阳虚体质、气虚体质、气郁体质、瘀血体质和痰湿体质等占比

> 气阳血阴，人身之神，阴平阳秘，我体长春。
> ——《格致余论》

较高；尤其从寒热特征看，南方人特别岭南人比北方人更多上热下寒、外热内寒，加上南方人常年使用空调和熬夜、晚睡的生活习惯加重了气虚和阳虚体质的形成。种种虚、寒、郁、瘀、湿侵袭，使得岭南地区人群的体质与北方人在某些方面体质趋同。因此，时到冬季，岭南人也提倡享用膏方。

9. 常用膏方五首

（1）改善睡眠障碍膏方：熟地黄、炙黄芪、生晒参、炒白术、山药、炒酸枣仁、炙远志、柏子仁、大枣、肉桂、百合各250克，东阿阿胶、浮小麦、茯神各300克，夜交藤、丹参、法半夏、夏枯草、生龙骨各300克，龟甲、合欢花、木灵芝、石菖蒲各200克，炙甘草100克，木香50克。

将阿胶敲碎，酸枣仁去小壳，研成细末，备用。余药用冷水浸泡2小时，入锅加水煎煮3次，每次40分钟，榨渣取汁，合并滤液，去沉淀物，加热浓缩成清膏。加入阿胶碎块，烊化后，加白砂糖300克收膏。最后调入酸枣仁粉，不停地搅拌，加热5~10分钟即成。每次20~30克（约1汤匙），每日2次。

（2）缓解脑力疲劳膏方：熟地黄、制首乌、山药、牛骨髓、炙甘草各500克，桑葚、茯神、枸杞、鹿角胶、龟甲胶、菟丝子、生龙骨各300克，山萸肉、炙远志各200克，黑芝麻粉、核桃仁粉各150克，石菖蒲150克，紫河车250克。

上药除黑芝麻粉、核桃仁粉、鹿角胶、牛骨髓之外，余药用冷水浸泡2小时，入锅加水煎煮3次，每次1小时，榨渣取汁，合并滤汁，去沉淀物，加热浓缩成清膏。牛骨髓洗净后入锅煮成稀糊状，调入清膏中，和匀。鹿角胶研成粗末，用适量黄酒浸泡，隔水炖烊，冲入清膏中，和匀。加入炒制过的白砂糖300克，和匀。最后调入黑芝麻粉、核桃仁粉，搅匀，再煮片刻即成。每

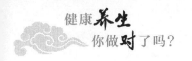

次 20~30 克（约 1 汤匙），每日 2 次。

（3）冠心病膏方：西洋参 10 克，红参 10 克，熟地黄 30 克，麦冬 15 克，炙黄芪 30 克，茯苓 15 克，炒白术 10 克，紫河车粉 2 克，冬虫夏草粉 1 克，赤芍 10 克，五味子 10 克，当归 10 克，枸杞 10 克，仙灵脾 10 克，桂枝 10 克，炙甘草 10 克，当归 15 克，川芎 15 克，赤芍 15 克，桃仁 10 克，田七 10 克，葛根 15 克，丹参 15 克，枳壳 10 克，瓜蒌皮 15，薤白 15 克，阿胶 15 克，半夏 10 克，大枣 10 克，酸枣仁 15 克，茯神 15 克，香附 10 克，石菖蒲 6 克。共 14 剂。

（4）肺源性心脏病膏方：白果仁 30 克，桑白皮 30 克，地龙 10 克，射干 10 克，麦冬 15 克，南北沙参各 30 克，黄芪 20 克，黄精 30 克，熟地黄 20 克，山萸肉 10 克，怀山药 15 克，首乌 10 克，炒白芍 30 克，红参 10 克，紫菀 15 克，柴胡 10 克，黄芩 10 克，法半夏 15 克，大枣 7 枚，仙茅 15 克，仙灵脾 30 克，菟丝子 30 克，补骨脂 30 克，女贞子 30 克，桑葚 30 克，炙甘草 10 克，为 3 个月量；另加：阿胶 300 克，白参 100 克，蛤蚧 2 对，紫河车 60 克，鹿角胶 150 克，龟甲胶 75 克；饴糖 250 克，冰糖 250 克作收膏用。

（5）阳虚体质方：制附子 10 克，桂枝 10 克，熟地黄 60 克，山萸肉 15 克，山药 30 克，牡丹皮 2.5 克，泽泻 2.5 克，茯苓 10 克，鹿角胶 10 克，龟甲胶 5 克，仙灵脾 10 克，仙茅 10 克，巴戟天 10 克，制首乌 10 克，炙黄芪 30 克，红参 10 克，党参 10 克，炒白术 10 克，炙甘草 5 克，陈皮 5 克，升麻 2.5 克，柴胡 2.5 克，补骨脂 10 克，杜仲 10 克，胡桃仁 10 克，紫河车 5 克，海马 5 克，海狗肾 5 克，五味子 5 克，麦冬 10 克，桂圆肉 10 克，大枣 10 克。共 15 剂，为 2 个月量。

四季养生是一个古老而年轻的话题，其间蕴藏的智慧并非只局限于该吃什么和不该吃什么，要怎样和不能怎样，它点点滴滴地体现于日常生活与工作之中，有些也不是现代科学所能解释，其间蕴藏的智慧，值得我们认真琢磨，潜心研究，认真践行。

一年之计在于春，一年之根在于冬。没有冬季的沉静思考，哪来的春季生机蓬勃；没有春天的辛勤耕播，哪来的秋天硕果收获；没有夏天的华英成秀，哪来冬天的培土封藏。四季生、长、收、藏的

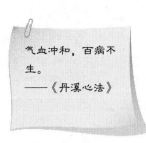

气血冲和，百病不生。
——《丹溪心法》

周而复始，构成了大自然的五彩缤纷和各种自然
规律。植物生长要服从它，人类保健也要遵循它。
做人、做事、养生、保健要敬畏自然，顺从四季，
学习五脏：学习肝的舒展向上，学习心的统帅不
歇，学习肺的清肃降得下，学习肾的封藏守得住。
春夏秋冬，各司其职，有春夏的升发和消耗，才
有秋冬的降藏和积累。天道如此，养生保健也是如此。

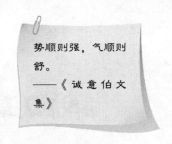

势顺则强，气顺则
舒。
——《诚意伯文
集》

　　道法自然应是养生保健的重要原则，只能顺从，不能违逆，更没有必要标
新立异，甚至制订出一些不伦不类的清规戒律、有违天道的养生"绝招"，这
些都属养生之大忌，实践中无须如此故作艰深。

第四章　因人养生

因人养生是指根据不同人的年龄、性别、体质、职业、生活习惯等不同特点，有针对性地选择相应的养生保健方法。

人类本身存在着较大的个体差异，不同的人有着不同的体质、不同的心理和生理特点，对疾病的易感性也不尽相同。这就要求我们在养生的过程中，应当因人施养，这样才能更加贴近养生保健的要求，达到健康长寿的目的。

第一节　男性养生——养护前列腺

前列腺是男性独有器官。男人的一生大多会出现前列腺疾病。35岁以上男性中，约有35%患慢性前列腺炎。50岁以上男性中，约有50%患良性前列腺增生症。而70岁以上男性前列腺患病率则高达70%。前列腺癌在欧美国家一直居男性癌症的第二位，近年来这一数据在我国也在持续攀升。前列腺疾病已经成为青、中、老年男性的常见病和多发病，其中如慢性前列腺炎虽然不重，但给患者生活和心理带来了极大负担，有的甚至花数万元仍不能解决问题，其中不乏失治误治、养生保健措施失当等原因。

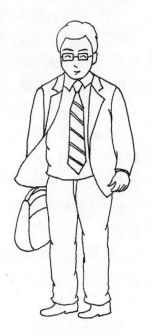

有感于此，男性养生重点介绍有关前列腺的养生保健知识。

一、少饮酒

酒在性为热，在体属湿，喝多了易滋生湿热，引起许多与前列腺有关的疾病。

1. 诱发或加重慢性前列腺炎

许多慢性前列腺炎患者不喝酒症状消失，一沾口即会阴部不适、小便不自在，旧恙复发。

2. 诱发或加重性功能障碍

《名医杂著》云："梦遗滑精，饮酒厚味，痰湿人多得之。"《医学入门》也说："饮酒厚味乃湿热内郁，故遗而滑也。"

夫香美脆味，厚酒肥肉，甘口而病形。

——《韩非子》

前列腺炎本来就可以引起遗精、阳痿、不育，治疗上又比较棘手，倘若再贪杯饮酒，无疑是火上浇油，使治疗更加困难。因此，前列腺炎兼有性功能障碍和不育症者应当禁酒。其余前列腺慢性疾病患者也应慎饮少喝。

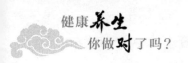
3. 损害精子质量

酒对男性精子质量甚具危害。清代孟蔚在《仁寿镜》中认为,酒生湿热,能"乱精",男子饮酒尤其醉酒之后孕育的后代易患某些热性病,说"胎元先天之气,极宜清楚,极宜充实。而酒性淫热,非惟乱性,亦宜乱精;精为酒乱,则湿热已居半,真精只居半矣;精不充实,则胎元不固"。而且认为"精多湿热,则他日胎毒疮疡、痘疹、惊风脾败之类,率已造端于混沌之初"。

现代医学也发现:酒精是一种性腺毒素,长期过量饮用烈性酒,除了引起神经系统慢性中毒外,还可导致性腺中毒,在男子主要表现为血液中睾酮水平下降,损害睾丸的间隙细胞和破坏精子的膜结构,使雄性激素水平下降,精子发生畸变或活力减弱,并使体内合成睾酮的酶的活性受到严重影响。看来,无论中医还是西医,其观点是一致的:欲求好精子,饮酒不可过。

如此看来,酒虽过嘴瘾、虽够豪气、虽通人脉,但可能导致孕育出一个不健康的下一代,谁重谁轻,可要掂量一番。难怪现在男子的精子数量与质量、活力与动力、液化时间与酸碱度等各项指标都锐减,远不及物质匮乏的 30 年之前。物质虽然丰富,如不能自制,终将以几代人去承受过度饮酒所带来的后果。

即使是正常中老年人,饮酒也应把握三点。一是量少。所谓"多喝则害,少饮则益"。二是讲究种类。酒有白酒、黄酒、果酒和啤酒之分,其乙醇含量

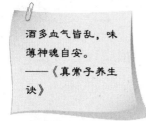
酒多血气皆乱,味薄神魂自安。
——《真常子养生诀》

不一。部分前列腺疾病患者可以有节制地少量饮用啤酒和葡萄酒,这两种酒不但营养价值高,乙醇浓度相对较低,而且有不同程度的利尿作用。对已患前列腺肥大,而未合并前列腺炎者,少少饮之,或有裨益。三是酒中配药,即喝些药酒。用湿热之酒,配入清补之药,取药清补解毒之长,抵酒湿热蕴毒之短,以药载酒,不失为既服药又饮酒之上策。一般以酒精体积分数 38% 左右的米酒,浸泡补气养阴、活血解毒之药,酒过药面 1/3,每次浸 2 个月余,一料药可浸 2 次,对湿热明显的前列腺病患者效果甚佳。药用白参、黄芪、当归、赤芍、生地黄、熟地黄、山萸肉、山药、黄精、麦冬、知母、黄柏、枸杞、土茯苓、田七、甘草、丹参等。

二、不吸烟

吸烟有百害而无一利。就前列腺疾病而言，似乎"小不点"的前列腺与吸烟是风马牛不相及，实则不然。男性前列腺一生中不停地生精、泄精、排溺，稍有过度易致阴精受损。然而烟为火毒之邪，吸之易伤人之阴精，吸之过度，极易导致阴血、精血亏虚。这是前列腺疾病易致阴虚、精亏的原因之一，也是阴虚性前列腺疾病患者尤须戒烟的道理所在。

研究表明，吸烟对前列腺有如下毒副作用。

1. 吸烟会使机体免疫机能降低

慢性前列腺炎病程长，难治愈。尤其是对于免疫力较低的烟民来说，吸烟更容易导致前列腺炎复发，或使炎症迁延难愈，戒烟在该类人群中的作用显得尤为必要。

2. 吸烟易致癌

纸烟中的焦油和干馏煤燃烧时产生的煤焦油是同一类物质，它们含有多种有机化合物，其中含有微量苯并芘、苯蒽等物质，苯并芘具有较强的致癌作用，其他几种虽然没有明显的致癌性，但有增强致癌物质的作用，称为促癌物质。致癌物质和促癌物质的联合作用是诱发和促发人类得癌的主要原因。此外，烟草里还含有尼古丁、焦油、氰氢酸、一氧化碳、砷、亚硝胺等十数种有害物质，可导致癌瘤疫毒的滋长漫延，产生或加重前列腺癌。

3. 吸烟会降低精子质量，导致男性不育

研究发现，吸烟可以干扰下丘脑－垂体－性腺轴功能，降低男子精液质量，导致少精症和弱精症，使精子数目减少22%~57%；还可诱发精索静脉曲张，导致不育症等。有报道称烟草中的尼古丁和多环芳香烃化合物可造成多种实验动物睾丸萎缩、精索中断及形态改变。更有研究发现，阳痿患者中有2/3的患者有长年吸烟史，而末梢血管发生阻塞的患者中有90%是吸烟者，每4个吸烟者中就有1个患阴茎供血不良，经统计学处理，证明吸烟对阴茎血液循环不良的影响程度在90%以上。吸烟者的精子数量和活动的百分比明显低于不吸烟者，这可导致男性不育症的发生。吸烟虽未直接影响前列

> 酒性有毒，而复大热，饮之过多，故毒热气渗溢经络，浸溢腑脏，而生诸病也。
>
> ——《诸病源候论》

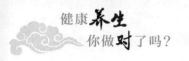

腺，但会影响精子的数量与质量，以及阴茎的血液循环，在一定程度上成为患前列腺疾病潜在因素。

如何戒烟？这是一个既简单又困难的问题。不吸则戒，复吸则未戒。如何才能不复吸而彻底戒烟呢？主要取决于吸烟者的决心、信心和恒心，在此基础上辅以药物治疗，必能使戒烟收到事半功倍的效果。部分具有滋阴清热、解毒利湿作用中药有直接或间接戒烟效果。如葛根、猪苓、甘草、紫苏、赤小豆、生地黄、石斛、白花蛇舌草、泽泻、茵陈等。其中葛根、甘草、猪苓、紫苏、赤小豆用量宜大，对于慢性前列腺炎又常年吸烟患者，有一定的防治烟毒作用。

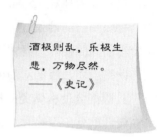

酒极则乱，乐极生悲，万物尽然。
——《史记》

但是，立足点主要在防。戒烟才是预防前列腺疾病的治本之举。

三、日常生活中的男性养生

（一）严防病从口入

1. 少食煎炸食物

肥甘煎炸食物，不仅脂腻太重易生湿热，而且煎炸之后又易生"火"，如马铃薯甘平，补气养阴，但油炸之后成为炸薯条，虽香脆诱人，但性非但不平，而且性热易伤肾阴，同时又易产生湿热，如此薯条少食无妨，多食必害，湿热交结，对前列腺疾病尤其是前列腺炎，非但无益，反而有害，故应少食。

2. 慎食刺激性食物

辛、辣等刺激性较强的食物，如大蒜、大葱、辣椒、花椒、胡椒等，味辛气重。中医认为，过辛耗气，气耗之后伤阴损阳。刺激性食物会引起血管的扩张与器官的充血，使已经发炎的前列腺充血越发严重；从而加重前列腺炎。

（二）讲究饮茶

茶叶有降火解毒、通利二便、开胃醒脾、除烦益智等功效，是一种天然保健饮品，可常年饮用。

从前列腺保健角度看饮茶仍应注意两点：

一是有些病症在某些情况下，不宜饮茶。茶虽富含有益成分与元素，但也含一些不利前列腺疾病治疗和康复的物质，饮之弊大于利，所以宜禁。如患者若有心神不宁、失眠、心悸、心烦不安等神经衰弱症状时，就不宜喝茶，因为茶叶含咖啡因、可可碱、茶叶碱等物质，它们有兴奋神经中枢及心脏的作用，从而使焦虑诸症加重，故此类患者不宜喝茶。急性前列腺炎伴发热患者亦不宜饮茶，因为茶叶除了能降低药物治疗作用外，所含茶碱还能升高体温。另外，慢性前列腺疾病伴有溃疡病、慢性胃炎、慢性肠炎等胃肠道疾病者也不宜喝茶，因为茶可刺激胃黏膜，增加胃酸分泌，不利于溃疡的愈合；茶中鞣酸能影响铁和蛋白质的吸收，可造成营养不良，不利于疾病的康复。再者，所含鞣酸还会刺激胃黏膜和引起大便干结，直肠内积聚大量粪便，会加重邻近的前列腺充血。二是茶宜淡饮。茶虽有功，但宜淡泡。中医认为淡茶有益健康，淡茶味淡，能利小便，浓茶味苦，易伤脾胃，其功效又会走向反面，而且各种不良作用更为突出。浓茶淡饮才是饮茶、品茶、喝茶的王道。

（三）注意保护前列腺

1. 避免外伤

如过长时间或不正确的骑车、骑马等，容易挤压会阴部，引起外伤性或机械性前列腺炎和睾丸损伤，应当避免。

2. 避免高温熏浴、坐浴和熏蒸

这种环境下，温度过高，易烫伤会阴部，尤其对于未育男子，高温易损伤睾丸的生精功能。

3. 风湿邪气

久居潮湿之地，或在冷水中作业，以及游泳时间太长会减少前列腺的血液供应，不利前列腺的保健和康复。此外，冬泳时未做好必要的热身活动，就立即入水，或用冰水洗擦会阴部，常使前列腺炎复发或加重。这些都应尽可能避免。

4. 避免使用壮阳药

壮阳药古称"春药"，实指包括万艾可（伟哥）在内的中、西医内服、外用性兴奋药。自古春药盛行，"纵而无厌，疲困不胜，乃寻药石以强之，务快斯欲。因而术人方士得以投其好而逞其技"。《遵生八笺》载述了多种春方、春药的方名、药名、用法、危害及作用机制。如"勾热毒之药，称海上奇方。入于耳者，有耳珠丹；入于鼻者，有助情香；入于口者，有沉香；合于手者，有紫金铃；封于脐者，有保真膏、一丸金、蒸脐饼、火龙符；固

> 酒能少饮，益人甚多。一遇饮至醉，则伤人不浅。
> ——《折肱漫录》

于腰者，有蜘蛛膏、摩腰膏；含于龟者，有先于一粒丹；抹其龟者，有三厘散。……若服食之药，其名种种，如桃源秘宝丹、雄狗丸、闭精符之类颇多。药毒误人，十服九毙，不可救解。往往奇祸惨疾，溃肠裂肤"。所论极富真知灼见。

从中医分析，壮阳药多属辛热燥烈之品，其作用机制是以火济火，用热药引动肾间相火而促发性能力。这种性能力的旺盛是短暂的，因欲火的产生无阴精的资助，是无根之火，火热伤阴，煎灼阴精气血，终致阴阳两虚，火灭气绝，短期内部分人或许有作用，但过多、过久使用，必将导致前列腺充血，反过来又会加重性功能障碍以及其他男性疾病。如今万艾可之类盛行，药虽"洋气"了，但其危害有加，不可不慎。

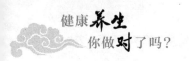

饱食醉酒，酒食未散，以仍构精，皆成百病。
——《养生要集》

第二节　女 性 养 生

　　女性解剖上有子宫、卵巢、输卵管，生理上有月经、孕胎、产育、哺乳和白带，女性的脏腑经络气血的活动与男子大有不同。这些解剖和生理的特殊性决定女性保健要关注月经和白带，注重孕产期保健，时刻保护好子宫。

一、关注月经和白带

（一）关注月经

　　月经是指伴随卵巢周期性排卵，卵巢分泌雌激素、孕激素的周期性变化所引起的子宫内膜周期性脱落及出血。

　　有规律性月经周期及月经经量、月经质量、行经时间，是女性生理功能成熟和正常的主要标志，从中医看则是五脏功能正常，冲任督带协调的重要表现。对于女性患者，不论是什么体质，也不论得什么疾病，尤其是妇科疾病都要致力于调节月经周期、月经经量、行经时间以及行经状态。月经正常是治疗妇科病以及女性其他疾病的前提和基础。

（二）关注白带

　　白带是女性从阴道排出的一种分泌物（液体）。正常情况下无色透明如蛋清，或黏而不稠为糊状，其量适中，无腥臭味，称生理性白带，俗称带下。如《沈氏女科辑要笺疏》引王孟英说"带下，女子生而即有，津津常润，本非病也"。

　　白带的质与量、色与味，从一个侧面反映了女性生理状况，尤其是反映着脾肾的盛衰、肝气的疏柔。养护女性健康，治疗女性疾病包括非妇科的疾病，都要注重同时调理白带，因为白带可以作为女性健康与否和疗效好坏的风向标。

　　正是由于月经与白带的生理、病理及其防治的重要性，中医有"调经止

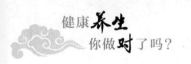
带"的防治理念。结合经带的养护，我们提出女性保健要"四通三好"的养生法则。

"四通"即月经通畅、白带通调、大便通顺、小便通利；"三好"即吃得好、睡得好、运动好。其中月经、白带"通"是女性健康与否的晴雨表；二便"通"加吃得好，是人体出入平衡的标志；睡得好是七情平衡的表现；运动好是阴阳气血储备充足的体现。"四通"则气血和顺，"三好"才精血旺盛，这是养生的基础，也是治疗的前提。以此保健则病不易生，以此治病则病易向愈。

女性患者多是经带同病，肝气有余而脾气不足，气血易瘀而肝肾易虚，寒热虚实夹杂。因此，女性保健与治疗，不能只着眼于局部，如脸长痘斑、发

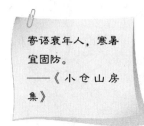

寄语衰年人，寒暑
宜固防。
——《小仓山房
集》

白发疏、精力不继、失眠梦多、腰膝酸软、经前乳胀、经后腰痛等，而是要立足"四通三好"的整体。只要紧扣"四通"，拳拳于"三好"，在心理、饮食、运动、睡眠以及在综合治疗上下工夫，就可以收到月经好了头痛即去、白带调了腰痛自除、二便通了斑痘自消，能吃会睡精力自旺……只要整体把握好"四通三好"，几乎女性的所有健康问题都可迎刃而解。

自古都说"宁治十男子，不治一妇人"，是说女性多了月经和白带及复杂的性激素系统，以及女性肝气易郁和肝血易虚的病理特点，加上承担着孕、产、哺乳和育儿的要职，即便是女性得的内伤病，较之男性也更易虚实夹杂，寒热并存，气血互病，治疗难于男性。因此更需要医生的细心和耐心，对女性的鼓励和信任。唯其如此，才能还女人一个健康的身心。

二、女性一生要贵养

常言道"男儿要贱养，女孩要贵养"。其实，女性终身要贵养。女性一生有儿童期、青春发育期、生育期、孕期、产后期、更年期和老年期。从健康角度看，女性不同生理时期的生理特点以及疾病易发性都有所不同，相对男性来说，女性每个时期都要有针对性的保养。

青春期，月经至，性别第二特征出现，情窦初开，各方面发育并未完善，贵在养肾兼调其肝。以金匮肾气丸、六味地黄丸为主，兼用逍遥丸。注意青春期逆反心理，重点表扬与情感疏导和交流。

生育期主要以月经周期保养为节点。一般，经前重在疏肝兼健脾，肝气调

达则月经可以正常，逍遥散、柴胡疏肝散可为基础方，注意肝气易郁，情感上多关心、多理解、多肯定；经期重在养血和血，兼调其气，使经血和顺，四物汤和四君子汤是其主打方；经后胞宫空虚，重在补肾兼益肝，调肝汤合四物汤可作基础方，注意肾气易寒，肝血易虚，多保暖、多鼓励、多表扬。

中医认为，女性"产前一把火，产后一盆冰"。调摄上总体产前宜稍带凉润以养胎，寿胎丸和资生健脾丸可加减酌用；产后宜稍带温补以复旧，生化汤、温经汤可化裁。因此，产前凉不可过寒，产后温不要带火，治病如此，养生保健也是如此。

更年期以肾虚为主，而且肾阴阳两虚多见，补肾是总基调。偏肾阳虚者，二仙汤适合，如嫌其燥，姚寓晨先生的"益肾菟地汤"更为贴切，金匮肾气丸和右归丸亦可酌用；偏肾阴虚尤其兼失眠心烦者，天王补心丹加减，左归丸或六味地黄丸合酸枣仁汤亦有不俗表现；以神经精神症状为主者，加味逍遥丸合甘麦大枣汤加二至丸等补肾阴方药，平淡中可见神奇。更年期不少女性七情表现大起大落，一反青壮年开朗干练或柔顺豁达的常态，或心烦易怒，或悲伤欲哭，或心胸狭隘，或兼失眠，或兼血压升高，或兼潮热自汗，除了适当的药物治疗外，极需精神上的安慰、理解、宽容、关心和体贴。一旦跨过更年期这个"坎"，等待她的将是安闲的老年世界，其乐融融，晚霞灿烂。

老年期重在补脾，着眼点在有胃口、能吃饭，"能吃三餐饭，不愁命不长""命长才吃得饭多"，这是儿时听到的老者言。四君子汤、六君子汤、参苓白术散可列为首选。老如童幼，精神上需要善意的安慰、真诚的关怀和悉心的照料，即便是大怒或过悲，也不可当真。

三、养护胞宫

作为女性独有的生殖内分泌器官，子宫是人类生命的摇篮、胎儿的宫殿、女性月经的故乡，可以说，子宫好女人才健康。

但中医所说的"胞宫"不能等同于现代医学的子宫，胞宫包括子宫、卵巢、输卵管等多个生殖内分泌器官。

胞宫保健的重点是"暖"：时刻带暖意，丝毫不能寒。因为宫暖才能孕育生命，所谓"宫寒不孕"也；宫寒会使经带异常，所谓"宫寒痛

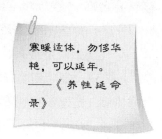

寒暖适体，勿使华艳，可以延年。
——《养性延命录》

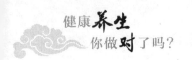

经""宫寒月来不来"等。因此，女性养生莫把暖宫变冷宫，首重宫暖防宫寒。

（一）宫寒表现

女性肾阳不足，寒从内生，或受寒过重，寒从外来，内外之寒均可使胞宫失于温养，所表现出的一系列症状，中医称之为宫寒。包括：小腹较胖，因为脂肪是"护宫使者"；痛经明显，因为子宫过寒会痉挛，得暖可缓解；腰骶疼痛，因为腰骶是子宫的"宅院"，得按则舒服；手脚冰凉，因为宫寒在内，手足寒冷在外，得热则减轻等。

> 故治身养性，务谨其细，不可以小益为不平而不修，不可以小损为无伤而不防。
> ——《抱朴子》

此外，月经不调、白带清稀、痛经、不孕、胎死腹中、胎儿发育迟缓、子宫内膜异位症、子宫肌瘤、卵巢囊肿等，都可以是宫寒的结果。

（二）宫寒原因

1. 先天因素

有些人天生体质较寒，经常四肢冰冷、脸色苍白、很少口渴、爱喝热饮、冬天怕冷、夏天耐热等。有些父母生育时年龄较大，身体阳气不足，所嗣后代易为阳虚或气虚体质，其女容易宫寒。

2. 后天因素

包括居住环境寒冷、嗜好寒凉食物、过劳过逸、运动太少或喜怒忧思等七情太过，都可导致阳气损伤。夏季人体阳气虽然旺盛，但阳气耗散于外，加之吃冰冷食物、吹空调过多，容易导致外热内寒、上热下寒的宫寒证。

居坐阴湿之地：包括居住北面低层潮湿阴冷之地、席地而坐冷湿地面等，特别是夏月夜间之寒借着阴冷之湿，容易就近侵入子宫，形成宫寒。

过食寒凉及凉药：包括过食凉茶，吃冰镇、寒凉食品，使用过多清热解毒药，尤其是抗生素苦寒至极，多了过了就会伤阳气，阳气伤胞宫就寒凉。

穿着太薄太露：如穿露脐装，寒气自脐入侵，最伤肾中的阳气，使胞宫直接感受寒凉，轻则月经不调、小腹冷痛，重则闭经或不孕。低胸露肩装，任脉、冲脉、肾经、肺经、胃经、脾经及督脉、膀胱经等经脉容易受到寒气侵袭，寒气自上而下侵入，先伤肺阳，渐及中焦脾胃，再到下焦冲、任、督、带、肝、肾，最后到胞宫。露背装，把后背袒露出来，让膀胱经及督脉饱受风寒凌辱，即便没有感冒也会感到后背拘急冷痛，通过督脉寒气长驱直入至胞宫。

从养生保健角度看，要风度就会失去温度，享受时髦就会损失健康，胞宫还是温暖好。

（三）避免宫寒

暖宫是避免宫寒的基本原则。

1.吃带暖食物

女性吃东西始终要带暖，即便健康无病也应该这样，目的就是要暖宫。因此，为避免宫寒，应当少吃未加热的食物；少吃冰食、冷饮和凉茶；少吃凉性食物，如苦瓜、苋菜、茄子等；不急着吃冰箱里刚取出的食物；多吃热性食物，如羊肉、狗肉、虾、鸽、海参、韭菜、核桃、糯米、黑芝麻、大枣、花生、生姜、葱、蒜等；吃冷食之前，先吃一些热东西垫底，比如一杯热茶，一口热饭等。

2.避寒保暖

（1）慎吹空调：空调之寒是人造之凉，稍有不慎，便会悄无声息地侵入到胞宫。所以，女性不能过用空调，即便是炎炎的酷暑。尤其不要对着百会、风池、肩井、肺俞、神阙等穴位和背部、关节等关键部位来吹，这些部位是寒邪入侵胞宫的孔穴和捷径。

（2）保暖部位及方法：暖身子就是暖胞宫。暖身首先穿着须带暖意，上衣尽量穿长一点，全身尽量穿厚一点，尤其要护腰暖脐、围颈暖脖、护膝暖足。另外，可泡药浴（艾叶15克，桂枝10克，生姜10克），泡20~30分钟，有暖宫效果。

暖头可以暖子宫。"头为诸阳之首"，头寒宫必也寒。所以冲凉后头发湿漉漉，应尽快用毛巾擦干，或用电吹风吹干，避免受风。

暖颈也能暖子宫。脖子是阳气上下交通"要塞"，通过经脉是上连头部下连胞宫的"桥梁"。尤其是电脑一族有颈椎病的人，要穿高领衣服，空调或寒冷环境中不妨系上一条围巾，谨防"要塞"着凉、桥梁结冰。

暖腰直接暖子宫。"腰为肾之府"，也是胞宫的"宅院"，穿着厚实戴护腰，恰如温暖的房间宫不寒。

暖足即是暖子宫。"寒从足起"，保暖先暖足，而且足部经脉都与胞宫相连。所以，每天睡前用40℃左右的水，加桂枝、艾叶、花椒、生姜若干，

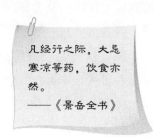

凡经行之际，大忌寒凉等药，饮食亦然。
——《景岳全书》

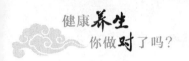

泡足 20~30 分钟，胞宫想寒也难寒。

暖肚脐和暖肚子就是暖先天。肚脐乃神阙穴位所在，是胎儿当年的生命供给线，而肚子乃关元、气海等重要的任脉穴位所在场所。肚脐和肚子都是补益先天元阳的重要部位。所以，戴上肚兜、灸灸小腹，都是行之有效的暖宫方法，尤其是月经期和寒冷天，胞宫灸之，不暖自温。

> 神静而心和，心和而形全；神躁则心荡，心荡则神伤。
> ——《古今医统大全》

以上所述，可以概括为"泡泡澡泡泡足，暖住二头暖肚腰"。

此外，女性的一些非常时期要特别注意保暖，避免受寒。如产褥期是"大月子"，阳气大虚；人流后是"中月子"，阳气也虚；月经期是"小月子"，阳气也泄；哺乳期则是气血消耗期，气血阳气肯定不足……这些特殊时期，怎么强调保暖都不过分。

（3）灸穴位：灸法有温经散寒、补益阳气的作用，通过经络传输，直接温暖胞宫。针对宫寒，可选用艾条灸和温针灸。在穴位选择上，头部的百会穴和风池穴，四肢的足三里穴、三阴交穴和血海穴，背部督脉的大椎穴和命门穴与膀胱经的肾俞穴，腹部任脉的关元穴、气海穴等，都非常有效，一灸即暖，常灸常益。

（4）刮痧：刮拭肩背部、腰骶部、大腿根部、腹部及小腹部，每次 15~20 分钟，至局部皮肤发红、发热为止，方法看似老土，但祛寒、补阳、暖宫的作用不俗。

（5）食疗暖宫：选择甘温补阳、辛热祛寒的药食，针对已经出现的宫寒表现，暖宫效果不仅快而且好。常用暖宫药物有红参、党参、当归、黄芪、鹿茸、干姜、小茴香、桂皮、胡椒、艾叶、生姜等药物，以及食物如桂圆肉、红糖、黑芝麻、核桃、大枣、花生等。

暖宫食疗方：

暖宫第一方：温经汤（人参、阿胶、当归、芍药、吴茱萸、川芎、甘草、桂枝、丹皮、半夏、麦冬、生姜）；

暖宫第一煲：当归生姜羊肉汤（当归、生姜、羊肉加佐料）；

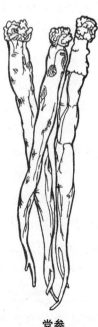

党参

暖宫第二煲：当归红参熟地煲（当归、红参、熟地黄加佐料）；

暖宫第三煲：狗肉煲（狗肉、生姜、葱、茴香、八角）；

暖宫第一茶：生姜红糖茶（可加大枣）；

暖宫第一果：大枣、桂圆肉。

3. 多运动

动能生阳，阳生胞宫自然温暖。通过运动尤其是有氧运动可增加阳气，从而达到促进子宫发育、预防子宫衰老、维持女性激素水平平衡、确保输卵管畅通等目的。

具体运动方法，除了坚持一般的全身运动外，尤其要注重子宫的局部运动，使全身运动与局部运动的作用相辅相成。

（1）光足走鹅卵石：可以刺激足底的经络和穴位，疏通经脉、调畅气血、改善血液循环，使全身温暖，达到暖宫目的。

（2）子宫局部运动：即收腹提肛，被动地按摩子宫。可以用意念着力于会阴部及肛门周围，包括坐着时有节奏地提肛，适量骑自行车，定期按摩小腹等，这些操作简便易行。

在此，推荐两种子宫保健操：

一是收缩子宫操。采取俯卧和脸胸贴床姿势，趴着、直腰、屈膝、分腿，进行有规律的深度腹式呼吸，意念集中在会阴内的子宫、卵巢或输卵管，并随着呼吸节律，呼时收腹吸时松腹，达到按摩和收放子宫的作用。此操有运行胞宫气血和生阳暖宫效果。

二是空掌叩击肾俞、肩井操。双膝稍屈，转腰、转头、旋颈；并以腰带动头颈，左右同方向旋转，同时对侧手掌掌心稍屈空拳，顺势上叩同侧肩井穴，另一掌背同时顺势下击对侧肾俞穴；如此顺势转动，上下配合，匀速20次/分钟叩击，每次15~20分钟，有强腰壮肾、温阳暖宫作用。

4. 穴位按摩

所有穴位尤其是小腹部、腰骶部穴位，比如关元穴、气海穴、血海穴、肾俞穴、命门穴、三阴交穴、足三里穴等，定期按摩，坚持一个月以上，都有暖宫效果。

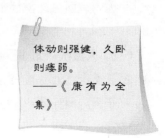

体动则强健，久卧则瘘弱。
——《康有为全集》

此外经常按摩涌泉穴，或者每隔2~3日，用刮痧板刮拭腰骶部、腹部至发红有热感，为温阳祛

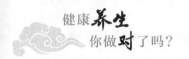

寒、防寒暖宫的简便有效方法。

四、预防不孕症

生活富足了，为什么不孕症的发生率却逐年在升高？二胎政策放开了，我们准备好了吗？近年来不孕症发病率上升的幅度到了前所未有的地步，成了名副其实的现代病。世界卫生组织统计表明：不孕不育症中约有40%为男方原因，50%为女方原因，也有夫妻双方同时存在原因。如果能掌握其原因，并进而减轻或消除它，无疑能有效地降低不孕症的发生率。

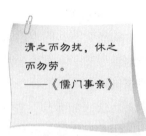
渍之而勿扰，休之而勿劳。
——《儒门事亲》

不孕的原因有很多，仅就生活中常见不孕症的原因与对策稍作盘点，以期对降低不孕症发生有所帮助。

（一）宫寒不孕

宫暖才能孕子。现在女性的胞宫常被寒冷重重包围着，吹着空调吃冰食、穿着薄衣露体装，使得胞宫阴冷，寒凝冰结，阳气不足，气滞血瘀，最后难免宫寒卵弱难嗣。

（二）受孕年龄太大

年轻气盛，孕子亦然。比如20来岁时偷吃禁果，似乎一碰一个准。但如果年龄越过30岁，受孕能力就会减弱，35岁以上受孕能力则会锐降。这时，想生孩子恐怕早已不是随心所欲的事了。因为肾主宰人的生殖机能，可以说，肾气强则身孕，肾气弱则难嗣。女性年过30岁，阳气渐衰，如同天空的太阳开始偏西，高龄妇女更是肾气渐虚渐去，越虚越难受孕。

现实中，确实不少夫妻总是强调种种主观或客观理由，情感磨合，工作太忙，外出旅游，以及房子、车子、票子，或早早结婚却晚晚生育，不经意中，年过30，此时再来生育，错过了最佳孕育时间，结果得花大把的时间，奔波于求孕途中，而且即便怀上了，其胎儿质量也不能与血气方刚20来岁时所孕相比。

（三）人流次数太多

反复流产，最易损伤肾气，引起不孕。其因有三：

1. 子宫内膜变薄

子宫内膜及肌肉如同土壤，土沃则植蕃，地瘦则物枯，刨一层则薄一层。

有些多次人流的女性子宫内膜薄至不及正常一半，月经从此量少推后，两三天即行干净，这种子宫内膜变薄的人即便怀上了也容易流产，生出了婴儿也常体弱多病。

2. 慢性盆腔炎等并发症

瓜熟蒂落，伤口虽大，但蒂结损伤是自然的；瓜未熟而强扭之，伤口虽小，但蒂结损伤是人为的。如此看来，人流对子宫损伤的程度并不比瓜熟蒂落的自然分娩小。现实也是如此，人流之后似乎更容易在胞宫产生热毒、痰浊和瘀血，出现现代医学的急慢性盆腔炎（如卵巢炎、输卵管炎、宫颈炎等）和输卵管堵塞、输卵管积水等疾病。自然分娩这些疾病反而少见，过去女性即便生上五六胎，还能再孕。

以输卵管堵塞为例，现在的一次人流手术就足可以使输卵管堵塞。为了怀孕，现代医学只能用输卵管通水来打通这条细小弯曲的精卵结合的必经之路。但输卵管通水稍有不慎，又极易并发炎症而使输卵管再度堵塞、粘连或积水，因为人流之后的盆腔炎症还在，源还在流怎断呢？

3. 术后缺调养

人流后的修复难度总体上虽然小于自然分娩，但终究是一次子宫大损伤，怎么讲也得有两个星期认真地调养休息。但不少女性人流术后要么无所谓，不坐月子；要么工作、学习忙，无暇顾及；要么出于舆论压力，偷偷摸摸应付了事。基本上都不能按坐月子那样去调养。结果使生殖器官得不到应有的休息，为人流后的盆腔炎、输卵管堵塞、宫外孕、子宫内膜异位症、不孕症等并发症的产生留下了祸根，其对生育的负面影响同样是巨大的。等打算要孩子时，可能要自吞两种苦果：一是不堕自流，似乎子宫习惯了，一孕即会自行流产，这时唯恐保胎不及；二是难以怀孕，因为人流不仅伤肾气，而且因炎症、粘连、痰浊和瘀血堵塞胞宫，这时只能四处求医了。

从门诊搜集此类病例资料来看，近80%的不孕女性都有人流史，有些年轻女性视人流为儿戏，屡孕屡堕，不以为然。

（四）节制饮食太过

胖瘦来自禀赋，只要不太过，本无优劣之分。如唐代以肥为美，当时爱美之人天生不胖也要硬撑出个胖子来；现在反过来，以苗条为美，爱美之人好端端的丰满身材也非要弄出个骨感美来。

已饥方食，未饱先止，散步逍遥，务令腹空。
——《东坡志林》

因此，忍吃少喝、不吃早餐、吃减肥药、喝减肥茶……结果身材是苗条了，气血却亏虚了。殊不知，女性卵子化生于气血，气血化生于饮食。吃不好卵子怎能发育强壮呢？不少节食女子节得月经越来越少，经期越推越后，甚至闭经不来，这种情况能奢望怀孕吗？脸色苍白靠化妆，手足无力靠轮子，动则汗出，稍有风吹草动即生感冒，能指望这种体质生出健康的后代来吗？这类"豆芽、排骨"女郎，一是难怀上；二是怀上也容易流产；三是产后乳汁多半不足甚至压根就是缺乳，使其下一代更加体弱多病；四是生育一次，元气大伤一次，似乎十月怀胎，折寿 10 年，刚近 40 岁，便跑步进入更年期。

> 食宜温暖，不可寒凉；食宜软烂，不可坚硬。
> ——《长生秘诀》

（五）起居有违天道

表现为二少，即睡得少和动得少。

睡得少非常普遍。古人说"一日不睡则百日不复"，缺眠是现代女性最常见的不健康生活方式，其结果也是气血虚弱，免疫力下降。现代不孕不能不说与之密切相关。

动得少则是人性懒惰的结果。当我们有了汽车之后，腿脚是否还要劳作？答案是肯定的。人不运动则气机郁滞，气血呆钝，最终结果还是气血虚弱。虚弱的母体难以氤氲摄精成孕，即便成孕也是虚弱的下一代，运动过少也是现代女性难孕的常见原因之一。

（六）不关注七情和经带

尽管不孕的原因很多，临床体会只要女性能关注不孕之外的七情调摄与月经和白带的调理，往往会在不经意中怀上孕。

中医中药调治不孕，不过分在意实验室指标变化，也不过分关注 B 超下的卵子大小和子宫内膜的厚薄，而是立足整体，拳拳于七情平衡、刻刻不忘"四通三好"。但西医关注的更多是局部的优势卵泡、肌瘤囊肿、化验指标等，对整体的东西却不太注重。正因为中医立足整体，所以在治疗不孕症过程中，总体占有优势地位，即便是西医认为较难受孕的免疫性不孕、特异性不孕、多囊卵巢综合征、泌乳素增高症，中医也更能使之怀上，这在实践中已成不争的事实。

比如，女性长期处于过思、过忧、过怒的状态，怎么能精化为气、氤氲"的候"（排卵）呢？两情不悦性交，怎能使精卵顺利结合呢？我们遇到两位因不孕而忧愁不已的女性，可谓办法想尽，也尝试过试管婴儿，最后都以失败告终。后来决定放弃生育，一心放在工作和生活上，忘却了烦恼，换来其乐融融，不到一年却意外得子，真可谓"踏破铁鞋无觅处，得来全不费功夫"。说明七情平衡对怀孕是何等的重要。从中医来看就是气血和顺，精足血盈才能怀孕。临床上，只要没有实质性不孕原因和无精缺卵，绝对的不孕症是没有的，就看你是否七情平和、气血旺盛。

再如，对于月经和白带不太注重。如面对月经不调，或推后，或提前，或前后不定，或月经量过少甚至闭经，或月经量过多甚至淋漓不尽；白带量过多，或白带量过少，一概不以为然，这类女性也不在少数。讳疾忌医或无所谓者，也大有人在。她们并不知道，月经和白带正常与否反映的是内在肾气、冲任、胞宫（子宫、卵巢、输卵管等）机能的正常与否，以及精卵能否顺利结合并孕育成胎。换言之，经带正常是孕育胎儿的必备条件。

一个月经或白带明显异常的女性，怀孕要比经带正常的女性难得多。因此，准备生育的女性必须要高度重视月经和白带，可以说，经带正常，孕子有望。

（七）忽略男方因素

很多情况下，女性不孕，男方也难辞其咎。现实是，男性的精子质量与数量，尤其是精子活力、活率和形式，以及精液液化时间等重要指标，过去30年来逐年下降，导致现在实验室检查的诊断合格标准也只能一降再降，比如精液液化时间从15分钟降至30分钟，现在降到60分钟。即便如此，不少壮年男子精液质量仍不合格。除了生活环境和食物污染等客观原因外，与男子不良的生活方式尤其是熬夜、酗酒、缺乏运动、失眠以及纵欲有关，这些必须同时加以高度重视，否则即使女方无恙也照样难嗣其后。

因此，治女性不孕的同时男方也要受检，只要男方有问题，哪怕是小问题，也要同时积极治疗。因为男精女卵具有互补性，一份质量好的精液，能一定程度上弥补女性卵子的不足，而且治疗男性不育要易于女性不孕。事实上，精子也好，卵子也罢，只有更好，没有最好，高质量的男精女卵，是优生优育的最基本要素。男女并治才是明智的选择。

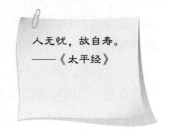

人无忧，故自寿。
——《太平经》

（八）不考究与过分考究受孕日期

众所周知，一般情况下，女性卵子一个月只排

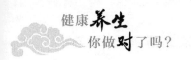

一个，而且有规律可循。明代《证治准绳》说"天地生物，必有氤氲之时。万物化生，必有乐育之时"。唐朝孙思邈《丹经》中更是直接指出"一月止有一日，一日止有一时。凡妇人一月经行一度，必有一日氤氲之候，于一时辰间，气蒸而热，昏而闷，有欲交接不可忍之状，此的候也，于此时逆而取之则成丹，顺而施之则成胎矣"，这里"的候"，即今之排卵。

古人如何知道"的候"此不探究。但掌握卵子生成、孕育、排出、精卵结合与着床的基本规律，尤其是排卵时间，却是提高受孕率的基本知识。准备身

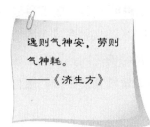
逸则气神安，劳则
气神耗。
——《济生方》

孕之女，必须掌握。一般在月经周期的第 12~16 天为排卵期，此间注意监测，有的放矢地交媾，肯定能提高受孕率！然而现实中，还真有不少夫妻，包括一些文化人，似乎对此茫然不知，打出去的"子弹"也许不少，但都落至靶外，其受孕率可想而知。欲为人之父母者，不妨去妇幼保健机构或找妇科医生，认真咨询一番，针对自己的身体状况，尤其是月经规律，找准自己的排卵日期，有的放矢，才有可能"弹"无虚发。

但又不能走向其反面。用测试纸、做 B 超或测基础体温等，对排卵日期精确计算，却忘记了"的候"便是"乐育之时"，男女机械交合，急功近利，直奔"主题"，不乐而交，常会事与愿违："良种"就是种不上"沃土"，这在求子大军中也非鲜见。正确的做法应该是：重视"的候"，不忽视非"的候"；重视身孕，不忽略欢愉。《竹林女科证治》说"男女和悦，彼此情动，而后行之，则阳施阴受而胚胎成"，人是有感情的动物，"情到浓处才种子"，此理之使然，更是情之使然也。

（九）频繁更医与执着一医

这个月吃张大夫的种子秘方，下个月吃李医师的嗣后良药，一年换上七八位医师，结果始终没能恢复或建立起正常的月经及与之相适应的排卵周期，而且时间一再耽搁。对年龄渐长的生育期妇女来说，时间可是非常宝贵的。因此，看准的大夫，不论中医或西医，要能坚持，不随便更换医生，如此才能希冀量变到质变，水到渠自成。

相反，有人固守一医，而且治疗手段单一。如治闭经月月用性激素，月经是到点来了，但没能让身体自身建立起正常的内分泌周期，仅靠外来补充性激素的刺激，这种月经多无排卵，难以奢望这种药物性的月经周期能怀上孕育上

子。而且过用、久用性激素，比没用或偶用性激素的不孕患者，对中医药的反应要差得多。因为激素伤阴血太烈，而不孕的根本就是阴精不足，这种情况下吃中药的效果也差。

也有人拒绝西药，担心激素伤身，吃了一年的中药还是闭经。实不知卵巢的功能也是用进废退，对于顽固性的雌激素不足，或黄体功能降低的宫血或闭经，偶然用一两次性激素，可以促进卵泡发育和刺激黄体功能，甚至暂时替代黄体功能，使卵巢不长期处于"失业"状态。如同久未开动的汽车发动机点火启动一下，汽车不会因长期停驶而朽坏一样，久未来月经的卵巢吃点激素刺激一下，卵巢才不会因长期闭经而废用，这不仅能为接下来的中药治疗赢得时间、奠定基础，而且也不至于使子宫因长期"休息"而萎缩。吃中药也是如此，一般1个月为1个疗程，3个疗程下来，即3次月经周期后效果如不理想，要考虑更换中医。

正确的做法是：中西医结合，不频繁更医，效果不理想时又不固守一医。

（十）不权衡辅助生殖得失

人工授精（试管婴儿）可以说是不孕症的一场技术革命，给不孕不育症患者带来了不曾梦想的福音。但对于人工辅助生殖技术也要正确对待，没有明确的适应证不宜首选。因为它的成功率只有25%左右。现在能开展此项技术的医疗机构太多，有宽用、过用、喜用、滥用之嫌。一旦失败耽搁的就是一两年，对于高龄妇女来说，它对卵巢的打击是巨大的，经济上也许豁出去了，但寸金难买寸光阴，耽搁的时间是用钱买不到的。

正确的选择应该是综合治疗。就多数不孕患者来说，问题的一半要以"四通三好"，比如以生活方式的调整、七情的和顺等来解决，剩下的一半才是医生的事。中医的优势在于它的治疗着力点在肝、脾、肾的同调共治，目标是恢复肾、天癸、冲任、胞宫的正常功能，在辨证论治的基础上，灵活地分年龄、分阶段、分周期调治，结合针灸和食疗，往往能获得疗效。"种子之方，本无定规"，"规"在"四通三好"；种子之道本无"秘方"，秘在"辨证论治"。

仅从身心健康角度看，未享天伦之乐，乃是人生的缺憾，相信年岁越长越能感知。因此，切莫将今天能解决的"无后"大事，演变成终身的遗憾。昨天的事今天要补着做，今天的事今天一定做完，

与其病后善服药，莫若病前善自防。
——《医学入门》

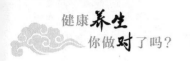
切莫留到明天。工作和生活如此，对待怀孕生育，更应如此。

五、防治痛经

痛经指生殖系统无器质性病变而引起的周期性的小腹疼痛。这种疼痛，或痛引腰骶，痛甚则两目发胀、呕吐晕厥。痛经可见于各个阶段的育龄妇女，但多见于工作和学习压力过大的青年女性。初潮即有的未婚痛经，中医称之为"室女痛经"。

临床观察：痛经一是胞宫有寒，"寒凝则痛"；二是血虚或阳虚，"不荣则痛"；三是气滞或血瘀，"不通则痛"。一般月经前痛多实，活血行气为主，如用少腹逐瘀汤；月经期痛多虚，补气补血为主，如用四物汤、八珍汤；月经干净后痛多肝肾不足，补益肝肾为主，如用调肝汤、大补元煎等。

痛经的发生有逐年增多趋势。其原因一是冰食吃得太多，阳气受伤太重；二是衣着太单，尤其是肚脐以下裸露太多，受寒太重；三是压力太大，想得太多，"思伤脾"，气滞太久；四是运动太少，"逸则气滞"，瘀血太重。因此，防治痛经要做到"四个一点"，即吃热一点，穿暖一点，想开一点，动多一点。痛经要防、治结合，病发时重治疗，平时重预防。

仅就痛经发作时的止痛成药作一介绍：

（1）云南白药：活血化瘀，通络止痛。云南白药粉剂或胶囊剂适量，取出后用白酒调为稀糊状，当有痛的征兆时，填于肚脐处，敷料包扎，胶布固定，并可同时再用热水袋热熨肚脐处，每日2~3次，每次10~15分钟，每日1贴，3~5日为1个疗程。或取云南白药酊适量，涂于脐下关元穴、气海穴部位，用手摩擦，当有发热感并传至腹内时，疼痛即止。

（2）三七片：活血化瘀，通络止痛。取本品3片口服，再取本品适量研为细末，清水适量调匀，置于肚脐处，外用伤湿止痛膏固定，每日1贴，连续3~5日。

（3）速效救心丸：芳香温通，活血化瘀，通络止痛。痛经发作时，单纯使用本品即可达到止痛效果。方法：疼痛发作时，取本品2~4粒舌下含服，再取本品5粒研为细末，置于伤湿止痛膏中央，外贴关元穴、气海穴，固定，每日1贴，一般用药5~20分钟疼痛可止。为预防痛经，可于每次月经

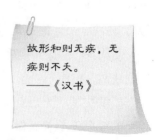
故形和则无疾，无疾则不夭。
——《汉书》

226

来潮前 3 天，取本品 3~5 粒研为细末，置于伤湿止痛膏中央，外贴关元穴、气海穴，每日 1 贴，至月经来潮后停用，连续使用 2~3 个月经周期即可。

（4）中华跌打丸：活血化瘀，通络止痛。于经前 3~5 天，取本品 1~2 粒，研为细末，加白酒适量调为稀糊状，外敷于肚脐孔处，敷料包扎，胶布固定，每日换药 1 次，连续 5~7 日。

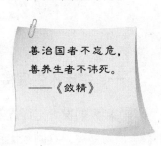

善治国者不忘危，
善养生者不讳死。
——《敛精》

（5）麝香风湿油：活血止痛。取本品适量，涂于脐下关元穴、气海穴部位，用手摩擦，当有发热感并传至腹内时，疼痛即止。

（6）清凉油：清热凉血，活血通络。取本品适量，外搽肚脐处，每日 2~3 次，连续 2~3 日。

（7）七厘散：活血通络，祛瘀止痛。将本品适量撒在关元穴上，外用香桂活血膏固定，每日换药 1 次，连续 2~3 日。

（8）复方丹参类：活血化瘀，通络止痛。月经来潮前 2~3 天，取复方丹参片 5 片，每日 3 次口服，连续 5~7 日；或取复方丹参液 2~3 支，用棉球浸湿后置于肚脐处，外用伤湿止痛膏固定，每日 1 换，连续 5~7 日；或待痛经发作时，取复方丹参滴丸 5 粒舌下含服，再取本品 5 粒研为细末，清水适量调匀，置于肚脐处，外用伤湿止痛膏固定，每日 1 贴，连续 3~5 日。

附食疗方："佛手蛋"（湖南名医彭崇让先生经验方）。

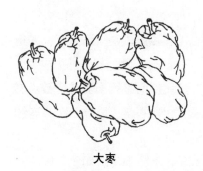

大枣

全当归 30 克，川芎 15 克，大枣 12 个，黑豆 30 克，枸杞 15 克，红糖 30 克，生姜 3 片，鸡蛋 1 个。其中，川芎和当归搭档，古称佛手散，有活血通经作用；而大枣配黑豆，《医补斋医书》命之为"坎离丸"，大枣色红补心，黑豆色黑补肾。用法：每次月经到来之时，提前 4~5 日用，每日 1 次，共服 5 日，连续服 3 个月经周期，尤其对于室女痛经，效果不错。

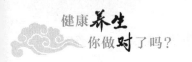

第三节 中 年 养 生

一、中年人生理特点

中年人的发育已经成熟稳定，生理功能处于旺盛时期。心理上，中年人观察洞识力提高，看问题比较全面深刻，但心理冲突因素增大。由于上有老下有小，中有工作和事业，中年人精力与体力往往不知不觉在透支，不少人处于亚健康状态，客观上步入了生理上的多事之秋。

《黄帝内经》说"年四十而阴气自半"，年过40，肾气开始虚衰，拉开了人的精力与体力由盛转衰的序幕。现代医学认为人体内重要调控激素——雄激素（睾酮）和雌激素（孕激素、雌二醇等）的水平发生变化，引起人体生理和心理发生一系列的变化。这一系列变化，使得中年男女都可能要遭遇更年期的困扰。所以说，中年既是人生的黄金时期，也是人生的多事之秋，很多人都有力不从心的感觉。由于许多疾病是根于青少年，发展于中壮年，形成于中老年，因此，如果说老年病只能延缓，那么中年人生的病很多可以扭转。为了老年健康长寿，中年是养生保健的关键时期。

二、中年人养生方法

不少中年人强调"工作太忙，没有工夫养生，等到退休之后再说"，践行先赚钱后养生的理念。事实上，人类逃脱不了"生、长、壮、老、已"的生命规律，多数人都是从健康到疾病，最后到死亡的，无疾而终者毕竟是少数。然而，从健康到疾病，从壮年到老年，许多生理衰老和疾病是可以预防、减轻和推迟的。有人可保八过九破百，有人则不及花甲谢世。

因此，在国泰民安、生活小康的如今，中年人要树立3种养生理念，践行3种养生方法。

（一）全程养生，尤在中年

养生从来都不只是老年人的事。然而现实中，许多中年人不注重养生，有些则人老后专心养生，似乎养生成了老年人职业，老年人成了地地道道养

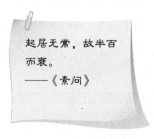
起居无常，故半百而衰。
——《素问》

生一族，甚至俨然一个"养生专家"或"养生专业户"。晨练、进补、早睡、早起、推拿、按摩、体检、吃保健品……样样不漏，虽"亡羊补牢"，但从理想的健康和防衰延老角度看，许多中年期间埋下的病根，老年再来"修理"，确实为时已晚。一个不肯花时间养生保健的中年人，终究会跑步进入衰老，频繁招致疾病。

少视听，寡言笑，俱足宁心安神，即却病良方也。
——《老老恒言》

其实，受孕、婴幼儿、少年、青年、中年不同时期的脏腑气血盛衰状况，都会影响到老年时期的健康。老年阶段显现的果，是老年之前种下的因，果无法改变，但因能改。所以养生的关键阶段不在老年，而是在老年之前，养生越早，效果越好。常说"人生不能输在起跑线上"，这对有些人来说有些强人所难，但如果说"人生要赢在健康起跑线上"，这却是千真万确的，只要愿意，人人都做得到。从这个角度看，中年是养生防老、防衰的最后一站，过了这个村，就没有这个店，中年保健的确是机不可失，时不再来。

现实中，很多中年人仗着身体底子好，想着事业与梦想，置身体于不顾，生活非常不规律，工作上加班加点，应酬不断，压力有加，只做加法与乘法，不做减法与除法，即使出现身体不适或小毛小病也不当回事。只要没有明显的头痛脑热，没有发现致命疾病，能拖且拖，忘记了年龄，漠视了疾病，从而延误了许多疾病的早期治疗，落下了一个虚弱多病的身体或不可逆转的大病，步入即将到来的老年。

所以说，养生必须贯穿生命的始终，横跨生活的各个方面，这就是全程养生。全程之中，中年最为关键，因为最难做到。

（二）未老先养，始在当下

养生越早越好，中年人更应始于当下。《黄帝内经》指出，35~40岁是人体由盛转衰的时期。此前"未老"是人生中的"黄金"时期，然而这一阶段也是抗衰工程中最容易被忽视的时期。或认为，在中壮年时期，身体好，不需要防衰。其实，中青年打下良好的身体基础才是将来延缓衰老的本钱。所以要强调"未老先养"，尤其要养在未老将老的中年，通过养生来推迟衰老和疾病的到来。

如何未老先养？人们常以为多吃某种食物、多做某种运动就是养生。实际上，养生涉及生活的方方面面、点点滴滴，人们应该在生活中养生，在养生中

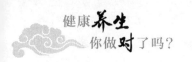

生活。肚子饿了吃饭，困了累了睡觉，天气冷了穿衣服，这也是养生，但这种低层次的养生，只能帮助人们维持最基本的生命活动。延缓衰老应防微杜渐。

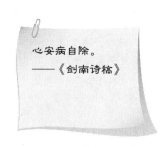

心安病自除。
——《剑南诗稿》

比如，说话不能太大声，以免损伤脾气和声带；看书时间不能过长，以免损伤肝血和眼睛；房事不可过于频繁，以免耗损肾精，影响性功能；饮食不可过饥过饱，以免损伤脾胃和气血；平时不能过逸久坐，以免损伤肺气和痿废肌肉筋骨；怒悲不要太过分，以免损伤气机和精神；人生目标不要过高，以免透支身体耗气血等。

所以说，在中壮年要懂得珍惜健康，善于养生，不肆意挥霍身体，养成良好的生活方式，这样才老得慢，病得少。而年逾花甲才养生往往是事倍功半。这是防衰抗老工程的第一步，也是生命余生健康长寿的基石。

（三）中年修理，再振根基

40岁一过，如天空的那轮红日，太阳开始偏西，称之"欲老"，是生命机能的一个重要转折时期，即女性五七至七七（35~49岁）与男性五八至八八（40~64岁）的阶段。这一阶段，人体各脏腑功能开始由盛转衰。人到40是个"坎"，人体的五脏六腑使用了40多年了，难免会出些问题，该进行一番大"修理"了，即便是没病，也要进行认真"检修"。明代大医张景岳在《景岳全书》中说："人于中年左右，当大为修理一番，则再振根基，尚余强半。"这就是中医历来强调的"中年修理，再振根基"的中年人养生观。

如同汽车每行驶5 000~10 000千米要检修一次，每5万~10万千米时要大修一次一样，到了这个年龄，最好全面体检一次，以后每年进行一次体检，以便及时发现身体异常，进行调理。即便是没有发现疾病，也要放慢人生脚步，调低奋斗目标，平衡饮食、坚持运动，再也不能像二三十岁那样，随意折腾了。

尤其是要学会放松和放弃。所谓放松，就是要有劳有逸、忙里偷闲、刚柔相济、泰然以对，这才是智者养生道路上的正确选择。所谓放弃，就是要有所为，也要有所不为。学会放弃，才能轻松地躲开逆流、绕过暗礁；学会放弃，才会更好地养精蓄锐，捕捉机遇，迎接挑战，为真正的大显身手，留得精力和体力，更重要的是能为老年之时留得健康。

对于白领中年来说，尤其要谨慎用脑。生活中常会发现，一段时间的高强

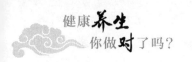

度脑力思维后，食欲和记忆力会下降，神疲气短，大便会异常或干结，两三天一次，或一天拉稀两三次等，任其发展，体力下降，头昏眼花，精力不继……这是中医讲的思则伤脾，脾伤而运化功能下降，最后导致气血亏虚的缘故。持续而紧张的用脑之后，人会感到头昏脑涨，全身疲乏甚至腰酸腰痛，即便调整坐姿，仍不能缓解不适，这是因为脾虚引起了肾虚的缘故。

中医认为，过度用脑先伤脾继伤肾，最后致脾肾两虚。因为思伤脾，而脑为髓海，肾又主骨、生髓。用脑过度会损伤脾胃的消化功能，而致脾虚，常见表现是食纳不香、食量减少；用脑过度伤肾，肾伤则致髓海空虚，肾要"加班"来生髓，自然也会被累垮，而致肾虚，常见表现是腰痛腿软、耳鸣眼花等。脾为后天之本，肾为先天之本。后天、先天相继而伤，能不体弱折寿？

对于不得已过度用脑的中年人，要善于用合理运动和充足睡眠去恢复脑力的疲劳。

这里再强调运动。运动是体力劳动的一种。体力与脑力之间有一种相互抵消和相互补充的作用。脑力太过时，活动一下能使大脑短期内得到快速休息，此时再去用脑，会发现思维恢复了敏捷。因此，中年人越是脑力疲劳，越要坚持运动。

此外，40岁之后，由于五脏六腑功能开始退化，不妨使用一些抗衰老产品加以辅助。现在市场上的抗衰老产品良莠不齐、鱼龙混杂。所以在挑选时，应该注意产品生产厂家，注意产品是否获得过国家或国际专利，属于保健食品一类的还要看有无"蓝帽子"标志等。一般来说，获得专利且有知名教授或专家推荐的产品可靠性比较高。

当然，再好的抗衰老产品，中医看来也比不过食药进补。

如过思虑伤脾者，用归脾汤、补中益气汤、人参养荣丸，或用人参、当归、桂圆肉、大枣煲汤，补脾以生气血；过惊恐伤肾者，龟鹿二仙膏（鹿角、龟甲、枸杞、人参）、龟鹿补肾丸、金匮肾气丸、河车大造丸、斑龙丸，补肾以生精血；过劳伤肾者，可以在医生的指导下去药店买中成药五子衍宗丸（枸杞、菟丝子、五味子、覆盆子、车前子），或人参、海马、海参、枸杞、甲鱼煲汤，都有补肾的作用。

因病得闲殊不恶，
安心是药更无方。
——《病中游祖塔院》

在食物中，坚果是较好的补脑剂，如核桃、莲子、榛子、杏仁等。其中核桃和莲子目前被证实对老年性痴呆有明显改善作用，是补脑、补肾的"中坚"。针对耗气伤精，因长时间脑力工作所致头发早白或早落，七宝美髯丸、神应养真丹，或黑芝麻、首乌、桑葚等，都能对中年白发有所裨益。

但绝不可把补脾补肾的希望，全都托付在食物上。食补作用毕竟十分有限。

附补气生血、益精乌发食疗方：

（1）熟地黄15克，生地黄15克，首乌30克，鸡蛋2个（先用水煮熟后去壳），用水600毫升煎至200毫升，服药汤、食鸡蛋。

（2）乌豆衣30克，枸杞30克，花生仁30克，用水600毫升煎至200毫升，饮汤食渣。

（3）熟地黄15克，粳米50克，熟地黄切片放入锅中，加水适量煮取药汁，再加入淘净的粳米及清水适量，煮粥食用。

（4）糯米50克，冰糖适量放入砂锅中加水煮成稀粥，然后均匀地掺入虫草粉3~5克，再煮片刻后食用。

（5）黑芝麻30克，粳米100克，共煮成粥。

（6）制黄精30克，陈皮5克，用纱布包好，与粳米100克加水煮粥，煮熟后加冰糖40克，弃去药包后服食。

以上诸食疗方，均可用于治疗因精血不足引起的发须早白、头发稀少，或脱发，或斑秃者。

中年人养生，核心有三：一是养生关乎一生，越早越好；二是养生是一种付出，如同种庄稼，春耕秋才能有收，而且是一分耕耘一分收获，钱是买不到至少不能完全买到健康的，健康的钥匙永远掌握在自己的手中；三是养生是一种修为，它折射出的是一种健康态度、人生价值和对生命是否负责的世界观。

第四节 老 年 养 生

衰老是人类生命中的自然规律。人的一生经童年、青年、壮年至老年，到了一定年龄就会逐渐出现一系列的衰老征象。中医认为肾为先天之本，主生长、发育和衰老，如《黄帝内经》说："丈夫八岁，肾气实，发长齿更……八八，天癸竭，精少，肾藏衰，形体皆极，则齿发去。"说明人体的生、长、壮、老的生理变化，主要取决于肾气的消长盛衰。脾胃为后天之本，《黄帝内经》又说："五七，阳明脉衰，面始焦，发始堕……"表明人体的衰老从脾胃开始，脾胃与衰老直接相连。因此先天不足与后天失养，即脾肾虚损是人体衰老的根本所在。因此，老年人的养生抗衰主要应放在补肾与健脾。

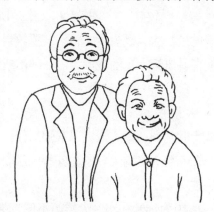

这里重点介绍老年人少食养脾胃、静养补五脏、减负益肝肾、严防感冒几个方面，同时介绍几种老年养生误区。

一、少食养脾胃

人到老年，脾胃消化和吸收功能逐渐减弱，加上牙齿脱落，咀嚼困难，所以总体上要立足少，真正做到七八分饱。

（一）不太饱

老年人活动量少，消化功能差，吃得过饱不仅会加重胃肠道的负担，引起消化不良，而且还会造

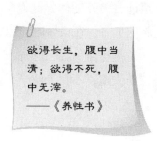

欲得长生，腹中当清；欲得不死，腹中无滓。

——《养性书》

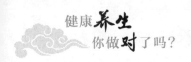

成身体发胖,容易引起高血压等慢性非传染性疾病。因此,节制饮食对于老年人尤为重要。

(二)不太咸

老年人的食盐量,每日不超过6克。食盐过多会加重肾脏负担,引起浮肿;钠盐潴留还会引起血压升高,增加高血压病、冠心病、脑溢血的发病风险。

> 人最善者,莫若常欲乐生,汲汲若渴。
> ——《太平经》

(三)不过甜与过腻

老年人运动量少,多吃甜食不仅会引起或加重糖尿病,而且糖在体内会转化成脂肪易使人发胖;老年人脾胃消化功能渐低,尤其是肥腻肉类或动物脂肪中胆固醇含量较高,还可能会导致动脉硬化和肝脏损害。

(四)少食多餐

老年人对低血糖的耐受性较差,易感饥饿和头晕,所以既不能吃得过饱,又不能饿得太久。正确的做法应当是少食多餐。既要做到每顿七八分饱,晚餐甚至五六成饱,又不能任其饥饿,真的饿了,可在睡前或两餐之间酌加一餐或加个点心。

(五)多喝粥

老年人的饮食总体上宜清淡,南方人尤以喝粥最佳。粥中稻米养气血,粥食易消化。常食稀粥,调养脾胃,清火利水,安和五脏。且应食温热的粥,使汗微出,还有利于通利血脉。

从煮粥的物料来说,因为选米、水、火候等不同,粥亦有轻清重浊之殊。煮粥的米宜新米,以香稻为最;水以"初春值雨"最为有益;煮粥要以成糜为度,如此煮成的粥,气味轻清,香美适口,最有补养效果。

从喝粥的时间上来说,应在每日晨起空腹的时候。曹国栋认为"食淡粥一瓯,能推陈致新,生津快胃,所益非细"。除了晨起空腹喝粥,也可"不计顿,饥即食,亦能体强健,享大寿"。老年人脾胃功能差,晨起以粥为早餐,或以粥为加餐,在饥饿时食用,有助于消化,减轻脾胃负担,促进体内新陈代谢。

粥虽佳品,但过犹不及,若是长期以粥为主食,不食其他谷类,又会造成营养失衡,不利于健康,常食并非只吃。

二、静养补五脏

养静为摄生首务。神宜静养，静则生气、生血，养神、养精。"静养"犹如一条红线贯穿于养生的全过程和全方位，老年养生尤其如此。

（一）读书以静养

中年读书为了工作，有益事业；老年读书为了愉情，有益健康。对老年人来说，读书要考虑两个问题：一是读什么书。读的书需要富有知识性和趣味性，通俗易懂，能增长知识、扩大视野。书中又要有愉情的喜怒哀乐，能调达情志、陶冶精神、愉悦身心、除去寂静。二是怎么读。不妨采用《黄帝内经》的聚精会神读书方法。当感到寂寞无聊或紧张忙碌之时，沏上一杯清茶，翻开桌上的书本，边品茶，边读书，这种方法读书更容易吸引你深入其境，乐而忘返，乐而忘忧，不知老之将至，达到"宠辱不惊，看庭前花开花落；去留无意，望天上云卷云舒"的境界，使精神愉快，从而达静养的目的。

（二）睡眠以静养

清代名医张隐庵说"起居有常，养其神也"。睡眠是最好的调养神气、补充精力的静养方法。但事实是，少寐乃老年大患，失眠、多梦是老年人常见的问题，甚至很多老年人彻夜不眠，严重影响了老年人的健康。而改善睡眠，要以清心为切要。若能平居静养，入寝时排除杂念和思虑，静心寡思，自然就会安然入睡，睡足则神养，神养即养生。

（三）七情以静养

怒、喜、思、悲、忧、恐、惊七种情绪变化，是人对周围事物产生反应的结果。老年人因为脏腑日衰，心力渐退，肝胆气衰，疏泄与决断不力，思维与精神活动低下，加之其他社会与家庭因素，对各种兴趣与刺激耐受能力不如青壮年，较易产生异常情绪而诱发疾病，必须引起高度重视。

孙思邈《千金翼方》说"人年五十以上，阳气日衰，损与日至，心力渐退，忘前失后，兴居怠惰，计授皆不称心。视听不稳，多退少进，日月不等，万事零落，心无聊赖，健忘易怒，情性变异，食饮无味，寝处不安，子孙不能识其情，惟云大人老来恶性不可咨陈，是以为孝之道，常须慎护其事，每起速称其所须，不得令其意负不快。故曰：

> 夫神大用则竭，形大劳则敝，神形蚤衰，欲与天地长久，非所闻也。
>
> ——《汉书》

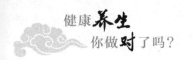

为人子者，不植见落之木。《淮南子》曰："木叶落，长年悲。夫栽植卉木，尚有避忌。况俯仰之间，安得轻脱乎。"《老老恒言》也说"老年肝血渐衰，未免性生急躁，旁人不及应，每至急躁益甚"。说明进入老年之后，人的情志比较容易发生改变，表现为：

1. 性情不定

即喜怒忧悲无常。老年人对生平喜做总结，形成某种独有的心理模式。其情志态度、好恶习惯等常是其经历概括性的反应，具有一定的经验性，容易表现为主观、自信，或保守、固执。当经验与实际不符时，又易急迫、沮丧或自卑自怜而喜怒无常。因此，常产生孤独、忧郁多疑、烦躁易怒等不良心理状态。生活中常可见到坚毅果敢的人年老之后变得优柔寡断，性格温和的人变得急躁易怒，话语不多的人变喋喋不休等，这其实是衰老的表现，无须责怪，只能理解，必要时附和。

> 欲寿者，当守气而合神，精不去其形。
> ——《太平经》

2. 情志抑郁

易生忧、思、悲、哀、惊、恐等负面情绪，产生老年抑郁症。年暮志衰易伤七情是老年人的生理特点，对于性格内向、身体素有疾病的老年人来说，尤其更易发生。人生的酸甜苦辣，加之脱离工作和死亡逼近，常沉溺于过去和遗憾之中。即便境遇顺利者也不免有"夕阳无限好，只是近黄昏"的感叹。

如果是境遇不佳、家庭不和、志愿未遂、疾病、天灾，或亲朋亡故，势必更加怨嗟烦恼，忧思悲哀，或惊恐不定，产生"老朽感""孤独感""被遗弃感""忧郁感"，甚至"死亡感"。最常见的表现是心灰意冷，猜疑寡欢，唠叨恐惧，自寻烦恼，对事喜寻根问底。

现在更发现，在这种状态下，老年的血压、胆固醇、血糖会更加升高，免疫力更加下降，内环境稳态被破坏，从而诱发或加重一些基础疾病，有时突然的大喜、过怒甚至诱发老年人死亡。

如此看来，老年人之衰弱不仅是形体老貌，而且是神气衰颓。形神相比，形体老貌虽然可怕，但更可怕的是神气衰颓。因此，老年人养生应当首养精神，严防精神衰老，一个思维尚属敏捷、七情比较平和，童心始终不泯的老年人，形体也衰老不到那儿去。如何才能有效地预防精神衰老？解铃还须系铃人，平衡七情最为重要，谁能七情平衡，谁就能健康长寿。

如老年人当以"忍"处之，使血气不妄动，神气能平和，则不会因急躁而生病。神静则心宁，心宁则神安，宁心养神是老年人的却病良方。平素可以通过书画吟唱来抒发灵性，植花垂钓来修身养性。笔墨挥洒，最是乐事，多培养一些兴趣爱好，丰富自己的生活，陶冶性情，颐养精神，平常之心，换来的是一个健康老人。

（四）运动以静养

老年人的静养，并非绝对的静，既力戒久卧、久坐，也提倡适当运动。所谓动中求静，静中有动。其动中"静"的含义包括：不剧烈运动，不运动太久，不空腹饱餐时运动。相对中青年的体育运动项目，老年人更合适传统的运动如太极拳，简单的运动如散步，有趣运动如广场舞，其核心是简单易行，活动量小，能坚持易耐受。

三、减负益肝肾——调整目标做减法

人之将老，尤其面对"奔六"，要大幅调低事业目标，尽快、尽量做减法。常有老者说不服老，心里不服可以理解，但身体的自然衰老又不得不服，即便是曹操也只能感叹"烈士暮年，壮心不已"。因此，当心有余而力不足时，要认识到并非自己无能，也非性情懒惰，而是"形气已衰"，虽"壮心不已"，也不能强求，人定不能胜天，只能顺从自然，顺势而养，寓养生保健于发挥余热之中，这才是智者之养生。如果事业未竟，要甘为人梯，甘拜下风，坚信长江后浪推前浪，世上新人赛旧人。否则，勉强为之，不仅会有损壮心，而且还会有伤身体，降低健康质量，事与愿违。

人之既过六旬，更要知足。做到老而不怠，力所能及地做想做之事，读喜读之书，交些青年朋友，逗逗儿孙童幼，正所谓人老心不老，退休不懈怠；要养成健康的生活方式，明理智，无嗜欲，不懒惰，有运动，不贪睡不缺睡；不贪吃不缺吃。如此七情才能平衡，精神才不至于废颓，如此五脏六腑尤其是肾气才会晚衰，这是保持七情平衡的内在力量。

当然，青壮年之晚辈，要理解老年人因衰老而引起的情志变化。尤其对患有抑郁症的老人，不仅需要理解和宽容，更应给予同情和帮助。老年抑郁症是一种老年病，因而不能苛求老年人的理性，不能埋怨老年人的性情。正确的态度是体恤的举动、

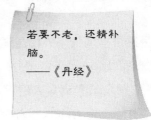

若要不老，还精补脑。
——《丹经》

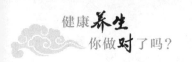

耐心的解释、温暖的鼓励。了解、理解、宽容、温暖老年人，其间反映的是晚辈的知识素养和伦理责任。

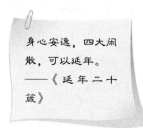

身心安逸，四大闲散，可以延年。
——《延年二十箴》

另外，老年人一般不愿意突然改变自己原有的生活环境和日积月累的生活习惯，不可以强求他们戒烟断酒，也不宜强行让他们住在城里享清福，相反，要循循善诱，遂其意愿，适可而止。否则反会加重老人的七情变化。因为积习难改，习惯成自然，总以随愿最好。

四、严防感冒

"老怕伤寒壮怕痨，伤寒专伤下虚人"，这里的"下虚"指的是肾气虚弱。老年人脏腑虚弱，肾中精气亏乏，保卫体表的阳气不足，难以对外界四季阴阳寒暑变化做出及时反应，适应力与调节力逐渐下降，所以特别容易感冒，而且常常是每次流感的主要受害人。

老年感冒具有以下特点：

（一）微邪即感和感邪深重与龄俱增

老年人阴阳气血虚衰与日俱增，肾气亏虚不可逆转。《黄帝内经》说"五八肾气衰……八八天癸竭，精少，肾藏衰，形体皆极"。体虚不耐寒热，所以季节变换可成为老人感冒的常见诱因，一般别人感冒，体虚老人多易感之，甚至稍事吹风、减衣即会感冒。

值得注意的是，如今科技发达，夏天不热反凉，冬天不冷反暖，在这种古人未曾所见的"非其时而有其气"的气候环境中，老年人照样容易感冒，因为吹空调纳暖气，也需要内在阴阳气血做后盾。

如果瘟疫（如非典、禽流感）暴发，或气候剧变，或人工冷暖太过，或淋雨受寒太重，或悲怒过头，或操劳过度等，老年均易罹患感冒，往往在出现怕冷、低热、全身酸楚疼痛不适等症状的同时，更容易出现恶心呕吐，腹泻便稀，甚至大汗、脉弱、体乏、嗜睡等心肾阳气衰退的症状，需要高度重视。而且感冒程度与年龄和正气虚弱的程度成正比。《医源纪略》中"邪乘虚入，一分虚则感一分邪""十分虚则感十分邪"，说的就是这个道理。

所以预防老年人感冒必须立足于补，而且多是温补。补中益气丸、人参养荣丸、十全大补丸、参芪口服液等均是有效防治老年人感冒的中成药。

（二）感邪以阴邪居多

不同体质对不同的邪气存在易感性，"外感邪气，因体而异"也。影响体质的因素很多，"老壮不同气"即是其中一条。老年人以阳虚、气虚体质为多见，所以容易招惹风寒与寒湿邪气的侵犯，从而引起"寒性感冒"。阳气是抵御邪气的主要力量，体壮者阳气旺盛抗病力强，年老者阳气衰弱抗病力差。所以老年人感冒易为"寒性感冒"，包括风寒感冒、阳虚感冒、气虚感冒、寒性头痛、寒凝腹痛、寒湿呕吐和泄泻，以及寒痹身痛等。

治疗老年感冒时，必须立足温补和温散，其中尤以温补为主，即"虚人感冒补其虚"，使阳气旺盛，才有足够的力量，驱邪外出。用药上，黄芪、人参、当归、桂枝、白芍、白术等最为常用。千万不要随意擅自服用银翘散片、感冒冲剂、白加黑之类，否则雪上加霜，更伤阳气。

另外，营养平衡、睡足睡好、适量运动、七情平衡，以及适量晒太阳等，都能有助于防治老年感冒。

五、谨防养生误区

（一）盲从跟风

谁都想健康长寿，面对几十年养成的不良生活习惯所引起的健康问题，有些人恨不得几天就能够解决，期盼奇迹发生。于是种种"神仙"便来到身边，一不留神便顺理成章地步入陷阱。如各种养生信息和书刊铺天盖地，夹杂着五花八门的健康养生讲座、促销广告、宣传单等，普遍地喜欢盯上了老年人。"高科技"的保健品、包医包好不好退款的"秘方"、检测百病的"万能诊断仪"、神奇的保健器械……当健康养生的信息严重不对称，老年人对"权威"说教极其轻信，这样就很容易被不良商家利用。而当健康养生活动远离

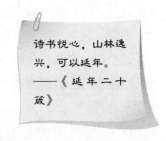

诗书悦心，山林逸兴，可以延年。
——《延年二十箴》

科学指导的时候，人们不假思索的选择则是从众。比如学别人吃药、吃补品、用器械，如果学得不得法，不仅不能养生，而且可能有损健康。盲目地跟风是老年人养生的一大禁忌。

事实上，世上是没有灵丹妙药，更没有包治百病、包不生病的保健器械。健康的钥匙掌握在自己手里。懂得一些基本的医学科普知识，认真践行心理平衡、适量运动、平衡饮食、不抽少喝等健康的生活方式，才可能健康少病，享

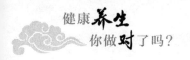

尽天年。

（二）补弃无度

不少老年人认为大量进补可以增强身体免疫力。

其实过度进补会适得其反。首先是损伤脾胃的消化能力，加重脾胃的消化负担；其次是多补的部分会造成营养过剩，引发或加重高血糖、高脂血症，诱发心脑血管等疾病的发生。

另外，部分老年人不吃肉食和蛋白质尤其是带有脂肪的食物，这也不利于健康。《黄帝内经》说"五畜为益"，适量吃些动物蛋白质，能补老年人所需的精血元气，用现代营养学的话说就是必须适当摄入蛋白质。肉食吃得太少的老人，往往会加速演变成阳虚或气虚体质，导致身体虚弱，早衰和早老。

可见，审因进补，既不过补也不缺吃，饮食平衡，才能强身健体、延年安康。

（三）运动强度过大

有些老年人认为健康状况与体育运动成正比，即锻炼的时间越长越好，运动量越大越好，负荷强度越高越好。实则大错特错，过度的运动非但无益，而且往往造成身体局部的疲劳，运动器官如关节、肌肉、肌腱的劳损。

事实上，老年人的身体正处于不断地退行性变化中，30岁以上的人，年龄每增长10岁，对负荷的适应时间相应延长约40%。因此锻炼时一定要循序渐进，运动前要稍作准备，然后再慢慢增加活动量，切忌操之过急，活动量过大。此外，要寻找适合自己的运动方式，以柔和的运动方式为宜，如散步、打拳、做操、跳老年操等，竞技运动项目不宜再行。

综合以上老年养生的5个方面，可以把老年人养生概括为：

一个中心：以健康长寿为中心。所作所为归根结底为养生，养生的目的为健康和长寿。

两个一点：潇洒一点，糊涂一点。人生苦短，特别是人到老年，如日过中天，所以遇事糊涂一点为好，千万勿要斤斤计较个人得失。在有限的生命里不妨"潇洒走一回"。

三个忘记：忘记年龄，忘记疾病，忘记怨恨。生活中忘记是味良药。不要总是掐指计算年龄，而要顺从生老病死这一自然规律。在活着的每一天，多做些有意义的事，不妨把寿命目标定得远一点。

> 劳其形者长年，安其乐者短命。
> ——《删正黄庭经序》

240

定远一点多半还真能多活几岁，定近一点说不准真是少活几年。随着物质、医疗条件的改善，有病就治，没病就防，防治结合，不亦乐乎！因此，即便大病缠身，也不必忧心忡忡，耿耿于怀，学会与病和平共处，真正做到"既来之则安之"，带病延年，过九破百者，大有人在。

健康四大基石：合理膳食，适量运动，戒烟限酒，心理平衡。合理膳食确保营养源源不断；适量运动确保精力与体力有所储备；戒烟限酒，去掉不良陋习；心理平衡，抓住养生核心和关键。

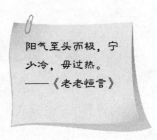

阳气至头而极，宁少冷，毋过热。
——《老老恒言》

第五章　睡眠养生

可以这么说"不会睡眠，就休谈养生"。因为现在失眠大军越来越壮大，严重影响着人们生活与生命质量，它既可引起又可以加重疾病，其危害之大，几乎关系到每一种疾病的发生、发展、预后和转归，其对健康长寿所构成的负面影响是潜移默化和极其严重的，不可不引起高度重视。故本书单列一章，以示重要。

何谓失眠？失眠是指睡眠的时间和深度不足，不能消除疲劳、恢复体力和精力的一类病症。它可以是一种独立病，但更多的是作为一种伴随症状，几乎能见于各种疾病当中。

失眠表现有三种形式：一是入睡困难，一般指半个小时以上；二是睡眠很浅，容易醒，特别是早醒；三是梦多，而且如放电影整晚在做梦，尤其做噩梦，次日精力欠佳，有缺眠感。这三种情况中的任何一种，如果持续一个月以上，都定义为失眠。

第一节　认 识 睡 眠

一、睡眠生理差异

（一）睡眠时间

人一生中三分之一的时间是在睡眠中度过的。但具体睡眠时间，因人而异，成人睡眠一般在 6~9 小时。

1. 年龄

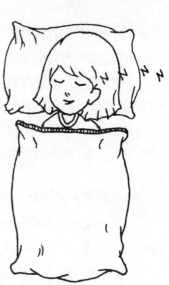

婴幼儿脑髓未充，青少年肾气未足，因此年龄越小，睡眠时间越长。老年人气血阴阳衰少，故有少寐即少睡现象。相比较而言，"老人血气衰，肌肉不滑，营卫之道涩，故昼日不能精，夜不得寐也。故知老人不得寐也"。（《难经》）老年人睡眠质量变差，深度变浅，但所需的睡眠时间一般又可能多于成年人，尤以午睡为重要，这是老年人衰老过程中在睡眠方面的生理反应。

2. 体质与性格

湿热和阴虚体质，或性格外向者，睡眠相对较少；而痰湿和阳虚体质，或性格内向者，睡眠相对较多。

3. 季节

中医讲天人合一。随着春生、夏长、秋收、冬藏四季的变化，人与之相适应而有四时睡眠的生理差异。

春夏为阳令，春季阳升，夏季阳长。春季阳气升发，睡眠要夜卧早起；夏季阳气旺盛，睡眠也要夜卧早起；换言之，春夏睡眠，都要晚睡早起，睡眠时间相对较短。具体睡眠时间，建议每天亥时即 21:00—23:00 休息。争取在22:30 前上床，23:00 前入睡。

秋冬为阴令，秋季阳收，冬季阳藏。秋季阳气潜降，睡眠要早卧早起；冬季阳气潜藏，睡眠要早卧晚起。换言之，秋冬睡眠，都要早睡，睡眠时间相

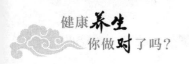

对较长。具体睡眠时间，建议每天亥时前半段即 21:00—22:00 休息，争取在 22:00 前上床，22:30 前入睡。

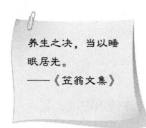

养生之决，当以睡眠居先。
——《笠翁文集》

事实上，不论春夏秋冬，子时（夜间 11:00 至凌晨 1:00）是阳气最弱、阴气最盛的时候，此时睡觉，最能养阴补阳，睡眠质量也最佳，养成正确的作息时间，能达到事半功倍的睡眠效果，越是夏天越应注意入睡的时间，不能熬夜太多太久。另外，中医提倡睡子午觉，即晚上 11:00 前上床睡觉，白天的中午 12:00 左右补睡一个午觉。作息与天地同步，善莫大焉。

（二）睡眠方向和姿势

中医提倡东西方向寝卧，而力避北首而歇。北方属水，阴气较重。北首而卧，则阴寒伤阳，损害脑府。临床发现：头北足南而卧的老人，其脑血栓发病率较其他卧向高，且更易诱发心肌梗死。

睡眠姿势，中医认为屈膝侧卧益人气力，"侧龙卧虎仰瘫尸"，并主张卧为右侧，这与现代医学的俯卧不利于呼吸和循环，并行不悖。

二、睡眠的作用

人可 5 天不进食，绝不可 3 天不睡眠。古人说"一夕不卧，百日不复"，说的是一天没睡带来的损失，得用上百天时间的补养才能弥补回来。劳作了一天，五脏六腑的修养、精力与体力的恢复，以及气血津液的补充，都要在睡眠中获得。可以说，没有睡眠就没有生命，没有好的睡眠就没有好的身体。睡眠之重要，任何其他保健方法都无法比拟，更无可代替。

（一）消除疲劳，恢复精力和体力

人之所以能每天精力旺盛地用脑子、干体力活，是因为不仅白天一日三餐，而且每天晚上有觉睡。我们都有这样的生活体验：一个人在非常疲困的时候，睡觉比吃饭更重要。因为睡眠能够赢得恢复精力和体力的时间，从这个意义上说，食补不如睡补。列宁说"不会休息就不会工作"，讲的也是这个理。所以，一旦长期失眠，人的精力和体力得不到及时有效的恢复和补充，就会感觉到精力下降、思维迟钝、头昏脑涨、神疲乏力、干活没劲。

（二）增强免疫力

不论中医讲的风寒暑湿燥火，还是现代医学讲的细菌病毒，为什么不能轻易地进入到人体？即便进入了人体为什么难以轻易使人生病？就是因为人有很强大的免疫力，能够阻止并消灭它们，中医把它叫作"正气存内，邪不可干"。但人的免疫力的获得需要充足的睡眠作保证。睡眠好，免疫力才强。

比如，一个长期失眠的人免疫力会因之逐渐下降，表现为容易感冒，患过敏性鼻炎、气管炎、咽喉炎等上呼吸道感染疾病，而且一有流感发生，一般首先攻击的对象就是这些免疫力低下如老、幼和体弱者。如果又加睡眠不好，情况会更糟糕。中医把它叫作"邪之所凑，其气必虚"。

这里要提一下肿瘤，为什么现在发病率越来越高而且趋低龄？原因很多，其中一条就是人的睡眠时间越来越少，人的免疫力越来越下降。人体免疫力下降有癌细胞发现不了，称免疫监视力下降；发现了又杀灭不了，称免疫杀伤力下降。最后等诊断为癌症时，多数已属中晚期，中医统称之为"正不胜邪"。

（三）康复机体，加快疾病的痊愈

患同样的疾病，为什么有的人病得轻、用药少、好得快？有的人则病得重、用药多、好得慢？这是因为人的自我修复能力和痊愈力不同。修复能力和痊愈力强者，生病轻、用药可少，好得快；反之，修复能力和痊愈力弱者，生病重、用药要多，好得慢。但是，人的这种修复能力和痊愈力的获得和补给，同样需要充足的睡眠作后盾。也就是说，睡眠好的人修复能力和痊愈力强；睡眠差的人修复能力和痊愈力就弱。

举感冒为例，睡眠好的人，由于修复能力和痊愈力强，只要睡一个好觉，可以不药而愈，对于他们来说，扛一扛就过去了。但是，睡眠差的人，由于其修复能力和痊愈力弱，即便吃药打针恐怕也要拖上一段时间才能好，弄不好感冒没好，还会诱发出肺炎、心肌炎、肾炎等疾病来。

（四）睡眠促进生长发育

婴幼儿、儿童、青少年，他们的身体都处在生长发育阶段，所以他们需要的睡眠量比成年人多，而且年龄越小需要越多。现代医学讲，人体会分泌生长激素让人生长发育，生长激素的分泌量睡着的时候比清醒的时候多。从中医讲，人体靠产生阴阳气血来保证人体生长发育，但阴阳气血的生化也是睡着的时候比清醒的时候多。所以，睡眠时间越长，生长激素和阴阳气血就越多，小孩发育就会越好，身体也就越强壮。

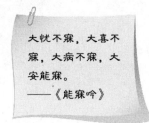

大忧不寐，大喜不寐，大病不寐，大安能寐。
——《能寐吟》

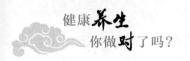

现实当中，孩子们营养好了、个头也长高了，但有些孩子不是"豆芽"身材就是身体虚胖，身体的素质并没有随着个头的增高而相应地增强，甚至还不如其缺吃少穿的祖辈父辈们。这是为什么？原因之一是因为现在的孩子睡眠时间比其祖父辈们少了。中小学生本来生理上每天需要 9~10 小时的睡眠时间，但现在"小二郎们"起早贪黑，早晚披星戴月，每天缺觉一两个小时是家常便饭，体质能强壮起来吗？所以有学生操场上站上 10 分钟就昏倒，跑不出百米就气喘吁吁，一受凉就立马感冒，活像一个体弱的"小老头"，着实令人担忧。

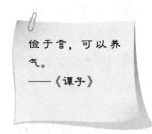

俭于言，可以养气。
——《谭子》

还要强调的是，近年来，成年男性精子和女性卵子的质量逐年下降，不孕不育的发病率不断攀升。原因也是多方面的，其中重要的一条也和睡眠不足有关，缺乏充足的睡眠，影响了正常精子和卵子的发育。

第二节　认 识 失 眠

一、失眠的原因

除少数人天生就有睡眠问题外，失眠的原因是多方面的。从养生保健角度看，主要有以下几个方面。

（一）竞争压力过大

这是引起失眠的主要而且是直接的原因。压力之大、影响人群之广、持续时间之久、危害之大，成为当代引发失眠的罪魁祸首，堪称空前。和改革开放前比，现在的人普遍感到压力太大：学生的学习压力太大、成年人的就业和工作压力太大、家庭成员间和同事间的感情压力太大等。

中医讲心藏神，说明失眠和心不藏神有关系；中医又说"肝在志为怒"，"脾在志为思"，"肾在志为恐"，这又说明失眠和肝脾肾等脏腑也密切相关。所以，一旦压力过大，有的人就会变得急躁易怒，"怒则伤肝"，引起"肝性失眠"，表现为入睡困难，容易早醒，噩梦纷纭，烦躁易怒，头晕头痛，容易冲动等。有的人在过大的压力之下，被迫过度用脑苦思冥想，"思则伤脾"，就会引起"脾性失眠"，表现为入睡困难，容易早醒，头昏心悸，食欲减退，大便溏稀，短气乏力等。有的人在过大的压力之下，出现惊恐忧虑，"恐则伤肾"，就会引起"肾性失眠"，表现为入睡困难，容易早醒，惊恐健忘，腰酸腿软，耳鸣早泄等。

（二）饮食吃得过多或过少

《黄帝内经》曰"胃不和则卧不安"，也就是脾胃的消化功能好坏可直接影响到睡眠。这里所说的"胃不和"表现在两个方面：

1. 吃得太多

一个人如果餐餐吃得饱饱的，尤其是晚餐肥甘厚腻吃太多，食糜积滞在肠胃产生湿热，湿热就会扰乱心神，从而引起失眠。

2. 吃得太少

有些人为了减肥，早上不吃早餐，晚餐不吃主

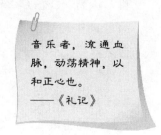

音乐者，流通血脉，动荡精神，以和正心也。
——《礼记》

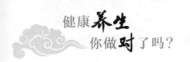

食,结果饥肠辘辘,气血化生无源,气血不足就会导致心神失养,也会产生失眠。

因此,要获得好的睡眠,就要吃好饭,让脾胃和睦。所谓"吃出睡眠",一是饮食要平衡,二是七八分饱。营养过剩或不足,不仅会让人生病,而且也影响睡眠。

> 精神内守,病安从来。
> ——《素问》

(三)运动过少

体力劳动和脑力劳动是相互促进的。也就是说,当脑力劳动过度时,体力劳动能帮助脑力消除疲劳,反之亦然。生活中也有这样的体验:去运动一两个小时,出一身畅汗,晚上睡觉会特别的香。问题是现在的人运动过少几成通病,这对失眠的产生起到了推波助澜的作用。

(四)熬夜太多

中医认为,人的阳气白天劳作,晚上息歇,人也相应是"日出而作,日落而息",而且提倡睡"子午觉"。即中午 12:00 左右要打个盹,更重要的是晚上 11:00 前一定要上床睡觉。

《黄帝内经》曰"阳气者,精则养神",阳气白天在脉外运行 25 次,夜间在脉内运行 25 次。阳气不足,如同航天飞船返回地球冲破大气层时,能量不足,恐怕就飞不回来了。人的阳气亦然,白天在脉外做工 12 小时,晚上进入脉内蓄积能量 12 小时。阳气虚则入暮无力回到脉内,徘徊在脉外,上扰心神,所以失眠,正如《黄帝内经·灵枢》所说"卫气独卫其外,行于阳,不得入于阴……故目不瞑",这就是中医所说的"阳入则寐,阳出则寤"的道理所在。

然而,熬夜伤神,直接的原因是阳气受损的结果。随着现代生活与工作节奏加快,子时刷屏上微信,凌晨还在夜生活者大有人在。所以失眠率居高不下,那些睡得晚又起得早的人群,付出的将是实实在在的健康代价。

有人认为,我凌晨 2:00—3:00 一直睡到第二天上午 10:00—11:00 才起床,24 小时中睡足了 7~8 小时应该够了吧。睡眠的时间上是够了,但这种睡眠与自然界昼夜不同步。长此以往,仍然违逆"道法自然",肯定也不利于健康,而且年龄大了以后也易患上失眠症。

现在节假日多了,这本来是休息将养、补充睡眠的好时机。但如果没能把握好,反而更加熬夜,比如通宵达旦地打牌、喝酒、聊天,结果比平时睡得还少，节假日没有工作压力，可一上班就容易染上了"节后综合征"：无精打采，失眠多梦，工作效率下降，三五天都缓不过神来，更损健康。

其实，大道至简，养生有些用不着讲大道理，睡眠向动物学习即可。如鸡在天黑前准会入鸡窝就寝，蛇到冬天即要入洞穴冬眠，万物之长的人也应日出而作，日落而息，遵循自然、敬畏天道，这就是睡眠养生。

二、失眠的后果

缺少足够的睡眠时间和良好的睡眠质量，就不能维持正常的生命活动。失眠的近期结果是精力不继、体力不支，远期危害则是潜移默化地催人早衰、生病和短寿。

（一）导致和加重疾病的发生和发展

人的气血阴阳、脏腑经络白天工作，晚上修整。比如晚上心跳减慢、血管松弛，呼吸节律减慢，是肝脏排毒修复过程，中医称之为"人卧则血归于肝""人动则血行于脉"，血液中的糖、脂、尿酸等值均低于白天。

然而，长期失眠的人，晚上仍然像白天一样心跳加快，血管紧张度升高，血中血糖、脂、尿酸还逗留在血液里，诱发或加重着"三高"、肥胖，使血液黏度升高，易引发冠心病、脑卒中、老年痴呆等诸多慢性疾病。这也是为什么这些慢性病发病率逐年攀升的原因之一。可以说，睡眠的好坏直接关系到每一种疾病的发生和发展，小到感冒，大到肿瘤。更糟糕的是，这些疾病早期感觉不到，而感觉不到的变化才对健康更具危险性。

正因为睡眠对疾病的发生和发展有很大的影响，所以，中医治疗许多疾病尤其是慢性病和疑难病，往往会立足整体，先从睡眠入手，把失眠治好。睡眠好了，治疗疾病的突破口也就打开了。也正是因为调整睡眠是中医治疗许多疾病的基本方法之一，才有"药补不如食补，食补不如睡补"的养生原则。

（二）催人早衰和短寿

夜晚是人的生理休息时间，该休息而没有休息，就会因为过度疲劳，造成眼睛周围的血液循环不良，而引起黑眼圈、眼袋或是白眼球布满血丝，相当于中医讲的肾虚血瘀或脾虚饮阻。所谓"睡美人"某种程度上就是"睡补肾"和"睡补脾"使然。

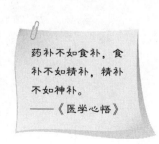

药补不如食补，食补不如精补，精补不如神补。
——《医学心悟》

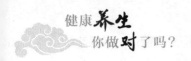

长期失眠更会导致精力、体力不足，免疫力下降，各种慢性病缠绵难愈，其结果必然使人早衰和短寿。

> 睡卧最不可嗜，禅家以为六欲之首，嗜卧则损神气。
> ——《推蓬寤语》

有人说，失眠十年短寿一年，如果失眠 20 年，那么就可能少活 2~3 年。世界上绝大多数动物都能活到它的自然寿命，如狗的自然寿命为 12 年，马的自然寿命为 20 年，狗和马都能活到它们的自然寿限，而且多数是无疾而终。人作为灵长动物，迄今为止反而很少有人能活到自然寿限，而且多数老人是病魔缠身，不是健康地安度晚年。这与失眠密切相关。

（三）引起功能下降

熬夜使大脑得不到充分的休息，就会影响其创造性思维和处理事情能力的正常发挥，继而学习和工作效率就会明显下降。随之，人的基本功能如消化能力、呼吸和循环能力、解毒与排泄能力、性能力、精力与体力均会相继下降。如果正处在某节点上，如更年期等，则各种功能的衰退可能会更加明显，往往会误以为大病在身，悲叹老之将至。

（四）影响正常发育

青年人生长发育除了遗传、营养、锻炼等因素外，还与生长激素的分泌有关。生长激素的分泌与睡眠密切相关，即人在熟睡后会有一个大的分泌高峰，随后又有几个小的分泌高峰，而在非睡眠状态，生长激素分泌减少。所以，青少年要发育好、长得高，必须有充足的睡眠。

第三节　失眠怎么办？

一、学会减压

针对压力过大，就必须学会减压。如何减压？可从以下 3 个方面加以调摄：

（一）调低目标

对于容易失眠的人来说，要正确评估自己的能力和优缺点，制定适合自己的学习和工作目标。这样就能从灵魂深处尝到"心底无事天地宽，一觉醒来太阳出"的甜头。如目标定得太高，超出了自己的能力范围，压力就会形成，而且这种压力是长期的、潜移默化的和刻骨铭心的。对于容易失眠的人来说，失眠往往来自压力，有压力就会引起失眠，减压就能安眠。

（二）控制用脑时间、提高用脑效率

首先，单位时间用脑不要太长，每隔 1 小时要歇息 3~5 分钟。其次，全天用脑时间累计不要超过 8 小时。按照列宁的话说"会休息才会工作"，按照百姓的说法是"磨刀不误砍柴工"。既然容易失眠，凡事不妨悠着点，不与人比速度，只与人比质量。真能做到这一点，压力也会减少了。

（三）给学生减负

从年龄段来说，现在最缺睡的是中小学生，这将严重地影响他们的身心健康。有些老师给学生布置的作业太多，而且各科老师相互攀比，家长也配合督促，学生天天加班加点都难完成。在超负荷的情形下读书，不仅学习效果事倍功半，而且睡眠质量差、时间短，身体素质自然每况愈下。所以学校和家庭应尽可能地减少中小学生的学习压力，作业少压力就小，睡眠就香。

二、讲究睡眠技巧

（一）遵循"四要"

一要睡硬板床和枕矮枕头，以使脏腑各安其所，四肢关节各得其位，有利消除疲劳。二要睡前洗热水澡、热水泡脚，以使气血环流畅顺，营卫各

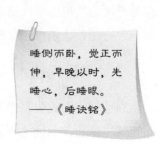

睡侧而卧，觉正而伸，早晚以时，先睡心，后睡眠。
——《睡诀铭》

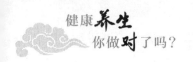

行其道，有利诱导睡眠。三要睡前放松，如读报、听曲、闲聊、漫步，以放松精神，愉悦神情，正所谓睡眠先睡心，心宽眠自来。四要右侧屈膝卧位，有利于肝气舒展，心脏不受压，更容易入睡；屈膝更利于全身放松，诱导入睡。

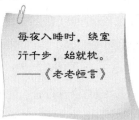

每夜入睡时，绕室行千步，始就枕。
——《老老恒言》

（二）坚持"四不"

睡前不过度运动，以免乱气血；睡前不看易引起兴奋的影视作品，以免乱心神；睡前不作深思，以免伤脾胃、凝滞气血；睡前不吃辛辣、不饮浓茶，以免胃不和则卧不安。

（三）诱导入睡"三招"

应对失眠可在心理平衡、适量运动的基础上，试行如下三招，可以诱导入睡。

1. 放松入睡

睡前有意转动双眼，内视额头，令头晕晕然，睡意多能产生，继之徐徐默念"空""松""静""睡"等带有软绵松静的字，不经意中，紧张和烦恼悄然隐退，渐渐安然入睡。

2. 内视引入睡眠

内视引入睡眠：即就寝后摆好睡姿，全身放松，然后双目徐徐微闭，目光向内落在前额深处，内视熟知或喜欢的一物或一景，如在风和日丽的海滩散步，或在夜深宁静的庭院倾听悠曲，或在曲径通幽的恬静乡间小路上慢行赏景……总归要渐入佳境，似视非视，物境似明似暗，数分钟后即可景移物变，一片"想入非非"中，进入梦乡。

3. 定时就寝

一有睡意即上床准备入睡，并视情况采用放松法。若30分钟后仍未入睡，应起床稍事活动，或读读闲报，或园子里溜溜，切忌赖床蛮睡，必待再有睡意或困乏后再就寝。更忌勉强或机械放松，如数数字、念人名之类，以免越数越念心越烦，越烦越难睡。

三、寻医问药

有些较顽固的失眠必须吃药。少数人天生睡眠不好，即使无压力，即便生活方式也健康，但还是容易失眠；多数人是压力过大或疾病缠身，积重难返而得了失眠症，或慢性病中兼有失眠，对于这几种情况一般要去看医生，有针对性地用药物治疗，对减轻或治愈失眠有好处。

如何寻医问药？首先建议去看中医。因为中医治本，能从整体上调整脏腑经络和阴阳气血，虽然起效可能较慢，但疗效肯定，而且安全、毒副作用很小，不会成瘾。

（一）中成药

治疗失眠的中成药很多，绝大多数属补益性，不仅有效，而且久服甚少毒副作用，尤其没有依赖性，这种优势是西药安眠药所无法比拟的。

1. 根据体质选用相应的中成药

如热性体质失眠，用天王补心丹；寒性体质失眠，吃养心丸；气郁体质失眠，服柏子养心丸或逍遥丸；气血两虚体质失眠，选归脾丸或人参养荣丸；气虚体质或操劳过度后失眠，用西洋参茶或补中益气丸；湿热体质失眠，用清热安神胶囊或龙胆泻肝丸；不论哪种体质，都可以吃复方枣仁胶囊或枣仁安神胶囊等。

2. 根据辨证选用相应的中成药

中医讲脏腑辨证，如"肾源性失眠"，肾阳虚者选用金匮肾气丸，肾阴虚者选用杞菊地黄丸，肾阴阳两虚者选用龟鹿补肾丸。日常中还常常见到肝脾肾虚三者兼夹引起的失眠，偏于心肝肾虚者选用还少丹，偏于心脾肾虚者选用安神定志丸。"脾源性失眠"，心脾两虚者用归脾丸，气血两虚者用养心丸、十全大补丸、人参养荣丸等。如果"肝源性失眠"，肝经湿热明显者用龙胆泻肝丸，肝郁脾虚者用逍遥丸，肝火郁热者用泻青丸等。

（二）内服汤剂

特别推荐黄连阿胶汤和酸枣仁汤，此二汤是非常有效的治疗失眠的基础方。使用时，一是黄连用量要重，每剂 10 克；二是每剂要配 2 枚生鸡蛋黄（即只取生鸡蛋黄，搅匀后，冲入 70℃左右的中药汤剂中）；三是适宜于阴虚有热，以心中烦、不得卧为主要症状，用于治疗现代都市人因过虑、过思、过忧而心火上冒引起的心烦多梦，口糜失眠，效果尤佳。

> 心安身亦安，身安心自宽。心与身俱安，何事能相干？
> ——《心安吟》

1. 入睡困难型

这类失眠多属肝郁气滞，表现有胸胁胀痛，心烦食少等。主要以疏肝解郁为主，用逍遥丸，酸枣仁汤，或再合甘麦大枣汤。平时可多吃小米、牛

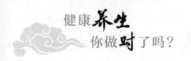

奶、牡蛎肉、桂圆等食物。同时还要注重调养精神，减轻压力，消除顾虑。可搭配做一些养生操，另外睡前可用热水泡泡脚，使气血迅速流通。

2. 彻夜难眠型

这类失眠多属心肝火旺，多由恼怒烦闷而生，以更年期或月经前期女性多见。表现为急躁易怒、目赤口苦、大便干结、舌红苔黄等。主要以清热泻火为主，用龙胆泻肝汤、黄连阿胶汤、朱砂安神丸。针对神经衰弱、心悸、失眠、多梦、有黑眼圈的女性，可同时服食酸枣仁粥（酸枣仁 30 克，桂圆 6 个，大枣 30 克，小麦 60 克）。

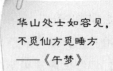

华山处士如容见，
不觅仙方觅睡方
——《午梦》

3. 老做噩梦或整夜做梦型

这类失眠多属营气不足，心胆气虚。表现为白天精神不振，健忘，注意力不集中，晚上似睡非睡，头晕昏沉，心慌胆怯等。主要以养血安神为主，服用安神定志丸、参松养心胶囊等；可多吃些补血、补气药食，如桂圆、大枣、阿胶、当归、人参等。

4. 时睡时醒型

这类失眠属于脾胃失和，表现为夜间睡不安稳，同时感到口腻、口淡，有厌食、大便不成形等。主要以和胃健脾安神为主。服用妙香散、参苓白术散。生活中，饮食忌生冷，少油少辣，平时可以常吃小米莲子百合粥。做法是将小米、莲子、百合用适量的水熬成粥食用，熬出来的粥口感清淡、香甜，又能养心安神，是睡眠不好的调养佳品。

5. 醒得早，醒后难以再深度睡眠

这类失眠多属年老气血不足，脾肾亏虚。表现为醒后睡眠轻浅，迷迷糊糊到天亮。如果偏脾肾阳虚，怕冷便溏，用养心汤；偏脾肾气阴两虚夹火，可伴咽干、口干、盗汗、气短等，用还少丹、柏子养心丸、天王补心丹；同时，可以按摩内关、神门、后溪等穴位；平时多吃藕、槐花、绿豆、薏苡仁、冰糖柚等，也可用西洋参、麦冬加少许冰糖煎汤代茶饮服等。

内服汤剂和针对失眠状况选用药食，一般要找正规中医师辨证处方。

四、食疗调养

失眠者可以进行有益睡眠的食疗。比如可以选用药食两用的莲子、麦冬、百合、生地黄、大枣、桂圆煲汤或煮粥、泡茶，对睡眠有辅助作用。兹介绍几

款食疗方，以为参考。

（一）粥食

1. 小米红枣粥

取小米 50 克，大枣 30~50 克，加水煮粥，晚餐食用。小米和胃而安眠，大枣甘温，健脾而养心，两物同用，和阴阳而益心气，常食久用，是一款不错的安眠"基础餐"。

2. 桂圆粥

取桂圆 30 克、大枣 5 枚、粳米 60 克共煮，随意食用。桂圆含有多种维生素和糖类营养素，不仅可以滋补强身，还有安神养血作用，适用于心脾血虚引起的失眠，宜睡前半小时服，随量，老年人尤宜。

（二）茶饮

1. 参枸茶

西洋参 10 克，枸杞 10 克，泡茶服，治气阴两虚失眠。

2. 参芝茶

西洋参 5 克，灵芝 10 克，泡茶服，治气虚型失眠多梦。

（三）煲汤

1. 当归红枣桂圆鸡

仔鸡 1 只，当归 15 克，大枣 10 克，桂圆 6 克，甜糯米酒少许。治气血两虚失眠，女性尤佳。

2. 糖水百合

取百合 100 克，白砂糖适量入锅，加水 500 毫升，煮至百合烂熟，睡前温热服食。百合补虚清心，除烦安神，白砂糖益胃养心，对心阴不足的虚烦失眠疗效较佳。

3. 莲子汤

取莲子 30 克，加食盐少许，水煎服。莲子平补心肾，补益脾胃，对心悸怔忡，睡眠不实，以及患有高血压症或由心火太盛引起的烦躁失眠者，效果较佳。

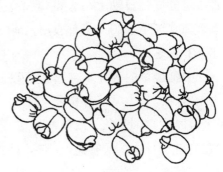

莲子

4. 藕与藕粉

鲜藕以小火煨烂，切碎后加适量

蜂蜜，可随意食用。藕性味甘平，含大量的碳水化合物，丰富的钙、磷、铁和多种维生素，具有清热、养血、补肺、滋阴等多种功效，不仅是滋补佳品，而且是安眠之良药。

5. 甘麦红枣粥

取经方甘麦大枣汤为粥，治疗脏气虚弱，心烦、悲忧、失眠的脏躁症，为脾胃心胆气虚失眠粥疗方。炙甘草 20 克，小麦 60 克，大枣 12 枚（去核），加东北大米 60 克，小火熬粥，为 1 人份。

（四）安眠中药

1. 百合

百合入心经，性微寒，能清心除烦，宁心安神，可用于热病后余热未消、神思恍惚、失眠多梦、心情抑郁等症；凡是睡眠不安、易醒、多梦、易惊者，睡前均可饮百合汤。《日华子本草》谓其"安心，定胆，益志"。实践证明，百合对老年性失眠、神经官能症、更年期综合征引起的心悸、失眠、多梦有较好疗效。

用法是每日早上用 250 毫升开水冲泡 15 克百合，到晚上临睡前，把泡过的百合和水一起倒进小锅里煮 30 分钟，吃药喝汤。也可以取百合 30 克，用清水浸泡半天，去其苦味，再加大米 100 克，水适量和冰糖，煮成百合粥，早晚各服 1 次。

2. 大枣

大枣味甘性温，归脾、胃经，有补中益气，养血安神，缓和药性的功效。适用于中气不足、血虚证、脏躁症等。大枣能养血安神，既可治疗因血虚所致的面色萎黄、头晕目眩、疲倦无力等症，又可治疗因心虚肝郁引起的精神恍惚、睡眠不佳、神志失常等症。失眠或者神经紧张者，可尝试每日晚上用大枣 30~60 克，加水适量煮食，或与百合 20 克煮熟食用，能助睡眠。

3. 灵芝

中国最早的药典《神农本草经》里上品中药占 120 味，其中灵芝占 6 味，简称"六芝"。青芝（平盖灵芝）"补肝气，安精神"；赤芝（无柄赤芝）"益心气，补中，增智慧，不忘"；黄芝（野生桑黄）"益脾气，安神"；白芝"益肺气，通利口鼻，

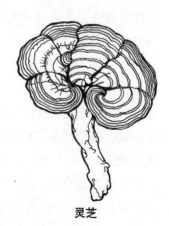

灵芝

安魄"；黑芝"利水道，益肾气，通九窍"；紫芝"利关节，保神，益精气，坚筋骨"。6种灵芝功效各异，但都有改善睡眠的作用。

取灵芝9克，银耳6克，冰糖15克，用小火炖2~3小时，至银耳成稠汁，取出灵芝残渣，汤汁分3次服用，治咳嗽、心神不安、失眠多梦、怔忡、健忘等症。

食不语，寝不言。
——《论语》

取灵芝50克，大枣100克。用白酒500毫升浸渍2个月。每次饮1~2小杯（15~20毫升）。亦可用本方同粳米煮粥食。灵芝补气益血、养心安神，大枣则增强灵芝的安神功用。用于心脾两虚、心悸失眠；亦用于老年人气血不足、体倦乏力、心悸气短、失眠多梦。

4. 西洋参

西洋参具有补气滋阴、宁神益智等多种功效。其特别之处是补气之中能养阴，养阴之时能降火，补益气阴能安神，适用于脑力疲劳、气虚夹点虚火的失眠、烦躁、记忆力衰退及老年痴呆等病症。其简便服用方法有：

含化法：将西洋参放在砂锅内用水蒸一下，使其软化，再切成薄片，放在干净的玻璃瓶内或瓷瓶内。每日早饭前和晚饭后各含服2~4片，细细咀嚼咽下。

冲粉法：将西洋参研成细粉状，每次使用5克参粉置于杯中，冲入沸水加盖约5分钟即可饮用，可重复冲服几次至无味，最后连末吞服。

炖服法：每日取2~5克西洋参放入瓷碗中，加适量水浸泡3~5小时。碗口加盖，再将碗置于锅内，隔水蒸炖20~30分钟，早饭前半小时服用。

凡服人参（含西洋参），24小时禁服白萝卜。因为人参甘温补气，白萝卜甘凉泄气，吃之会削弱人参的补益功能。

5. 桂圆

桂圆性味甘温，无毒。桂圆补益心脾、养血安神，可医失眠健忘、神经衰弱等。中医治疗心脾两虚而失眠名方归脾丸就有桂圆。

食疗可做桂圆花生鱼头汤。取草鱼头500克，花生30克，桂圆20克，大枣36克，清水、姜片各适量。花生洗净浸泡1小时；大枣和桂圆洗净，烫一下；热油锅，放入姜片和鱼头，煎至双面微黄，倒入滚烫的热水后旺火煮5分钟；将除花生外的材料全部倒入汤锅中，盖锅盖，大火煮滚后，关火；整锅

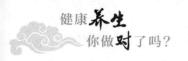

倒入炖锅中，放入浸泡好的花生，盖锅盖，大火炖 2 小时，食用之。

6. 莲子

莲子性平味甘涩，入心、脾、肾经，补益心气，健脾止泻，补肾固精，主治脾虚便溏、食欲不振，或心肾不交、失眠多梦、心悸、五心烦热等症状。每晚睡前服用糖水煮莲子会有助眠作用。或取猪瘦肉片 250 克，莲子 50 克（失眠较重者，再加用莲子心 10 克），麦冬 10 克，加水共煨炖至熟，调味服食。

7. 冬虫夏草

冬虫夏草性味甘温，补肾益肺，专补命门，能"理诸虚百损"，而且"药性温和，老少病虚者皆宜使用"。现代研究发现，冬虫夏草可增加动物和人的睡眠时间，改善睡眠质量。对于难治、顽固性失眠可试用冬虫夏草食疗。

具体用法：每日 1.5 克，连服两个月，可改善睡眠。也可先将 500 克羊肉洗净切块，入沸水锅中汆一下，与冬虫夏草 5 克、山药 30 克、枸杞 15 克、

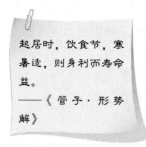

起居时，饮食节，寒暑适，则身利而寿命益。
——《管子·形势解》

蜜枣 30 克、生姜 6 克，一同入砂锅内，加水适量，武火煮沸后再文火炖至羊肉熟烂，加精盐等调味食用。

必须指出，对于少数顽固性失眠，完全可以偶尔用西药。因为安眠西药治标效果较好，而且作用快，如艾司唑仑片，偶尔吃三五天，1 次吃 1 片，睡前服，应急时既安眠治标，又为中药辨证处方治疗赢得时间。偶然短期少量服用，不会产生依赖，所以确实需要时，没有必要完全拒绝。但这类药物毕竟是二类精神药，有些人服用后次日或许有头昏、嗜睡等副作用，尤其连续服用半个月以上后，多会成瘾。因此西药不能长期服用，也不能一次性大剂量服用，只能偶尔或小剂量服用。如此就可以取其长避其短，和中药安眠药形成优势互补，一般不会产生依赖性和成瘾性。

五、穴位按摩与中药泡足

针灸、推拿加中药材泡脚，都有较好的诱导入睡的作用。这里主要介绍穴位按摩和中药泡足。

（一）穴位按摩

完骨穴：耳垂后方，从乳突下端沿后缘往上触摸，可摸到一浅洼，用指按压，会有震动之感的地方就是完骨穴，指按压 2~3 分钟。

印堂穴：位于两眉正中处，用拇指按摩印堂穴 2~3 分钟。

足三里穴：位于外膝眼下 3 寸、两筋中间。用左右手指分别按揉左右腿足三里穴 3~5 分钟。

三阴交穴：位于足内踝尖上 3 寸、胫骨后缘处。用拇指按揉两侧三阴交穴各 3 分钟。

涌泉穴：位于足底前 1/3 凹陷处。用双手分别按摩左右涌泉穴各 100 次。

（二）中药泡足

泡脚不仅能有效地缓解疲劳、暖和身体，而且还能有效地改善睡眠。其热力及其所带来的微微出汗，通过疏通经络，改善血液循环以及心脑等器官的供血，起到安神诱眠的作用。如果针对性地加上中药，如夜交藤、益母草、丹参、艾叶等，使热力中更加药力，则安眠作用更加明显。

下面介绍几款中药足浴方。

1. 镇肝安眠汤

磁石 30 克，菊花 20 克，黄芩 15 克，夜交藤 20 克，生龙骨 30 克，合欢花 15 克。适用于肝火盛、血压高引起的失眠多梦易惊醒。

2. 黄连肉桂汤

黄连 15 克，肉桂 5 克。适用于心肾不交所引起的失眠多梦、心烦不寐。

3. 二夏安眠汤

法半夏 50 克，夏枯草 100 克。适用于各种失眠患者。

4. 清养安神汤

丹参 20 克，远志 20 克，石菖蒲 20 克，珍珠母 30 克，柏子仁 30 克，黄连 5 克，赤芍 20 克。适用于各种失眠多梦者。

使用方法：将诸药择净，同放入药罐中，加清水适量，浸泡 20~30 分钟后，水煎 30 分钟取汁，放入足浴盆中，待温时足浴；每晚 1 次，每次 20~30 分钟；2 日 1 剂，浴后即可上床睡觉，连续 5~7 日，冬天效果更好。

必须正视的是：除了婴幼儿、儿童之外，大概 70% 的各年龄层次的人在不同时期、不同程度都受到过失眠的侵袭，失眠带有普遍性。这种普遍性可以用"四化"来表述，即低龄化，中小学生的失眠越来越多，这是以前较少见的；蓝领化，蓝领阶层

> 食过饱，则脾不能磨消，令气急烦闷，睡卧不安。
> ——《诸病源候论》

即体力劳动者也开始失眠起来；女性化，女性尤其青春期、月经期、产褥期和更年期女性，是失眠的高发年龄阶段；老龄化，老年人本来就有生理性睡眠不好，加上疾病缠身，所以失眠更十分普遍。如此以观，失眠几乎到了"全民化"时代。

> 饥而睡不安，则宜少食；饱而睡不安，则少行坐。
> ——《脾胃论》

不痛不痒的失眠，产生的机理并不简单，所引起的问题不可谓不大，真正有效根治的办法也并不很多，而且随着生活方式改变与社会和经济的发展，预计失眠人群仍将有增无减，严重地威胁到人类的健康和生命质量，必须引起高度重视。所以特书此章，以期对减少失眠的产生、改善睡眠的质量、延长睡眠的时间，有所裨益。

参 考 文 献

班兆贤, 2012. 养生嘉言录 [M]. 北京: 中国中医药出版社.

曹庭栋, 2006. 老老恒言 [M]. 北京: 人民卫生出版社.

陈广忠, 2014. 淮南子 [M]. 北京: 中华书局.

陈直, 邹铉, 2013. 寿亲养老新书 [M]. 王均宁, 评注. 北京: 中华书局.

戴德, 戴圣, 2012. 礼记 [M]. 南昌: 江西美术出版社.

管子, 2014. 管子 [M]. 邓启铜, 钟良, 注释. 南京: 南京大学出版社.

韩非, 2015. 韩非子 [M]. 高华平, 王齐洲, 张三夕, 译注. 北京: 中华书局.

高濂, 2011. 遵生八笺 [M]. 北京: 中国医药科技出版社.

龚廷贤, 2011. 寿世保元 [M]. 北京: 中国医药科技出版社.

龚信, 2007. 古今医鉴 [M]. 达美君, 注. 北京: 中国中医药出版社.

韩祗和, 2015. 伤寒活人指掌补注辨疑 [M]. 北京: 中国中医药出版社.

张仲景, 2005. 金匮要略 [M]. 何任, 何若萍, 整理. 北京: 人民卫生出版社.

江瓘, 魏之琇, 2013. 名医类案正续编 [M]. 太原: 山西科学技术出版社.

冷谦, 2011. 修龄要指 [M]. 郑红斌, 刘苏娅, 评注. 北京: 中华书局.

李梴, 2006. 医学入门 [M]. 田代华, 张晓杰, 何永, 等, 整理. 北京: 人民卫
    生出版社.

李东垣, 2011. 脾胃论 [M]. 北京: 中国医药科技出版社.

孙思邈, 2014. 千金翼方校释 [M]. 李景荣, 校释. 北京: 人民卫生出版社.

李时珍, 2009. 本草纲目 [M]. 北京: 中国古籍出版社.

李梴, 2013. 医学入门 [M]. 何清湖, 校注. 太原: 山西科学技术出版社.

李延寿, 1974. 北史 [M]. 北京: 中华书局.

陆玖, 2011. 吕氏春秋 [M]. 北京: 中华书局.

陆懋修, 2014. 医补斋医书 [M]. 北京: 中医古籍出版社.

缪希雍, 2011. 神农本草经疏 [M]. 李玉清, 校注. 北京: 中国医药科技出版社.

陶弘景, 丘处机, 2011. 养性延命录 [M]. 钱超尘, 主编, 王文宏, 崔志光, 评
    注. 北京: 中华书局.

沈时誉, 2012. 医衡 [M]. 周利, 陈晓辉, 校注. 郑州: 中原农民出版社.

沈又彭, 2010. 沈氏女科辑要笺疏 [M]. 太原: 山西科学技术出版社.

司马迁, 2007. 史记 [M]. 北京: 北京燕山出版社.

苏敬, 2013. 新修本草 [M]. 太原: 山西科学技术出版社.

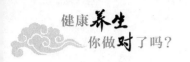

苏辙，1982. 龙川略志·龙川别志 [M]. 北京：中华书局.

孙思邈，2010. 千金翼方 [M]. 太原：山西科学技术出版社.

唐宗海，2005. 血证论 [M]. 北京：人民卫生出版社.

程国彭，2006. 医学心悟 [M]. 田代华，整理. 北京：人民卫生出版社.

田思胜，2015. 冯兆张医学全书 [M]. 北京：中国中医药出版社.

万全，2011. 养生四要 [M]. 北京：中国医药科技出版社.

汪绮石，2005. 理虚元鉴 [M]. 谭克陶，周慎，整理. 北京：人民卫生出版社.

王冰，1963. 黄帝内经素问 [M]. 北京：人民卫生出版社.

王肯堂，1997. 证治准绳 [M]. 吴唯，校注. 北京：中国中医药出版社.

王珑燕，2013. 左传译注 [M]. 上海：上海三联书店出版社.

王纶，2009. 名医杂著 [M]. 北京：中国中医出版社.

王明，1980. 抱朴子内篇校释. 增订本 [M]. 北京：中华书局.

王士雄，2003. 随息居饮食谱 [M]. 宋咏梅，张传友，点校. 天津：天津科学技术出版社.

王焘，2011. 外台秘要方 [M]. 北京：中国医药科技出版社.

熊经浴，2006. 中华养生名言警句精选 [M]. 北京：金盾出版社.

徐大椿，2007. 医学源流论 [M]. 万芳，整理. 北京：人民卫生出版社.

严用和，2012. 严氏济生方 [M]. 北京：中国医药科技出版社.

叶德辉，2012. 书林清话 [M]. 上海：上海古籍出版社.

尤乘，2013. 寿世青编 [M]. 钱超尘，主编，马新平，姜燕，评注. 北京：中华书局.

张潮，朱锡绶，2015. 幽梦影幽梦续影 [M]. 北京：文化艺术出版社.

张杲，2012. 医说 [M]. 北京：中医古籍出版社.

张景岳，1999. 景岳全书 [M]. 北京：中国中医药出版社.

张世亮，钟肇鹏，周桂钿，2012. 春秋繁露 [M]. 北京：中华书局.

张燕婴，2006. 论语 [M]. 北京：中华书局.

李鹏飞，2013. 三元参赞延寿书 [M]. 张志斌，张心悦，李强，点校. 福州：福建科学技术出版社.

郑观应，2014. 中外卫生要旨 [M]. 广州：广东科技出版社.

朱橚，2007. 普济方集要 [M]. 沈阳：辽宁科学技术出版社.

朱震亨，2005. 丹溪心法 [M]. 北京：人民卫生出版社.

朱佐，1983. 类编朱氏集验医方 [M]. 北京：人民卫生出版社.

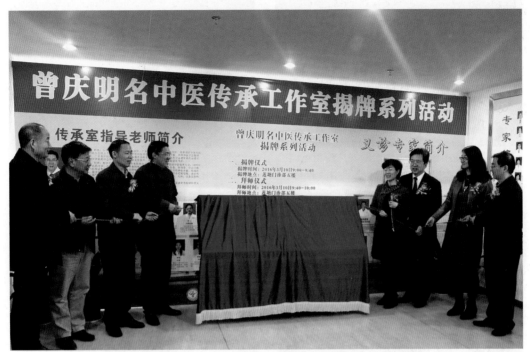

曾庆明名中医传承工作室成立揭牌仪式（2016 年 3 月 深圳）

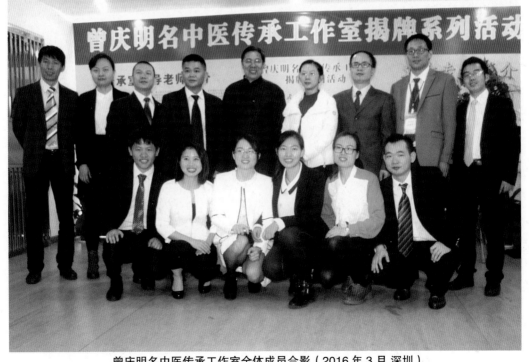

曾庆明名中医传承工作室全体成员合影（2016 年 3 月 深圳）

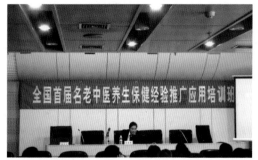
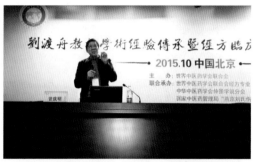

全国首届名老中医养生保健经验推广应用培训班
学术讲座（2013 年 10 月 南昌 江西中医药大学）

世界中医药联合会刘渡舟经方研修班学术讲座
（2015 年 10 月 北京 北京中医药大学）

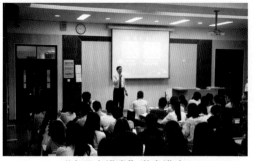
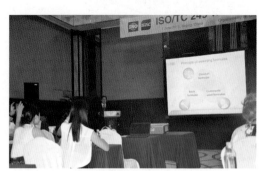

"中医大讲堂"学术讲座
（2016 年 5 月 南昌 江西中医药大学）

国际中医药标准化组织（ISO TC/ 249）第六次
全会第五工作组主题发言（2015 年 6 月 北京）

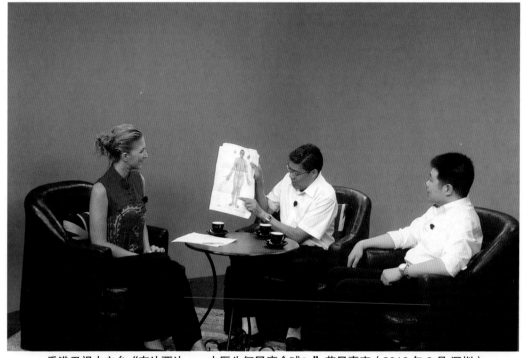

香港卫视中文台"东边西边——中医为何风靡全球？"节目嘉宾（2016 年 8 月 深圳）

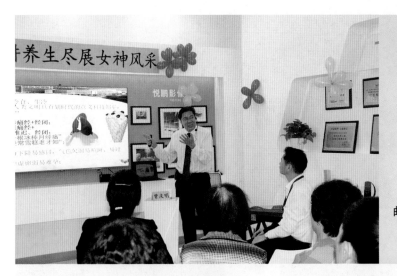

邮政储蓄银行科普讲座
（2015 年 3 月 深圳）

哈尔滨工业大学
研究生院科普讲座
（2014 年 11 月 深圳）

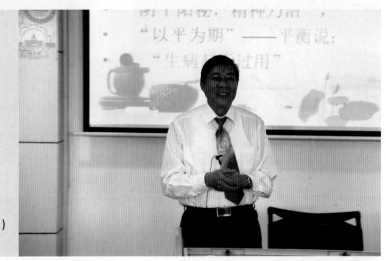

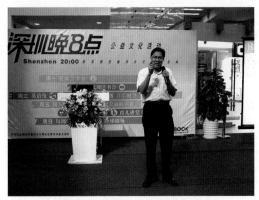

市民中心"今晚八点"科普讲座
（2015 年 5 月 深圳）

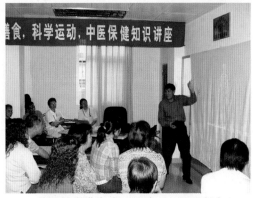

社区健康讲座（2006 年 11 月 深圳）

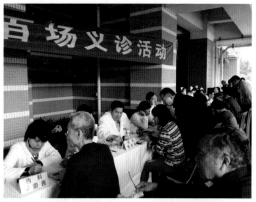

罗湖中医院专家进社区义诊活动
（2013 年 3 月 深圳）

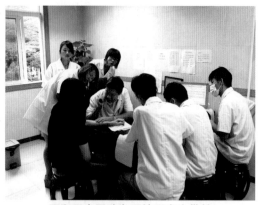

罗湖区中医院名医馆研究生带教
（2012 年 8 月 深圳）

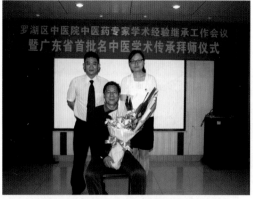

广东省首批名中医学术传承拜师仪式
（2015 年 3 月 深圳）

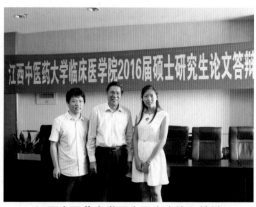

江西中医药大学硕士研究生毕业答辩
（2016 年 5 月 南昌）

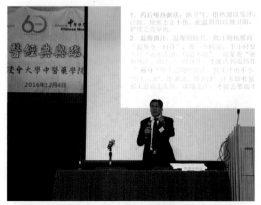

在第七届香港中医经典与临床应用研讨会上作
学术报告（2016 年 12 月 香港浸会大学）

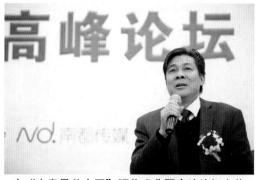

在"南粤最美中医"颁奖盛典暨高峰论坛上作
主题演讲（2016 年 12 月 广州）